Dolo-Taping

Der sanfte Weg der Schmerztherapie

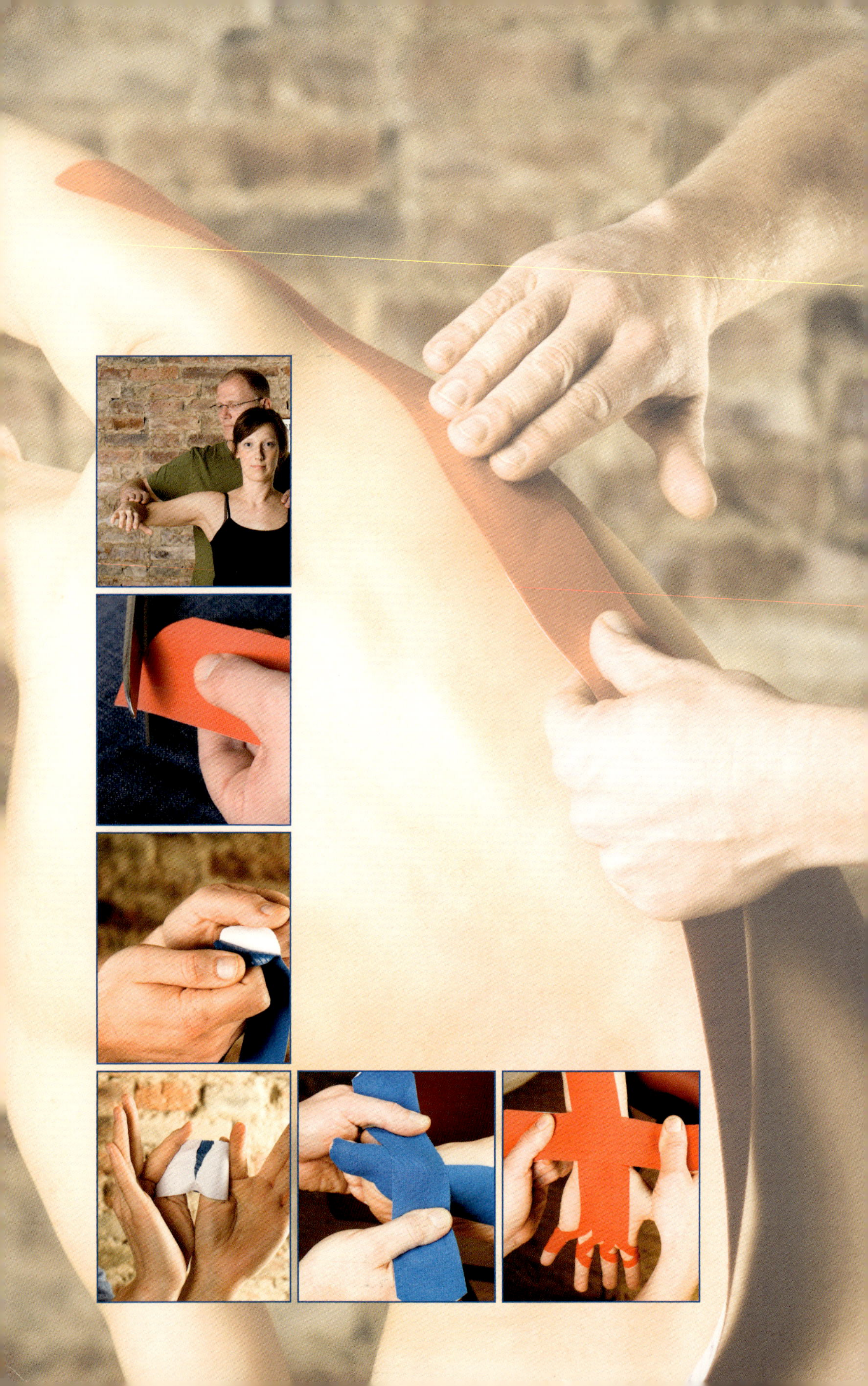

Von Elfi Reichardt und Norbert Lutter

Dolo-Taping

Der sanfte Weg der Schmerztherapie

Medizinisches Lehr- und Arbeitsbuch

AURUM

Elfi Reichardt/Norbert Lutter:
Dolo-Taping

info@j-kamphausen.de
www.weltinnnenraum.de

Lektorat: Regina Rademächers
Umschlag-Gestaltung, Typographie/Satz:
Subsonic Media, www.subsonicmedia.de
Abbildungen (Cover und Innenteil):
Björn Gaus, www.bg-fotodesign.de
Druck und Verarbeitung:
MediaPrint Paderborn, www.mediaprint.de

1. Auflage 2008
Die deutsche Bibliothek – CIP Einheitsaufnahme

Ein Titelsatz für diese Publikation
ist bei der Deutschen Bibliothek erhältlich.

ISBN: 978-3-89901-127-2

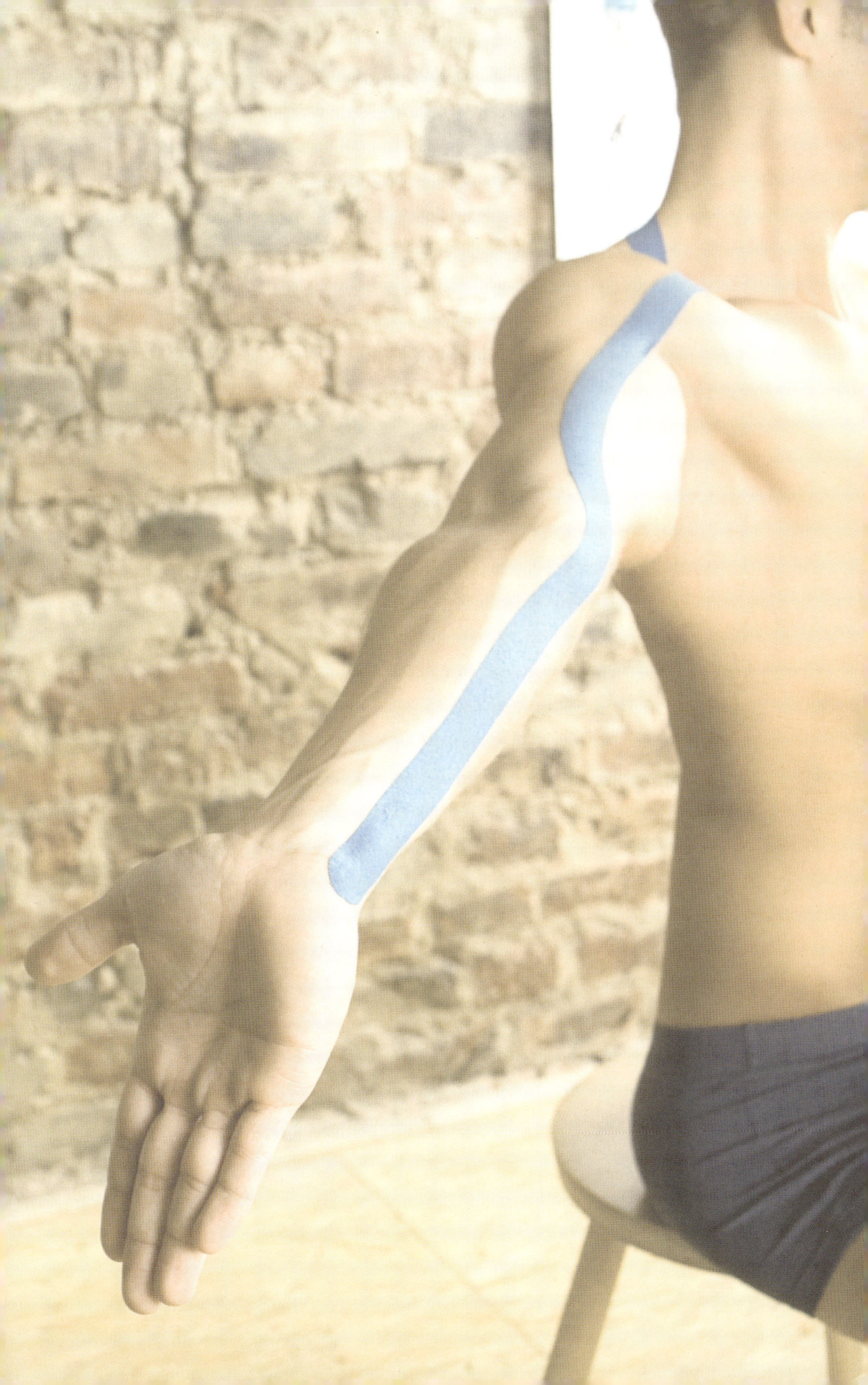

Inhalt

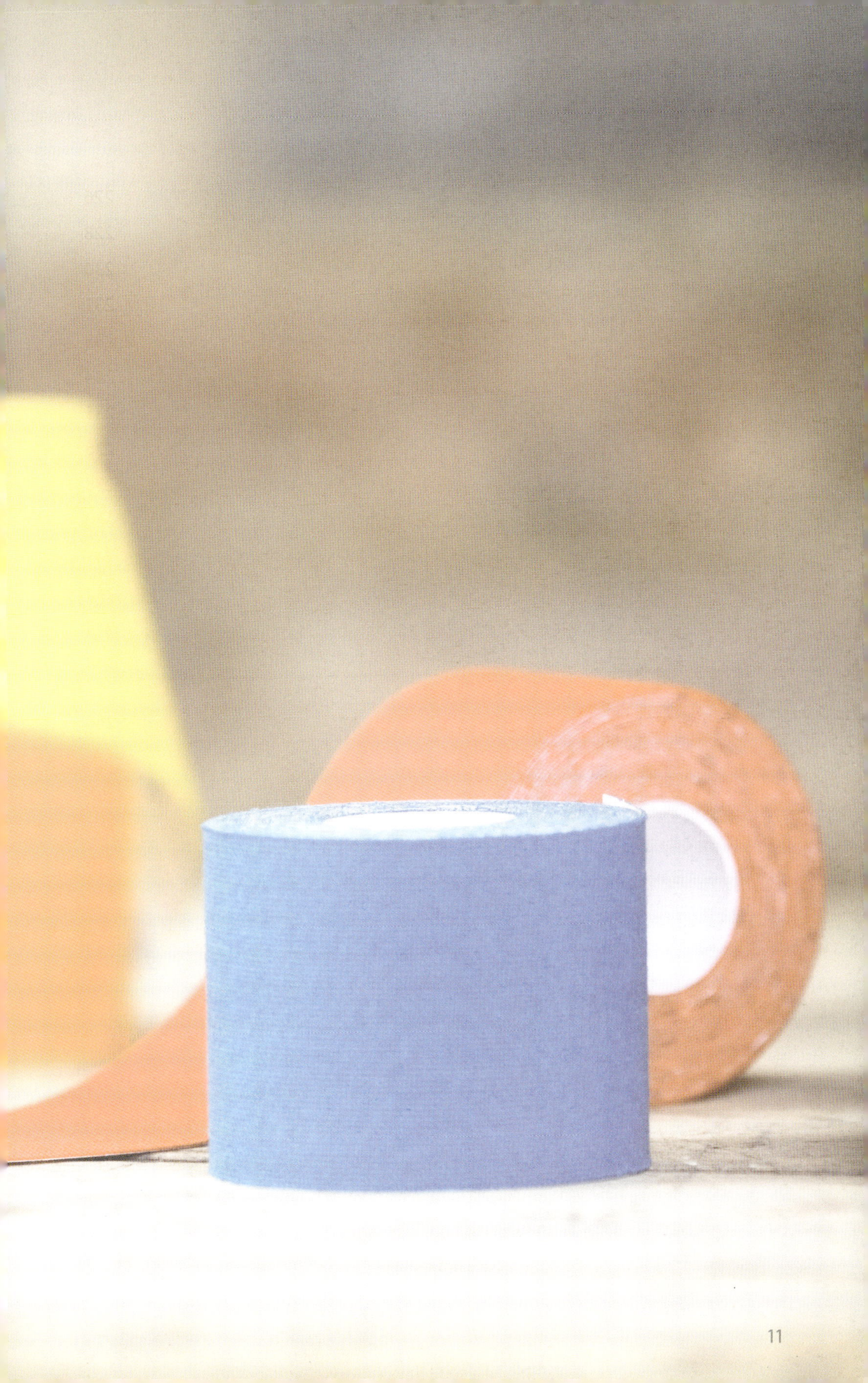

Vorwort

Dieses Buch ist das Ergebnis einer intensiven Suche und langjähriger Erfahrungen. Seit 1996 arbeite ich mit Patienten zusammen, deren Leiden im Bewegungsapparat zu finden sind. Meine Patienten wurden nach der Dorn-Breuß-Therapie gerichtet, und in 70 % der Fälle konnte das Leiden geheilt oder zumindest stark gelindert werden. Ich hatte also eine hohe Erfolgsquote, war aber trotzdem mit den Ergebnissen nicht richtig zufrieden. Daher habe ich mehrere zusätzliche Therapien wie Triggerpunktbehandlung, Akupunktur, Homöopathie und Ausleitungsverfahren (Schröpfen, Baunscheidtieren, Blutegel, Cantharidenpflaster) mit einfließen lassen – aber immer blieb das Gefühl, dass mir noch ein entscheidendes Handwerkszeug fehlt.

Vor nunmehr sechs Jahren lernte ich in Ansätzen das Kinesio-Taping kennen. Erste Versuche damit waren vielversprechend, setzten sich aber nicht wirklich durch, sodass ich diesen Weg nicht weiterverfolgte. Die Idee, das Hauptaugenmerk auf die Muskulatur zu legen, hatte mich allerdings überzeugt, und so stellte ich mir ein Tapeband vor, das auch weitergehenden und höheren Ansprüchen genügen würde.

2004 stieß ich auf Dr. Sielmanns Meditaping. Eine einfache Handhabung und verbesserte Tapes zeichneten seine Therapie aus. Allerdings stellten mich auch hier die praktischen Ergebnisse immer noch nicht zufrieden, weil es in einem Fall gelang, dem Patienten zu helfen, in einem ähnlichen Fall allerdings nicht. Worin lag der Unterschied?

Endlich war für mich der Zeitpunkt gekommen, etwas Eigenes zu entwickeln. Natürlich stellte sich mir die Frage, ob ich dazu überhaupt in der Lage sei, denn es ist schön und gut, täglich in der Praxis zu arbeiten und nebenher Physiotherapeuten in der Dorn-Breuß-Therapie auszubilden, aber eine neue Therapieform zu schaffen, dazu gehört schon viel mehr.

Ich bekam schließlich Unterstützung von einer ehemaligen Schülerin. Die Physiotherapeutin Elfi Reichardt bestärkte mich in meinem Entschluss, etwas Neues zu schaffen. Etwas Neues? Nein. Ganz neu ist es nicht. Das Rad musste nicht neu erfunden werden, aber wir haben es geschafft, es erheblich runder, verschleißärmer und leiser laufen zu lassen und damit die Erfolgsquote von 70 % auf über 90 % zu steigern!

Dolo-Taping ist nicht nur eine Therapieform, sondern auch ein Behandlungskonzept, bei dem von den Ursachen ausgehend die Symptome der Patienten gelindert werden. Hierzu haben wir Elemente aus der Akupunktur und der Dorn-Therapie mit eingebaut. Und somit ist das Dolo-Taping schließlich eine Therapie mit ganzheitlicher Sicht geworden.

Ich möchte zwei Menschen besonderen Dank sagen für ihre Inspirationen und ihren Schöpfergeist. Dieter Dorn und Dr. Dieter Sielmann haben den Grundstein für das gelegt, was wir heute Dolo-Taping nennen. Das Wort Dolo ist abgeleitet vom lateinischen Wort Dolor (Schmerz) und Taping vom englischen Wort für Klebeband. Zusammen entsteht die Bedeutung der Therapie: den Schmerz bekleben.

Um diese neue Therapieform über unsere Praxis hinaus bekannt zu machen, haben wir dieses Lehrbuch geschrieben. Es wird als Grundlage dienen, Physiotherapeuten, Masseure, Ärzte, Hebammen, Ergotherapeuten und Heilpraktiker in dieser für den Patienten glückseligen Therapieform auszubilden, viel Schmerz und Leid zu lindern und viele unnötige Operationen zu vermeiden.

Dieses Buch ist lange noch nicht vollständig, sondern es gibt den aktuellen Stand unserer Erfahrungen wieder. Dolo-Taping ist eine neue Art der Therapie, und es gilt noch viel zu entdecken, zu forschen und weiterzuentwickeln.

Allen Therapeuten wünsche ich eine spannende Lektüre und ein gutes Gelingen in der Anwendung des Dolo-Tapings. Ich möchte allen Interessierten dringend empfehlen, die angebotenen Ausbildungen zum Dolo-Taping (www.die-dorn-schule.de) zu nutzen. Hier wird praktisch gelehrt und die Materie mit viel Spaß vermittelt.

November 2007

Norbert Lutter

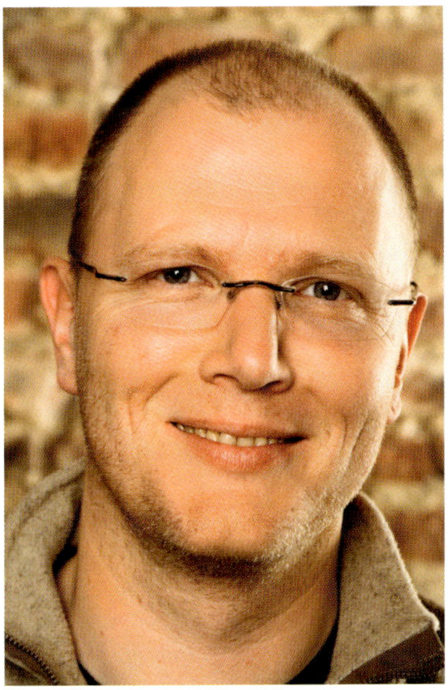

Norbert Lutter, Jg. 1963, ist Heilpraktiker und seit 1996 in Sendenhorst. Er betreibt eine eigene Praxis mit den Therapieschwerpunkten „sanfte Wirbel- und Gelenktherapie nach Dorn und Breuß", „Dolo-Taping", „Ausleitungsverfahren" und „klassische Homöopathie". Er ist Begründer des Dolo-Tapings und Schüler von Dieter Dorn, dem Begründer der Dorn-Therapie. Darüber hinaus leitet er eine Schule zur Fortbildung in der Dorn-Breuß-Therapie und Dolo-Taping.

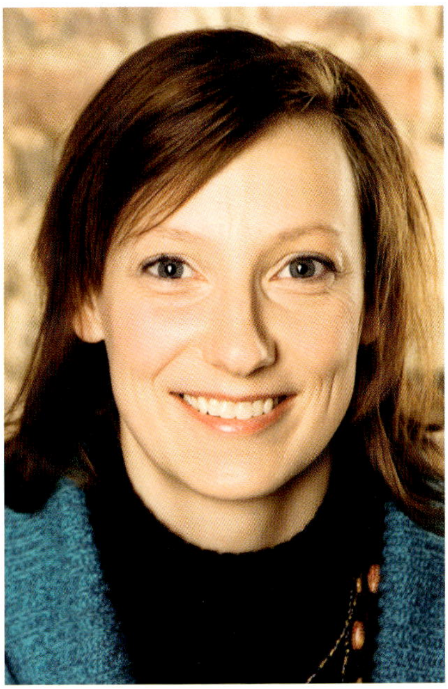

Elfi Reichardt, Jg. 1980, ist staatlich geprüfte Physiotherapeutin und seit 2001 in einer Physiotherapiepraxis in Bielefeld tätig. Zu ihren Therapieschwerpunkten zählen neben Krankengymnastik und Massage die Dorn-Breuß-Therapie, das Dolo-Taping sowie die manuelle Lymphdrainage. Seit 2006 ist sie als Dozentin für die Dorn-Breuß-Schule tätig und ist Begründerin des Dolo-Tapings.

1. Kapitel: Grundlagen

1.1 Was ist Dolo-Taping?

Während meiner beruflichen Tätigkeit in London habe ich einen Grundsatz kennengelernt, der mich nachhaltig in meinem Leben begleitet hat: das KISS-Prinzip = Keep It Simple, Stupid! (Mach es einfach, du Idiot!) Diesem Prinzip folge ich auch heute noch bei meiner Therapie. Oft denken wir als Therapeuten um zu viele Ecken, anstatt uns den direkten Weg vor Augen zu führen.

Dolo-Taping ist eine simple Methode, den Menschen ihren Schmerz zu nehmen und eine dauerhafte Heilung herbeizuführen, und es ist egal, ob es sich um chronische oder akute Leiden handelt. Die Differenzierung liegt in der Komplexität des Tapens und der Behandlungsdauer.

Dolo-Taping entstand aus dem Kinesio-Taping des japanischen Arztes Dr. Kenzo Kase, welches Ende des letzten Jahrhunderts nach Europa gebracht wurde. In seinen Büchern beschreibt Dr. Kase die Behandlung von einzelnen Muskelgruppen mit flexiblen Tapes. Dieser Ansatz ist allerdings nicht ausreichend, da der Mensch ein komplexes Wesen ist und ähnlich wie bei einem Schweizer Uhrwerk kleine Zahnräder ineinander greifen.

Der zweite sinnvolle Ansatz erfolgte 2003 von Dr. Dieter Sielmann. Er machte erste Versuche mit farbigen Tapes. Seine Meditaping-Therapie weist aber Schwächen bei der Statik und der Farbwahl auf, und leider scheint auch die Anatomie unzureichend bedacht worden zu sein.

Wir haben schließlich eine ganzheitliche Sichtweise aufgegriffen und die gesammelten Erfahrungen der letzten elf Jahre mit einfließen lassen. Herausgekommen ist ein einzigartiges Behandlungskonzept, das den Menschen als Ganzes sieht und die Zusammenhänge der körperlichen Strukturen miteinander verknüpft.

Dolo-Taping beinhaltet neben dem Kleben von elastischen Baumwoll-Tapes gleichermaßen Anteile der muskulären Anatomie, der Meridianverläufe, der Akupunktur, der Kinesiologie, der Dorn-Therapie als auch der Farbtheorien von P. Mandel, J.-W. von Goethe und Prof. F.-A. Popp.

Dolo-Taping bringt den Menschen in seine natürliche Aufrichtung und Statik zurück und nimmt Irritationen aus der Muskulatur. Hierzu werden Muskeln bzw. Muskelgruppen mit einem flexiblen, auf die Haut aufgebrachten Baumwoll-Tape in ihrem Verlauf beklebt.

Der Therapieerfolg lässt sich noch verbessern, indem man den Patienten in gerichteter Statik und anatomisch zuggerechten Muskelstrukturen trainieren lässt. Während dieser Übungen sollten die Tapes geklebt bleiben, denn so kann man eine Verhärtung des Muskels unter Belastung fast gänzlich ausschließen.

1.2 Aufbau des Dolo-Tapes

Das Dolo-Tape besteht aus elastischer Baumwolle, die wasserfest eingefärbt ist und mit einem wellenförmig aufgetragenen Acrylkleber bestrichen wird.

Das Material hat eine Eigenelastizität von 10 % und kann in Längsrichtung bis auf 140 % gedehnt werden. Durch die wellenförmig aufgetragene Klebeschicht ist eine volle Hautatmung gewährleistet, sodass es zu keiner Feuchtigkeitsstauung zwischen Tape und Haut kommen kann.

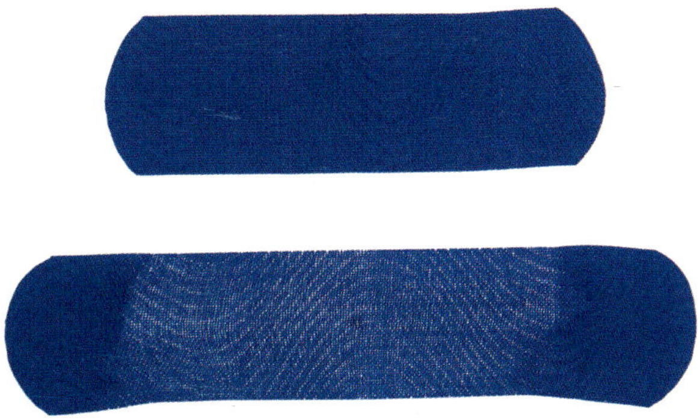

Sowohl die Baumwolle als auch Kleber und Farbe sind hypoallergen, d. h., es kommt nur in sehr seltenen Fällen zu Hautreizungen. Die Tapes sind zudem latexfrei.

Das Dolo-Tape und der Kleber sind wasserbeständig. Somit ist es kein Problem, im Rahmen einer Behandlung zu duschen oder zu baden. Große Wärme, wie z. B. in der Sauna, sollte allerdings gemieden werden, da die Haftfähigkeit des Klebers sonst beeinträchtigt wird und sich die Dolo-Tapes lösen könnten.

Der verwendetet Acrylkleber hat die Eigenschaft, sich durch die Körperwärme mit der Haut zu verbinden. Aus diesem Grund ist es ratsam, ca. 60 Minuten nach Aufkleben des Dolo-Tapes keine schweren körperlichen Tätigkeiten und keinen Sport durchzuführen, damit sich das Dolo-Tape ausreichend mit der Haut verbinden kann. Die Klebekraft ist im Vergleich zu einem normalen Pflaster wesentlich geringer, um zum einen das Ablösen zu erleichtern, zum anderen die Flexibilität nicht einzuschränken.

Die Tragzeit des Dolo-Tapes ist stark abhängig von dem geklebten Areal. An stark mechanisch benutzten Gelenken (z. B. Kniegelenk) lösen sich die Tapes in der Regel schneller ab als an flachen Muskelsträngen (z. B. M. erector spinae). Durchschnittlich bleiben die Dolo-Tapes für 10 bis 14 Tage auf der Haut. Nach 14 Tagen verlieren die Tapestreifen ihre Spannkraft und Elastizität und somit ihre physikalische Wirkung und sollten nach vorheriger Überprüfung der Farbe neu geklebt werden.

Die Tapes lassen sich problemlos wieder entfernen. Empfindlichen Menschen sei empfohlen, die Bänder vorher nass zu machen.

Da es sehr problematisch ist, Tapes auf die behaarte Haut zu kleben, da zum einen der Kleber schlecht haftet, zum anderen aber auch die Entfernung recht schmerzhaft werden kann, sollten behaarte Hautstellen vor der Anwendung der Dolo-Tapes rasiert werden.

1.3 Die Wirkung des Dolo-Tapes

Das Dolo-Tape wirkt sich gleichzeitig auf mehreren Ebenen des menschlichen Körpers aus.

1.3.1 Die Haut

Unsere Haut ist in mehreren Schichten aufgebaut und bereits in der Oberhaut findet man Sensoren und Rezeptoren, die alle Einflüsse von außen (Hitze, Kälte, Druck, Feuchte, Schmerz) registrieren und an das Gehirn weiterleiten. Das bedeutet, dass man nach dem Aufbringen des Dolo-Tapes eine Stimulierung – oder besser gesagt eine Irritation – an diesen Nervenpunkten erzeugt.

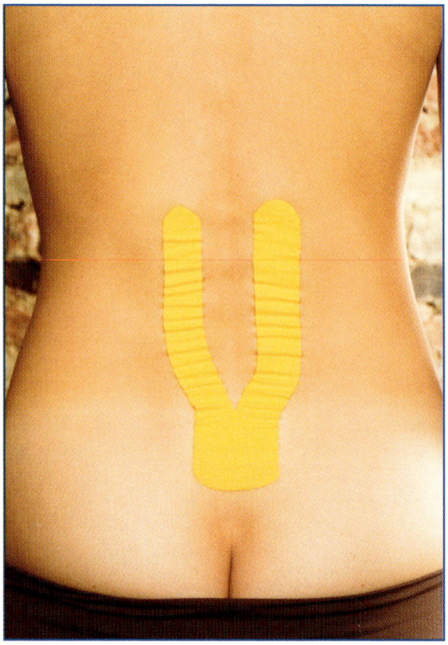

Es ist deutlich zu erkennen, dass das aufgeklebte Dolo-Tape die Haut in Falten zieht, wobei nicht nur die erste Hautschicht (Epidermis) angehoben wird, sondern alle darunter liegenden Schichten bis in die Muskulatur. Aus diesem Grund kommt es zu einer Mehrdurchblutung bis in den Kapillarbereich und zu einer Verbesserung der Stoffwechselleistung von Haut-, Binde- und Muskelgewebe.

Diese erhöhte Stoffwechselleistung ist Voraussetzung für eine schnellere Heilung des Gewebes. Die Entzündungszeichen des Körpers (Rubor, Calor, Tumor, Dolor, Functio laesa) treten bei Gewebserkrankungen auf. Dies geht einher mit einem Herbeieilen von Abwehrzellen, einer Vermehrung von Exsudat und dem Anlagern von Kollagenfasern. Durch das Dolo-Tape erreicht man somit nicht nur einen schnelleren Abtransport der Schadstoffe, sondern auch eine verbesserte Versorgung des Gewebes mit Sauerstoff, Nahrung und heilungsfördernden Hormonen und Zellen.

1.3.2 Die Muskulatur

Ein überlasteter oder durch falsche Statik irritierter Muskel neigt dazu, sich zu verhärten und zu verkürzen und verursacht hauptsächlich Schmerzen an seinen Ansatz- und Ursprungsstellen der knöchernen Strukturen. Darüber hinaus kommt es aber auch zu einer Ödembildung innerhalb des Muskelbauches, was auch dort Schmerzen verursacht (Triggerpunkte). Die Verkürzung bedingt eine Mangeldurchblutung innerhalb des Muskels. Eine Muskelbewegung, die die Durchblutung fördern würde, ist nicht mehr vollständig gegeben und die Stoffwechselleistung somit herabgesetzt. Darüber hinaus unterliegen die Muskelsehnen einer stärkeren Spannung, und die Gefahr eines Sehnenrisses bei passiver Dehnung, z. B. durch Sport oder Physiotherapie, aber auch durch überzogenes aktives Dehnen, erhöht sich um ein Vielfaches. Weitergehend kann angenommen werden, dass die Bewegungen der Sehne innerhalb der Sehnenscheide eingeschränkt werden und es zu Verklebungen und zu Entzündungen der Sehnenscheide kommt.

Kapitel 1

Durch das Aufbringen des Dolo-Tapes erfährt der Körper bei jeder Bewegung sowohl eine sanfte Dauermassage als auch eine Dauerlymphdrainage, welche im Muskelgewebe eine Steigerung der Durchblutung und der Gewebsstoffwechselleistung bewirkt. Hierdurch kommt es zu einem Abbau der Ödeme im behandelten Areal. Zusätzlich wird durch die sanfte Stützung durch das Tape der Muskelzug entlastet.

1.3.3 Die Gelenke

Ich kann mich noch gut an meine Sportmedizinfortbildungen erinnern, als wir uns gegenseitig von oben bis unten in starre Sport-Tapes gewickelt haben. Der Halt dieser Tapes ist unbestritten, aber bewegen konnte man sich danach wirklich nicht mehr, und zusätzlich hat es einem fast noch das Blut abgesperrt.

Heute setze ich solche Tapes bei Sportverletzungen gar nicht mehr ein, weil die Erfahrung gezeigt hat, dass man mit dem Anlegen von mehreren Dolo-Tapes neben- und übereinander eine adäquate Stabilität erreicht, ohne die Beweglichkeit zu nehmen.

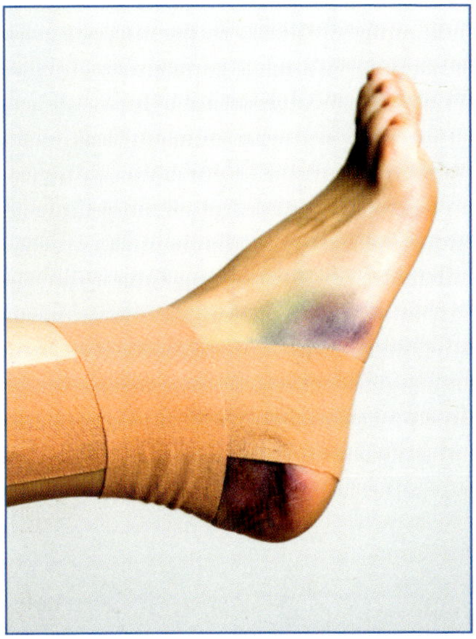

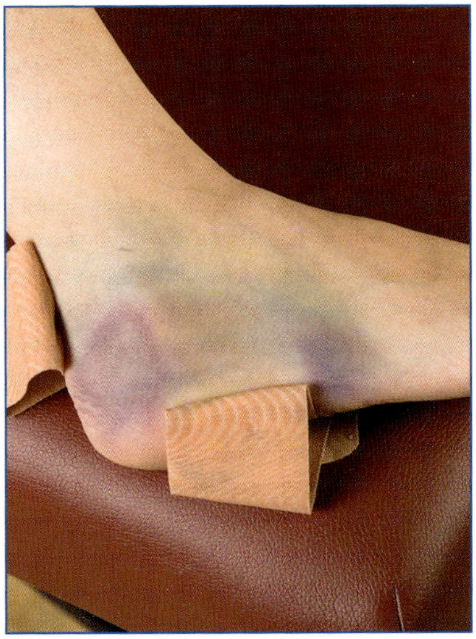

Die unschlagbaren Vorteile der Dolo-Tapes sind die Anregung des Lymphflusses und der schnelle Abbau von Hämatomen. Durch die erhaltene Beweglichkeit im Gelenk regt das Dolo-Tape auch hier den Stoffwechsel an, was dem Knochen- und Knorpelauf- und -abbau zugute kommt. Gerade der Wechsel von Druck und Zug im Gelenk fördert die Bildung von Knorpelzellen.

1.3.4 Das viszerale System

Viszeral bedeutet: die Eingeweide betreffend. Das Dolo-Tape wirkt auch durch die Haut auf die inneren Organe.

Durch die Behandlung einiger Fälle von Morbus Crohn und Colitis ulcerosa in der Praxis, von denen einige bereits eine Teilresektion des Darmes erfahren hatten, wurde die Wirkungsweise der Tapes auf die inneren Organe deutlich. Die teilweise noch nicht endoskopisch durchgeführten Operationen hatten bei den Patienten OP-Narben von 15-30 cm

Länge hinterlassen, die auch nach Jahrzehnten schmerzhaft und hart waren. Um Störfelder in diesem Bereich zu beseitigen, wurden die Narben getaped. Alle so behandelten Patienten berichteten über eine wundersame Verbesserung ihrer Verdauungsleistung (herabgesetzte Stuhlfrequenz) und eine damit einhergehende Herabsetzung der Medikamentendosis. Auch bei abdominellen Koliken und Regelschmerzen erweist sich ein Dolo-Tape auf der Bauchhaut als heilsam.

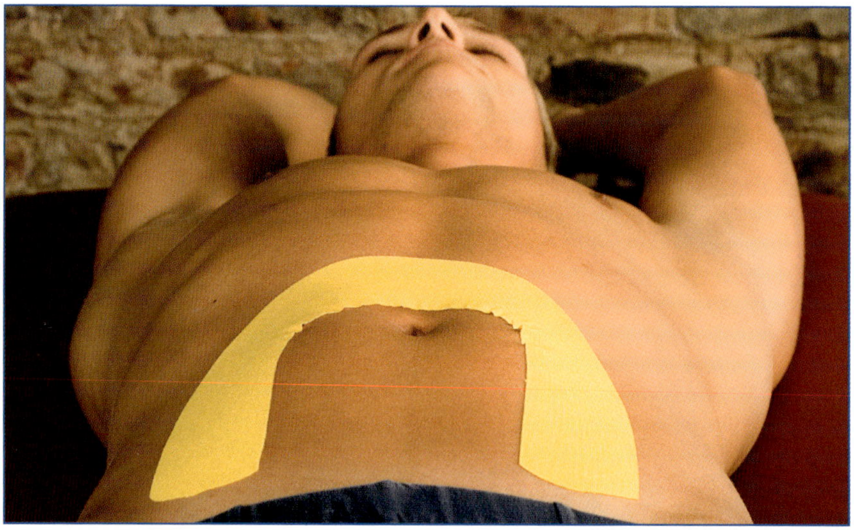

Das Geheimnis liegt hier in der Entlastung der umgebenden Muskelanteile. Auf lange Sicht gesehen kommt es zu einer Regenerierung „angeschlagener" Organe (Organzellen) durch die verbesserte Stoffwechsellage. Dafür kann allerdings eine längere Behandlungsdauer nötig sein.

1.3.5 Die Schmerzrezeptoren

An dieser Stelle könnte die Hypothese stehen: „Wer heilt, hat recht!" Dies mag hier stimmen, aber wir möchten den Versuch einer Erklärung der Psychologen R. Melzack und P. D. Wall über die Gate-Control-Theorie weitergeben.

Die sensiblen Nervenleitbahnen laufen von der Peripherie zum Hinterhorn des Rückenmarks und werden über dieses an das Gehirn weitergeleitet. Dort werden sie verarbeitet, und es wird ggf. eine reflektorische Antwort über die efferenten Nervenbahnen zurückgeschickt. Diese Antwort erfolgt aber nicht in jedem Fall. Hierzu muss eine ausreichende (kritische) Menge an Informationen ankommen, damit das Gate für den Schmerzreiz geöffnet wird, ansonsten bleibt es verschlossen. Nach der Gate-Control-Theorie gibt es einen Regelmechanismus im Bereich der Hinterhorns, über den Nervenimpulse in ihrer Menge geregelt werden können. Wenn eine ausreichende Menge an Informationen das Gate passiert hat, kommt es zu einer Aktivierung der Nervenzonen, und der Mensch kann den Schmerz wahrnehmen.

Durch das Kleben des Dolo-Tapes kommt es vermutlich zu Irritationen in der nervalen Wahrnehmung, sodass sich die Informationen gegenseitig neutralisieren bzw. überlagern und eine sofortige Schmerzlinderung bzw. Schmerzfreiheit im behandelten Areal erlangt wird.

1.3.6 Meridiane und Akupunkturpunkte

Wenn Dolo-Tapes in den Bereich von Akupunkturpunkten und Meridianverläufen geklebt werden, so erhält man zwei Wirkungsweisen. Zum einen wird der Akupunkturpunkt durch die Eigendehnung des Tapes 24 Stunden am Tag massiert, was bei der stechenden Akupunktur einer Dauernadel entspricht und zu einer Stimulation dieses Punktes über einen längeren Zeitraum führt. Zum anderen werden die Meridiane und auch die Akupunkturpunkte über die Farbe des Tapes (siehe Kapitel 1.4: „Die Bedeutung der Tape-Farbe") energetisch beeinflusst, was einen Ausgleich der Energiebalance bedeutet.

1.3.7 Das Lymphgefäßsystem

Das Lymphgefäßsystem ist ein Drainagesystem und neben dem Blutkreislauf das wichtigste Transportsystem des menschlichen Körpers, welches aber kein geschlossenes Kreislaufsystem ist. Die Lymphgefäße beginnen in der Peripherie und münden schließlich in die größeren Gefäße des venösen Kreislaufs zum Herzen hin. Im Verlauf der größeren Lymphgefäße sind immer wieder Lymphknoten als so genannte „Filterstationen" zwischengeschaltet. Diese können unter anderem Stoffwechselabbauprodukte, Fremdkörper, Krankheitserreger und überschüssige Gewebeflüssigkeit aufnehmen und entsorgen, Lymphozyten produzieren und den Proteingehalt der Lymphe regulieren. Die in den Lymphgefäßen enthaltene Flüssigkeit, die Lymphe, entsteht aus Gewebsflüssigkeit und ist wässrig, leicht milchig getrübt und Blutplasma ähnlich. Sie enthält kaum Eiweißstoffe und keine Blutzellen. Die Lymphe wird unter anderem durch die Muskelpumpe, aktive und passive Bewegungen, Atmung und Massage (Lymphdrainage), aber natürlich auch durch Kontraktionen der Lymphangione und Arterienpulsation fortbewegt.

Ist der Lymphfluss gestört, staut sich das Körperwasser im Gewebe, und es kommt zu einem oder mehreren Ödemen.

Durch Dolo-Taping erreicht man zum einen eine Anregung der Lymphgefäßtätigkeit und zum anderen eine Lockerung bzw. eine Verschiebung und somit einen beschleunigten Abbau der angestauten Lymphflüssigkeit im Ödemgebiet. Durch die Elastizität des Tapes werden vor allem bei Bewegung die Haut und die darunter liegenden Strukturen angehoben. Die Muskel-Venen-Pumpe wird aktiviert, und es kommt zu einem Ab- bzw. Weiterfluss der Lymphe. Durch den Verschluss der Lymphklappen kann die Lymphe nur in eine Richtung fließen. Das Tape sorgt für eine Steigerung der Lymphangiomotorik (Lymphgefäßbewegung), indem es durch Druck und Zug die Haut und das darunter liegende Gewebe sanft massiert. Es entsteht im getapeden Bereich ein Effekt wie bei einer Dauerlymphdrainage. Zusätzlich wird durch die Lockerung der Muskeln die Muskelpumpe in ihrer Leistung gesteigert.

Durch Dolo-Taping erreicht man eine

- verbesserte Aufnahme von Gewebsflüssigkeit in den Lymphgefäßen und somit eine vermehrte Lymphbildung,
- Steigerung der Lymphangiomotorik,
- Verschiebung von Lymphe und Gewebsflüssigkeit,
- Lockerung von proliferiertem Bindegewebe,
- Entstauung und Entschlackung aus dem Bindegewebe, Verbesserung der Stoffwechseltätigkeit und Unterstützung des Abwehrmechanismus des Lymphgefäßsystems.

1.4 Die Bedeutung der Tape-Farbe

Die ersten flexiblen Tapes, die wir in die Hand bekommen haben, waren hautfarben und erinnerten an Kindertage, als das lädierte Knie verpflastert wurde. Solche Tapes werden beim Kinesio-Taping noch heute benutzt. Nach anfänglicher Recherche nach einer gefälligeren Farbe (es standen ästhetische Aspekte im Vordergrund) stießen wir auf die Farbenlehren von Peter Mandel (1993, Handbuch der Farbpunktur), Prof. Fritz-Albert Popp (1983, Biologie des Lichts), Heinz Schiegl (1979, Colortherpie) und Johann-Wolfgang von Goethe (1818, Zur Farblehre), und es zeigte sich recht schnell, dass die Ästhetik zugunsten der Farbenlehre in den Hintergrund trat.

Dies Thema ist komplexer als gedacht. Nach dem Biophysiker Prof. Fritz-Albert Popp ist der gesamte menschliche Körper von einem Biophotonenfeld umgeben. Es stellt ein Kraftfeld dar, welches alle biochemischen Vorgänge in unserem Körper beeinflusst. In einem gesunden Körper hat dieses Kraftfeld die Fähigkeit, Störungen und Einflüsse auszugleichen, wobei immer zwischen zwei Zuständen (ähnlich dem Yin und Yang der chinesischen Medizin) hin und her gependelt wird. Ist der Körper krank, so hat sich das Kraftfeld zu einer Seite hin verschoben und festgesetzt, und im Körper liegt ein Ungleichgewicht vor. Ziel einer Therapie muss es also sein, dieses Ungleichgewicht wieder aufzuheben. Dazu müssen äußere Faktoren in den Körper „hineingeschleust" werden.

Nach neuesten Forschungen ist die Haut in der Lage, Farbschwingungen aufzunehmen und deren Wirkung in das Innere des Körpers weiterzuleiten. Diese Fähigkeit ist an empfindlichen Arealen wie den Akupunkturpunkten besonders gegeben. Es ist Biophysikern inzwischen gelungen, Leitungsbahnen für Licht im menschlichen Körper nachzuweisen. Diese sind erstaunlicherweise deckungsgleich mit den Meridianverläufen aus der chinesischen Medizin. Somit ist es möglich, durch den Einsatz von farbigem Licht Informationen in den Körper einzuschleusen und Disharmonien auszugleichen.

Diese Erkenntnisse lassen sich auf den Einsatz der farbigen Tapes übertragen. Die Dolo-Tapes sind zum einen lichtdurchlässig und zum anderen durchgefärbt, sodass die farbliche Information an die Haut abgegeben werden kann. Dies bedeutet, dass wir in der Lage sind, durch farbige Tapes die Energie einzelner Körperzellen sowie komplexer Gewebestrukturen energetisch zu beeinflussen. Dies zeigt die Wichtigkeit der richtigen Farbwahl, denn der Therapeut kann nicht nur mit der richtigen Farbe die Heilung unterstützen, sondern mit der falschen (energetisch entgegengesetzten) Farbe auch die Beschwerden des Patienten steigern. Unter dieser Annahme ist es generell ausgeschlossen, schwarze Tapes zu verwenden, da diese nach der Farblehre zum Untergang von Körperzellen führen würden.

Zu Beginn waren wir uns einig, nur eine muskelentspannende Farbe zu benötigen, weil doch eigentlich nur die verspannten Muskeln Probleme bereiten. Aber: Es tut doch immer wieder gut, über den Tellerrand hinauszuschauen. Die Farbtherapie nach Mandel und Goethe haben wir mit der Erfahrung der Kinesiologie abgeglichen und waren über das Ergebnis doch sehr erstaunt. Es zeigte sich recht schnell, dass keineswegs immer die verhärteten Muskeln eine energetische Entlastung brauchten, sondern im Gegenteil musste ihnen Energie zugeführt werden, um sie in ihrer Funktion zu normalisieren. Wir haben die theoretischen Grundlagen umgesetzt und in der Praxis ausgetestet, welche Farben sich am besten eignen würden. Dabei kamen wir zu dem Schluss, dass neben dem neutralen hautfarbenen Tape fünf weitere Farben für die Behandlung infrage kommen.

Farbe ist nichts anderes als sichtbares Licht. Sir Isaac Newton (1643-1727) entdeckte die Zerlegung des Lichts in Spektralfarben, wobei jede Farbe einen eigenen messbaren Bereich der Wellenlänge hat. Das sichtbare Farbspektrum wird begrenzt von ultraviolettem Licht (< 380 nm) auf der einen Seite und infrarotem Licht (> 740 nm) auf der anderen. Mit den sechs von uns ausgewählten Farben kann man einen Schwingungsbereich von 430 nm bis 740 nm abdecken, was von der Farbenanzahl ein noch durchführbares Handling bei der Austestung der Farben in der Praxis ermöglicht und trotzdem eine sinnvolle Bandbreite im Farbspektrum abdeckt. Zum Einsatz kommen immer die Volltonfarben bzw. die Mischfarben aus den Volltönen.

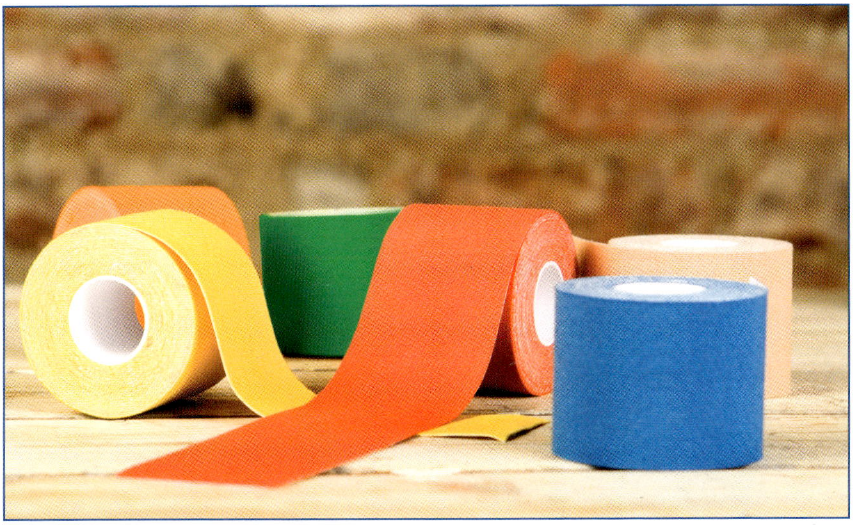

Die verwendeten Farben:

ROT: Wellenlänge 625-740 nm, Energie zuführend; wird vorzugsweise dann eingesetzt, wenn die Kräfte geschwächt sind und zugeführt werden müssen; es erhöht den Energiepegel; es regt an und stimuliert die Stoffwechselaktivität; oft angezeigt bei frierenden, schlanken Menschen.

ORANGE: Wellenlänge 590-625 nm, Energie zuführend, aber schwächer als Rot; Kraftspender nach physischer Erschöpfung, repräsentiert vitale Stärke und Aktivität, lockert und aktiviert; wegen seiner umfassend anregenden Wirkung wird Orange in der Farbtherapie auch zur Stärkung des Immunsystems und zur Aktivierung der körpereigenen Abwehrkräfte eingesetzt.

GELB: Wellenlänge 565-590 nm, wirkt beruhigend und hat eine ausgleichende Wirkung, stärkt die Nervenkraft und aktiviert das Gehirn, es muntert auf, hilft die innere Anspannung zu lösen und regt die Motorik an.

GRÜN: Wellenlänge 520-565 nm, ausgleichend, liegt zwischen Blau und Gelb; ist die Farbe der Mitte, in Neutralität zwischen allen Extremen wirkt es beruhigend, ohne zu ermüden; in der medizinischen Farbtherapie gilt Grün als Farbe, die den Rhythmus von Herz und Nieren ausbalanciert, sie dient als neutrale Heilfarbe, die keinerlei körperliche Beschwerden oder Gegenreaktionen hervorruft, sie lässt Kräfte sammeln und bringt Regeneration.

BLAU: Wellenlänge 430-520 nm, Energie entziehend; Antagonist zu Rot und Orange; wirkt beruhigend und entspannend, löst Verkrampfungen, Muskeln lockern sich.

HAUTFARBEN: neutral, keine energetische Wirkung, da keine Differenz zur Hautfarbe (diese Vorgabe gilt somit nicht bei Patienten mit dunkler Hautnuancierung).

Die Farbe für jeden Muskel wird immer über einen kinesiologischen Muskeltest bestimmt und geklebt. (siehe Kapitel 2.3: „Testen der Tape-Farbe"). Orange und Rot dürfen nicht über oder unter Blau und Grün geklebt werden, da sie sich sonst gegenseitig neutralisieren.

Es hat sich im Verlauf der Behandlungen in der Praxis gezeigt, das über die 3 Grundfarben Rot, Gelb, und Blau die Mischfarben Orange und Grün besonders für die Folgebehandlungen große Wichtigkeit haben, aber genauso auch in der Erstbehandlung verwendet werden. Benötigt der Patient bei der Erstbehandlung noch ein starkes Rot, so benötigt man bei den Folgebehandlungen in den meisten Fällen zwar eine Energie zuführende Farbe, die allerdings mit Rot zu stark wäre. In diesem Fall kommt Orange zum Einsatz. Ebenso verhält es sich mit Grün, wenn Blau zu stark ist, aber Gelb zu schwach.

Es hat sich als überaus wichtig erwiesen, unbedingt die richtige Tape-Farbe auszutesten. Eine falsch geklebte Farbe kann den Schmerz verstärken und/oder weitere Beschwerden des Patienten hervorrufen. An dieser Stelle verweisen wir ausdrücklich auf das Kapitel 2.3: „Testen der Tape-Farbe". Ein effizientes Therapieergebnis kann nur dann erreicht werden, wenn sorgfältig gearbeitet wird.

1.5 Zu Risiken und Nebenwirkungen

Es ist ein besonderes Vergnügen, dieses Kapitel zu schreiben, denn es gibt nur sehr wenige Risiken und Nebenwirkungen zu benennen.

Dolo-Taping erzeugt in vielen Fällen aufgrund der Veränderungen in der Statik und den Muskelzügen Muskelkater. Aber Muskelkater ist immer ein Zeichen, dass dort Muskeln arbeiten – und es ist eher eine Erfolgsmeldung als eine Nebenwirkung.

Durch das Taping kommen Funktionsabläufe in Gang und alles Starre kommt ins Fließen. Dies kann bedeuten, dass vermehrte Stoffwechselleistungen des Körpers zu verstärkter Harn- und Stuhltätigkeit führen, was u. U. auch zu kurzfristigen Durchfällen führen kann.

Das Dolo-Tape darf nicht auf vorgeschädigte Hautareale aufgetragen werden, da dies zu einer gesteigerten Schädigung durch das Abnehmen des Tapes führen kann. Hierzu zählen u. a. offene Hautstellen, allergische Hautreaktionen, frische Operationsnarben und Verbrennungen.

In seltenen Fällen kann es zu Juckreiz kommen. Hierbei handelt es sich in den wenigsten Fällen um eine allergische Reaktion auf das Dolo-Tape, sondern eher um eine angeregte Stoffwechseltätigkeit in der Haut. In diesem Fall kann man das Tape leicht befeuchten.

Sollte es dennoch zu allergischen Reaktionen der Oberhaut kommen, ist das Dolo-Tape zu entfernen und die Haut mit einer Pflegeemulsion zu behandeln. Die Beschwerden verschwinden innerhalb von 24 Stunden von allein.

Länger andauernde Hautreaktionen sind noch nicht aufgetreten, können aber nicht ausgeschlossen werden. Der Mensch ist ein Individuum und reagiert somit individuell.

1.6 Kontraindikationen

Diese Therapieform weist wenige Fälle von Kontraindikationen auf.

Das Kleben der Tapes sollte bei vorgeschädigter Haut unterbleiben, weil eine zusätzliche Reizung hinzukommen kann.

Alle weiteren Kontraindikationen beziehen sich auf die Einrichtung der Beckenstatik bzw. auf deren Korrekturen.

Bei vorhandener Knochenhautentzündung ist es untersagt, weiteren Druck auf die Knochenhaut auszuüben.

Bei Schwangeren in den ersten drei Schwangerschaftsmonaten besteht die Gefahr eines Aborts aufgrund der Hyperämisierung im Bereich des kleinen Beckens bei der Einrichtung der Beckenschaufeln und des Kreuzbeines. Ebenso ist dies der Fall in den letzten zwei Schwangerschaftsmonaten. Es kann zu einer Frühgeburt kommen. Die Akupunkturpunkte Ni 1 und Bl 67 sind ebenfalls bei Schwangeren nicht zu akupressieren.

Bei Patienten mit vornehmlich in den Bereich der Knochen metastasierenden Tumoren (Mama-CA, Prostata-CA) kann es durch eine Mehrdurchblutung zu einer vermehrten Streuung der Metastasen kommen.

Bei einer starken Osteoporose ist ebenfalls die Einrichtung des Beckens nach Dorn kontraindiziert.

Unfallpatienten sollten erst auf Knochenbrüche und innere Verletzungen hin untersucht werden. Dies gilt ebenso für akute Bandscheibenvorfälle mit Lähmungserscheinungen (akuter Notfall).

Blutverdünnende Medikamente können bei zu starkem Druck bei der Einrichtung der Beckenstatik Hämatome hervorrufen. Dies ist keine Kontraindikation für das Taping selbst.

2. Kapitel: Die Basis der Statik

2.1 Das Becken: Die Wurzel allen Übels

Wir haben lange überlegt, was das Wichtigste in diesem Buch sein soll, was an den Anfang gehört. Die Lösung war dann eigentlich sehr einfach. Am Anfang steht – genau wie in der Therapie – die Ursache der Erkrankung. Warum kommt es zu Verziehungen in der Muskulatur? Was verursacht Fehlstellungen in der Skelett-Statik?

Der Schaden, der unserer Volkswirtschaft durch die Diagnose „Rückenbeschwerden" entsteht, geht in die Milliarden. Der Krankenstand durch Schmerzen sowohl im Rücken als auch in den oberen und unteren Extremitäten ist gravierend hoch. Die Praxen für Physiotherapie und Orthopädie sind mehr als gut beschäftigt, um das auszugleichen, was uns an gerader Statik fehlt. Die Chirurgie führt teure Operationen durch und ersetzt Körperteile, die verschlissen sind. Diese Operationen können durch Dolo-Taping in vielen Fällen verhindert werden.

Das Becken des Menschen ist die Basis unserer gesamten Körperstatik!

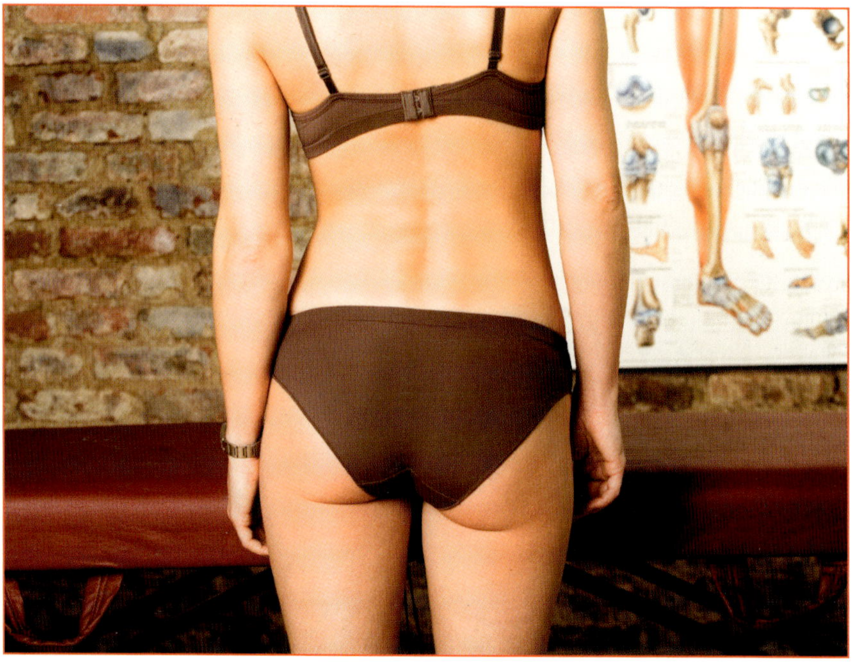

Das verdrehte oder gekippte Becken, blockierte Iliosakralgelenke und eine funktionelle Beinlängendifferenz sind in 95 % der Fälle die Ursache für weitergehende Erkrankungen. Die restlichen 5 % beinhalten angeborene Statikfehler wie die Hüftdysplasie (HD) oder Frakturen mit Kallusbildungen, die sowohl eine Verkürzung als auch eine Verlängerung des Knochens bewirken können. Auch die psychische Komponente darf nicht aus den Augen verloren werden, denn sie kann ebenfalls – meist über die Muskelzüge – Verschiebungen in der Körperstatik hervorrufen.

Dies bedeutet im Umkehrschluss, dass man nur dann eine Erkrankung wie z. B. das Impingement-Syndrom heilen kann, wenn man die Ursache, nämlich die Statikverschiebung und die daraus resultierenden Muskelirritationen und -verspannungen, vorab therapiert. Eine lokale Behandlung nur im schmerzhaften Bereich des Schultergelenkes wird keine dauerhafte Schmerzlinderung oder sogar Heilung bringen.

Der Mensch hat in der Regel von Geburt an zwei gleich lange Beine, einen geraden Beckenstand und eine aufrechte Wirbelsäule. Es kann bereits in der Wachstumsphase dazu kommen, dass die langen Röhrenknochen sich seitenungleich in der Länge entwickeln. Dieser Schiefstand besteht oft nur für kurze Zeit, kann aber schon zur Manifestierung eines Beckenschiefstandes führen. Darüber hinaus sind wir ein Volk von „Nichtbewegern": Auto – Schreibtisch – Sofa! Unsere Sitz- und Stehgewohnheiten entsprechen nicht der gedachten Stellung, für die unsere Statik eingerichtet worden ist. Die Evolution unserer Statik ist allerdings, was den aufrechten Gang angeht, noch nicht abgeschlossen. Das Sitzen mit übereinandergeschlagenen Beinen gibt der Haltemuskulatur des Hüftgelenkes über lange Jahre immer wieder einen Impuls, das Gelenk in der falschen Position zu halten. Das gleiche Ergebnis erreicht man durch falsches Stehen. Hierbei wird das Gewicht auf ein Bein verlagert, während das andere entlastet und leicht angebeugt wird.

Dieses Verhalten führt zu einer „Umprogrammierung" der Haltemuskulatur der Hüftgelenke, sodass der Femurkopf nach lateral und caudal aus der Hüftpfanne auswandert und auf die Dauer nicht nur eine Coxarthrose begünstigt wird, sondern das betroffene Bein um bis zu 3,5 cm verlängern kann. Diese Verschiebung überträgt sich auf das gleichseitige Becken und es kommt zu einer Rotation und zum Hochstand der betroffenen Beckenseite.

Durch die Rotation der Beckenschaufel provoziert man eine Kippung des Kreuzbeines und eine Blockierung des contralateralen Iliosakralgelenkes. Dies ist in der Regel mit starken Myogelosen der umgebenden Muskulatur, der Bildung eines Ödems und einer Reizung des N. ischiadicus verbunden. Hiermit wird allerdings schon der Extremfall beschrieben. Es kann auch zu einer fast schmerzlosen Blockierung des Iliosakralgelenkes (ISG) kommen. Dies hat somit über einen längeren Zeitraum gravierende Folgen für die Statik, sowohl für den darüber als auch für den darunter liegenden Bereich.

Unser Körper versucht nun, diesen Schiefstand durch Kompensation zu beheben. Dies passiert hauptsächlich auf muskulärer Ebene, was auf die Dauer zu einer kompletten Unausgeglichenheit des gesamten Muskelapparates, der Sehnen, der Bänder und des Gewebes führt. Auch Skoliosen entstehen auf diesem Wege.

Um erfolgreich therapieren zu können, geht man folgenden Weg:

- Beseitigung der Beinlängendifferenzen in den Gelenken der unteren Extremitäten
- Korrektur der Beckenstellung einschließlich des Os sacrum
- Deblockieren der Iliosakralgelenke
- Korrektur der Muskelzüge

Mit dieser in der Praxis bewährten Vorgehensweise werden zuerst die Basisstrukturen therapiert, um danach die Muskelzüge an den korrekten Stand anzugleichen.

2.2 Das Richten von Beinlängendifferenzen und Beckenschiefstand

Um einen geraden Stand der Wirbelsäule und eine regelgerechte Funktion der Muskulatur zu erlangen, braucht der Mensch einen geraden Stand des Beckens. Häufig wird dieser durch eine funktionelle Beinlängendifferenz verschoben. Diese gilt es, vorab auszugleichen.

2.2.1 Messung der Beinlängen

Das Messen der Beinlängendifferenzen kann auf mehrere Arten durchgeführt werden. Wir möchten hier die aus unserer Sicht effektivste Form beschreiben.

Der Patient liegt in Rückenlage auf der Behandlungsliege. Die Hose, die Schuhe und die Socken sind ausgezogen, und die Arme liegen locker neben dem Oberkörper. Der Therapeut lockert die Beine, ohne eine Traktion in die Gelenke der Beine auszuüben, und legt die Unterschenkel parallel nebeneinander. Mit einem Stift (Hautmarker oder Filzstift) wird auf beiden Unterschenkeln je ein senkrechter Strich auf gleicher Höhe markiert.

Nun wird der Patient gebeten, sich in den aufrechten Sitz zu bewegen. Er kann durchaus die Arme zum Aufstützen nutzen. Die Beine bleiben locker liegen, und die Knie werden durch den Therapeuten gestreckt. Nun kann der Therapeut anhand der Striche die Verschiebung und die Beinlängendifferenz ablesen.

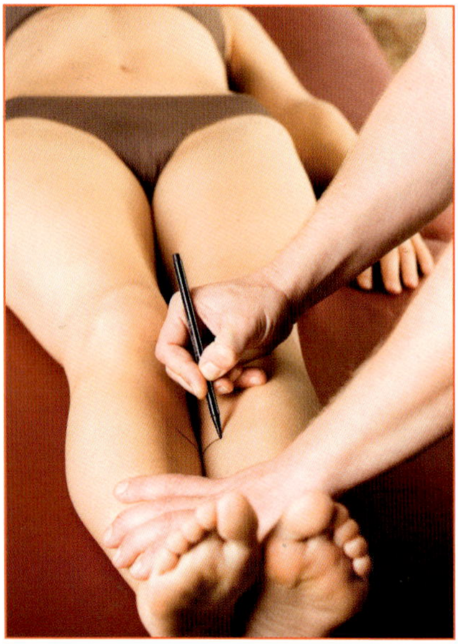

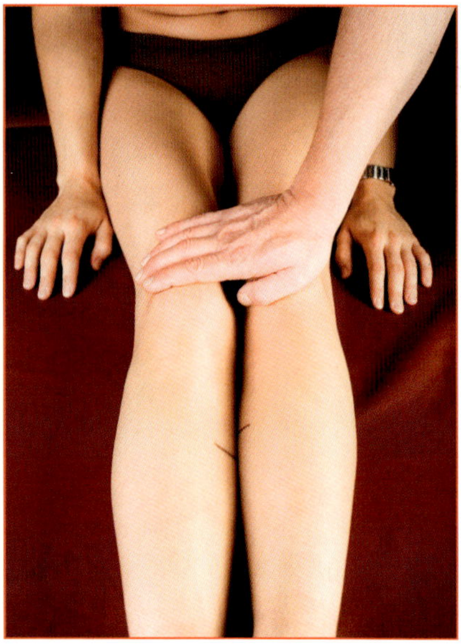

2.2.2 Korrektur der Beinlängendifferenz

Zur Korrektur nutzt man Anteile aus der Akupunktur. Man behandelt an beiden Füßen die Akupunkturpunkte Blase 67 (Bl 67) und Niere 1 (Ni 1) mit einem Drucktaster oder Penzelstift. Die Punkte werden so lange leicht gedrückt, bis der auftretende Schmerz in seiner Intensität nachlässt. Wenn der Patient seitendominante Beschwerden hat, empfiehlt es sich, mit der kontralateralen Seite zu beginnen, da diese eine geringere Schmerzintensität aufweist. Je Akupunkturpunkt sollte man nicht länger als 5 Minuten arbeiten. Unter Umständen lässt der

Körper eine solche Korrektur bei der ersten Behandlung nicht vollständig zu. Dann ist die Thematik bei folgenden Behandlungen zu wiederholen.

CAVE! Bei der Behandlung von Schwangeren sollten die Punkte Ni 1 und Bl 67 nicht bearbeitet werden, da sie wehenfördernd sind und einen vorzeitigen Abgang des Fötus hervorrufen können!

2.2.3 Lokalisation der Akupunkturpunkte

Bl 67: im Bereich der Dorsalseite der Kleinzehe auf der Verbindungslinie entlang der lateralen Begrenzung des Nagels, ca. 2 mm vom Nageleck entfernt.

Ni 1: auf der Sohle des Fußes, zwischen dem zweiten und dritten Metatarsalknochen, ca. ein Drittel des Abstandes der Basis der zweiten Zehe zur Ferse, in einer Vertiefung, die sich bei Plantarflexion des Fußes bildet.

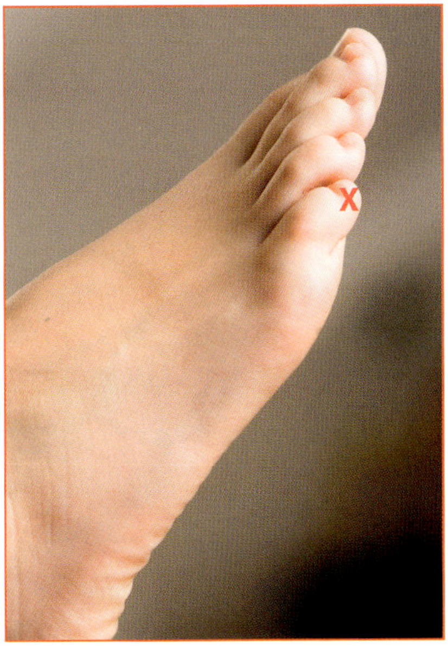

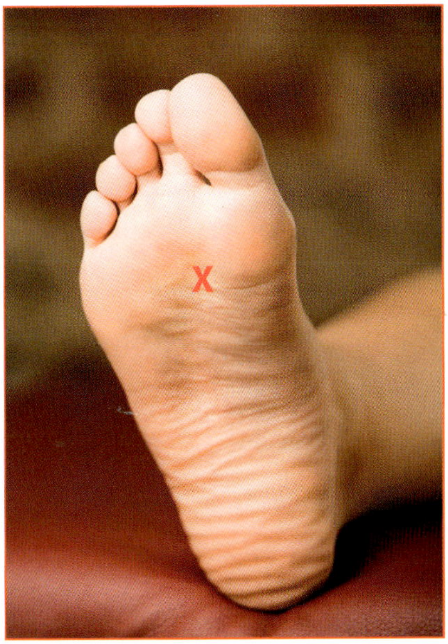

Nach der Bearbeitung der Punkte werden die Beinlängen erneut kontrolliert. Für den Fall, dass die Differenz nicht behoben ist, muss unbedingt auf eine Blockade des ISG und darüber hinaus die Rückenmuskulatur geprüft werden. Aufgrund von Myogelosen im Bereich der BWS des M. erector spinae kann es zu absteigenden Blockierungen ins Becken kommen. Ebenso sollte nach Narbengewebe geforscht werden. Auch Störfelder durch Narben können eine Korrektur erschweren. In diesem Fall muss der Therapeut erst die Narbe behandeln (siehe Kapitel 4.6.1: „Narben-Tape") bzw. Dolo-Tapes in den Bereich des M. erector spinae kleben (siehe Kapitel 4.1.3: „BWS-Tape") bzw. das ISG deblockieren. Danach sollten die Beinlängen ausgeglichen sein.

2.2.4 Überprüfung des Beckenschiefstandes

Trotz Korrektur der Beinlängen liegt in den meisten Fällen eine manifestierte Verschiebung im Beckenbereich vor, die vor dem Tapen behoben werden muss. Hierzu werden drei Strukturen am Becken untersucht.

1. **Crista iliaca**: Durch das seitengleiche Auflegen des gespreizten Daumens und Zeigefingers von oben auf den Darmbeinrand lässt sich ertasten, ob eine Seite mehr Richtung cranial bzw. dorsal steht. Die nach cranial stehende Seite wird therapiert.

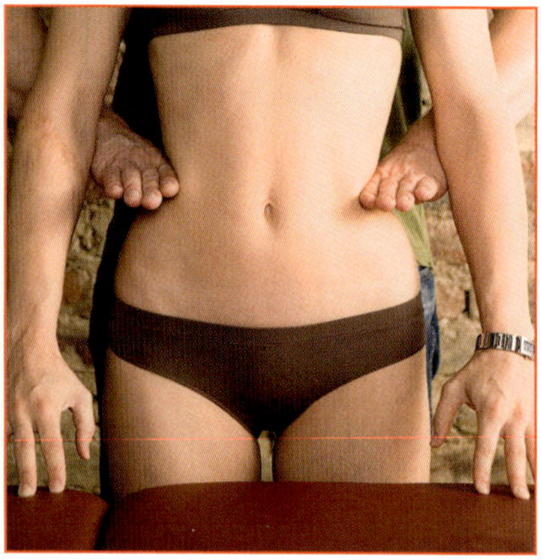

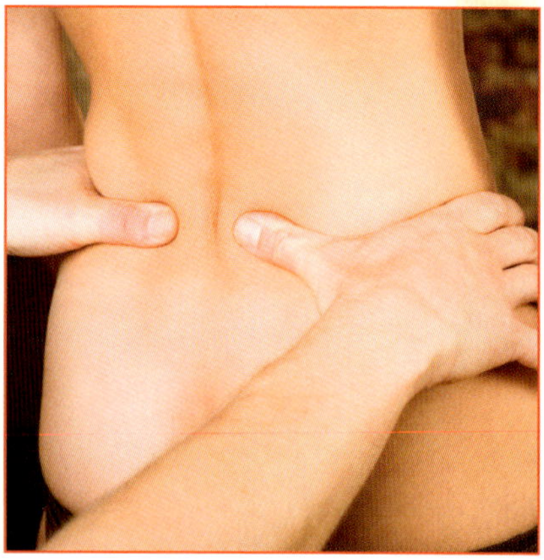

2. **Spina iliaca posterior superior (Sips)**: Durch das seitengleiche Auflegen des Tastfingers auf die Sips kann festgestellt werden ob eine Seite prominenter nach dorsal heraussteht. Die nach dorsal stehende Sips wird therapiert. Merke: Bei einer Beckenkippung nach ventral tritt die Sips nach dorsal vor.

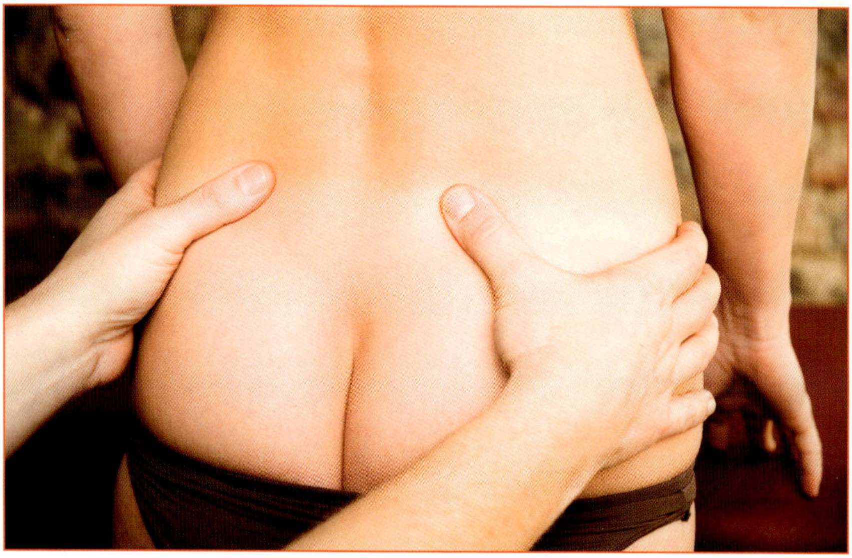

3. Os sacrum: Das Kreuzbein wird seitensymmetrisch getastet und sowohl am Kreuzbeinrand als auch im Bereich der Foramina sacralia posterior auf Unsymmetrien in der Ventral-Dorsal-Richtung geprüft. Die nach dorsal herausstehende Seite wird therapiert.

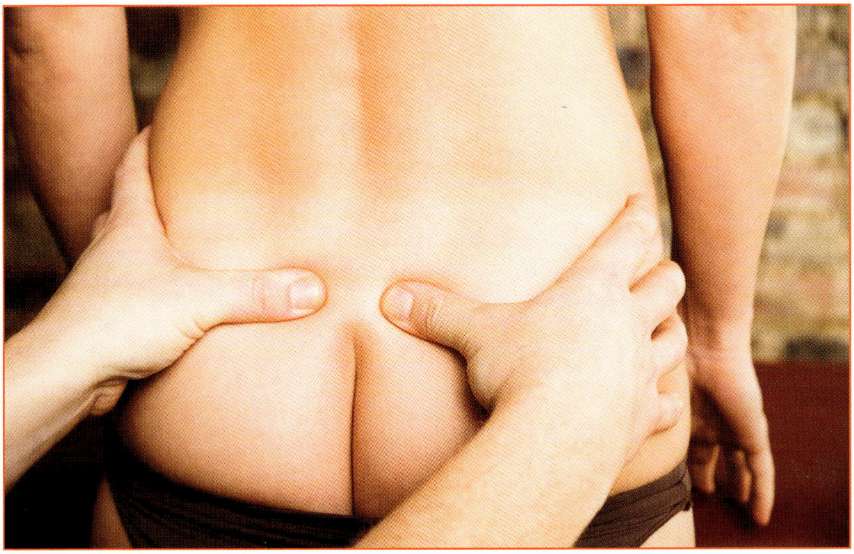

2.2.5 Korrektur des Beckenschiefstandes

Mit der Korrektur der drei Beckenbereiche erlangt man nicht nur einen geraden Stand des Beckens und einen korrekten Aufstellwinkel im Hüftgelenk, sondern behebt nebenbei eine Blockade im Iliosacralgelenk (ISG).

Zum Korrigieren macht der Therapeut sich Techniken der Dorn-Therapie zunutze. Heraustretende Strukturen werden unter Bewegung wieder an ihren korrekten Platz bewegt. Die Bewegung erhält man durch das Pendeln eines Beines aus dem Hüftgelenk heraus.

1. Crista iliaca: Der Therapeut steht contralateral zum Patienten und legt beide Hände auf die zu therapierende Beckenschaufel. Unter aktivem Pendeln des seitengleichen Beines des Patienten gibt der Therapeut einen Impulsdruck nach caudal auf den nach cranial stehenden Beckenkamm, und zwar immer dann, wenn das Patientenbein nach hinten schwingt. Dies geschieht für 6-8 Pendelbewegungen. Hiernach wird der Stand der Beckenschaufeln erneut überprüft. Diesen Vorgang sollte man nicht häufiger als zweimal wiederholen, da sonst die Gefahr einer Knochenhautprellung oder einer Knochenhautentzündung besteht.

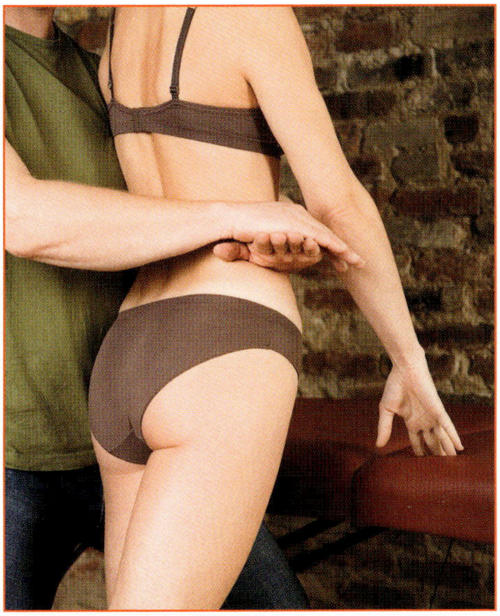

Kapitel 2

2. Sips: Der Therapeut steht lateral zur behandelnden Seite des Patienten und umfasst ihn mit dem Arm bauchwärts, während der Daumen oder die Daumenmaus der Therapiehand auf die prominente Sips gelegt wird. Der Patient pendelt nun aktiv mit dem contralateralen Bein, und jedesmal, wenn des Bein nach hinten schwingt, gibt der Therapeut einen Impulsdruck nach ventral auf die Sips. Dies geschieht für 6-8 Pendelbewegungen. Hiernach wird der Stand der Spinae erneut überprüft. Auch diesen Vorgang sollte man nicht mehr als zweimal wiederholen, da sonst die Gefahr einer Knochenhautprellung oder einer Knochenhautentzündung besteht.

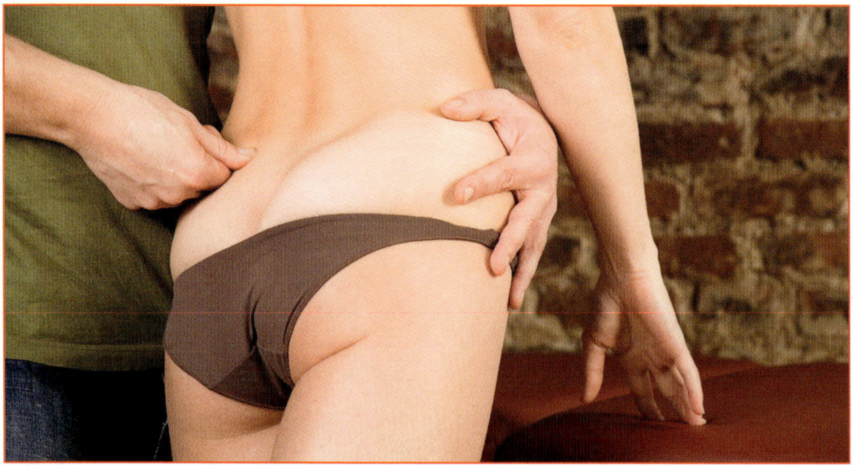

3. Os sacrum: Auch hier wird, genau wie bei der Sips, mit dem Daumen oder der Daumenmaus nach ventral gearbeitet unter Pendeln des kontralateralen Beines.

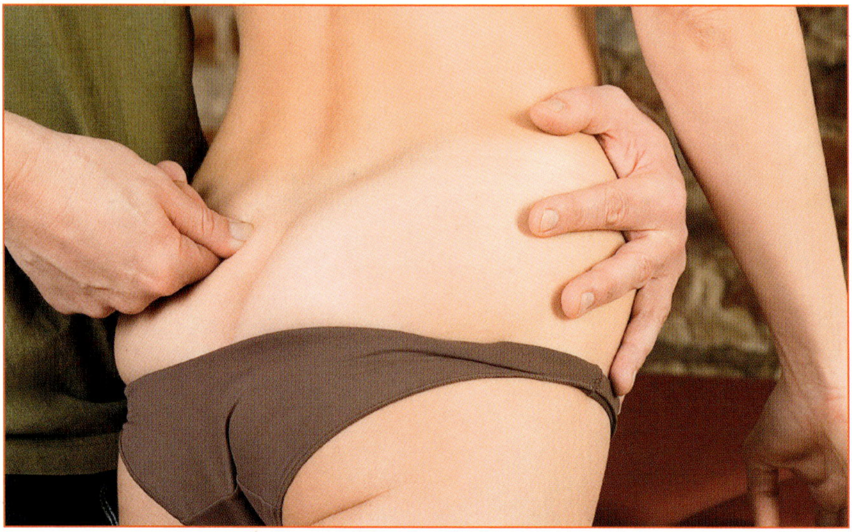

In den meisten Fällen gelingt die Korrektur bereits bei der ersten Behandlung. Sollte dies nicht der Fall sein, so ist mit Rücksicht auf die Knochenhaut eine Behandlungspause von mindestens 7 Tagen einzuhalten.

2.3 Testen der Tape-Farbe

Um herauszufinden, welche Tape-Farbe geklebt werden muss, werden kinesiologische Muskeltests durchgeführt. Jeder zu behandelnde Muskel wird separat getestet.

Vor Beginn sollte unbedingt überprüft werden, ob der Indikator-Muskel (= Test-Muskel) auch testfähig ist. Hierzu wird der Test erst ohne Farbabfrage durchgeführt. Anschließend wird er über den Sedierungspunkt geschwächt und erneut getestet. Lässt sich der Muskel sedieren (schwächen), so können die Farbtests durchgeführt werden. Lässt sich der Muskel nicht sedieren, sollte man dem Patienten ein paar Schluck Wasser zu trinken geben und die Sedierung erneut überprüfen. Der Patient darf seine Füße während des Tests nicht kreuzen, egal ob im Liegen, Stehen oder Sitzen, da es sonst zu einem energetischen Kurzschluss kommt. Ebenfalls sollte der nicht getestete Arm seitlich neben dem Körper liegen oder herabhängen.

2.3.1 Vorgehensweise des Muskeltests

Je nach Gebrauch dienen einer oder mehrere Muskeln als Indikator-Muskeln. Ist z. B. der M. deltoideus (auch Delta-Muskel genannt) der Indikator-Muskel, übt der Therapeut einen kurzen Druck (1-2 Sekunden) auf den angewinkelten Arm des Patienten aus. Entweder bleibt der Arm stark und „eingerastet“, oder er wird weich und nachgiebig. Die jeweilige Muskelreaktion ergibt so die „Antwort“ auf die vorher festgelegte Fragestellung nach der Tape-Farbe. Für den Muskeltest können nur binäre Fragestellungen genutzt werden, also „ja / nein“ oder „stark / schwach“ oder „schädlich / unschädlich“ usw. Für das Austesten der Tape-Farbe benötigt der Therapeut einen kurzen Tape-Streifen (ca. 20 cm) von jeder Farbe. Dieser wird mit der farbigen Baumwollseite an die Haut über dem zu behandelnden Muskel angehalten. Es wird eine Farbe nach der anderen angehalten und einzeln über den Indikator-Muskel getestet. Somit kann schnell und leicht die Tape-Farbe für den zu behandelnden Muskel herausgefunden werden.

2.3.1.1 M. deltoideus (Deltamuskel mit allen Anteilen)

Sedationspunkt: Der Akupunkturpunkt Lunge 5 (Lu 5) liegt bei gebeugtem Arm in der Ellenbeugenfalte, in der Vertiefung radial der Sehne des M. biceps brachii.

Test: Der Muskel kann bequem im Sitzen, im Stehen sowie in Bauch- und Rückenlage getestet werden. Der Arm des Patienten wird in 90° Abduktion und 90° Flexion im Ellenbogen gebracht. Der Patient drückt beim Test in Richtung weiterer Abduktion, der Therapeut gibt Druck mit der Hand auf den distalen Oberarm und den proximalen Unterarm in Richtung Adduktion.

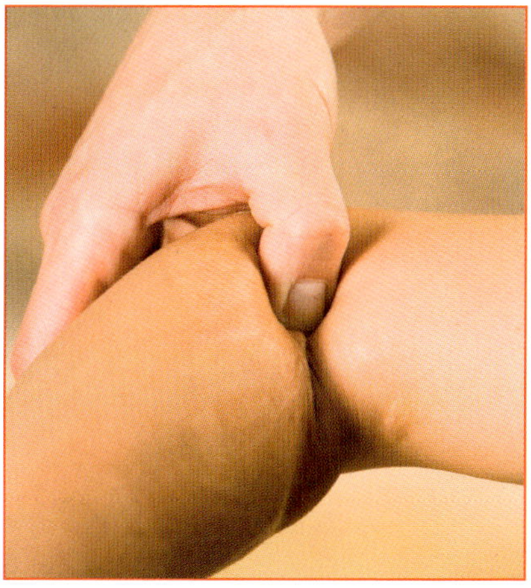

Kapitel 2

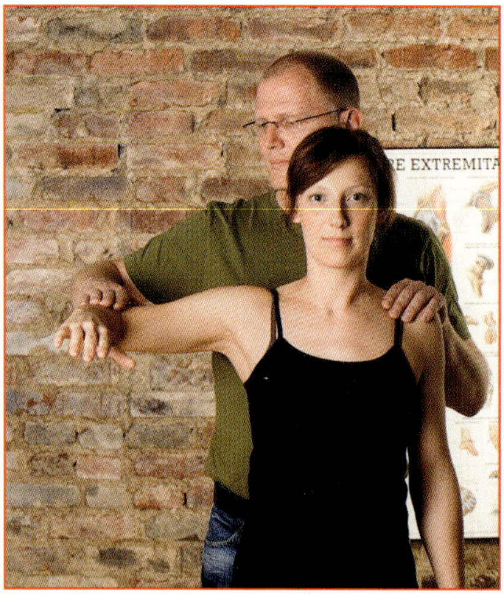

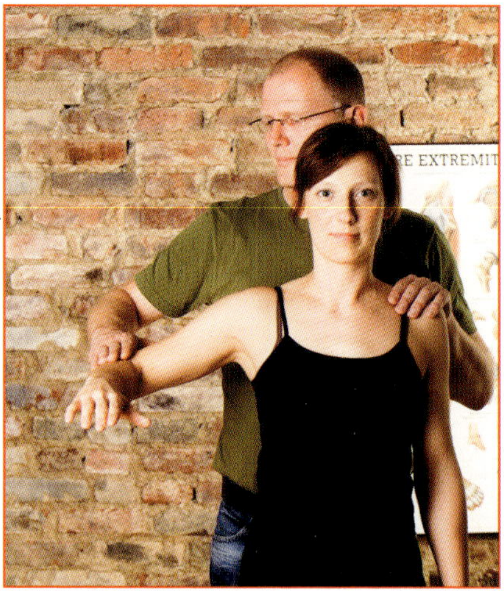

Ist der Patient sehr muskelkräftig im Verhältnis zum Therapeuten, kann der Test auch am gestreckten Arm durchgeführt werden, wobei der Patient durch den wesentlich längeren Hebel nicht überfordert werden darf. Ein Kontakt am Handgelenk und distal davon ist zu vermeiden.

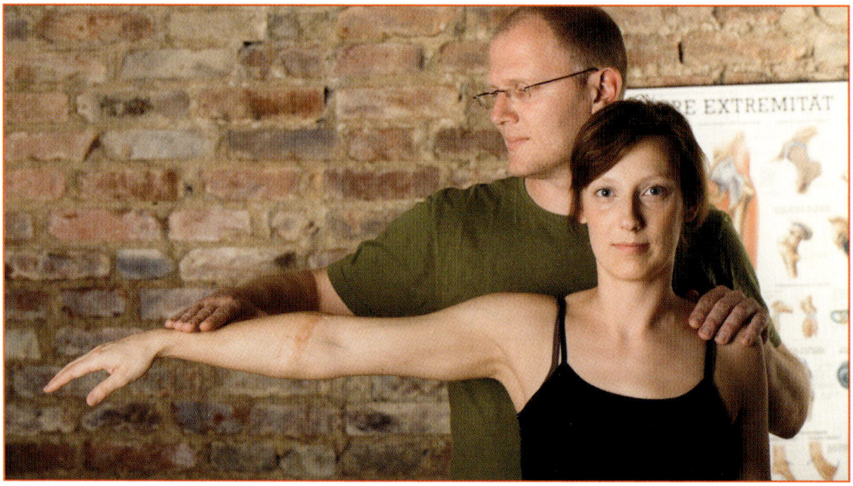

2.3.1.2 M. deltoideus anterior

Sedationspunkt: Der Akupunkturpunkt Gallenblase 38 (GB 38) liegt im lateralen Bereich des Unterschenkels, 4 Querfinger superior der höchsten Erhebung des Malleolus lateralis an der anterioren Begrenzung der Fibula.

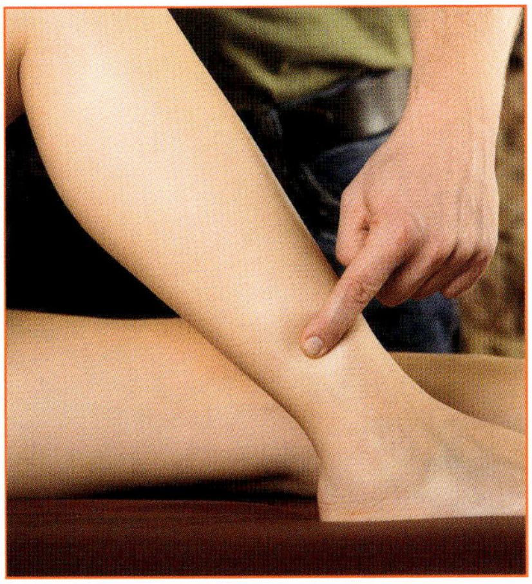

Test: Der gestreckte Arm des Patienten wird in 90° Anteversion gebracht. Der Daumen des Patienten zeigt die Bewegungsrichtung an. Der Patient drückt beim Test in Richtung weiterer Anteversion, der Therapeut in Richtung Retroversion.

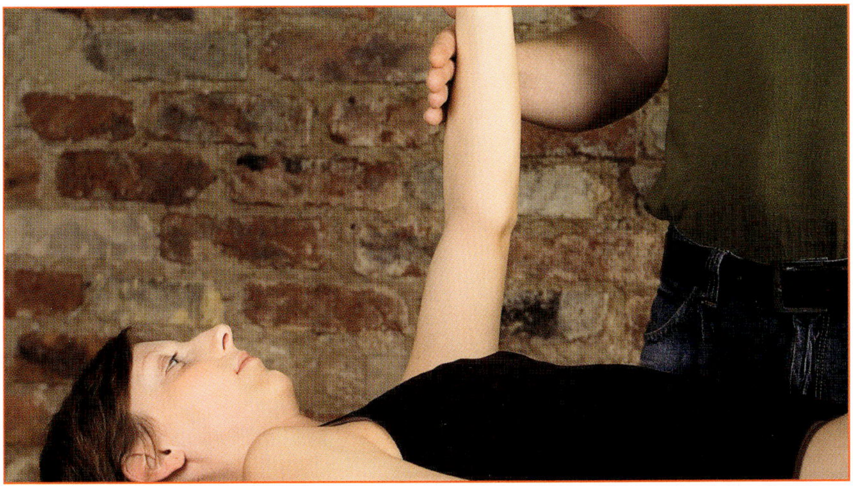

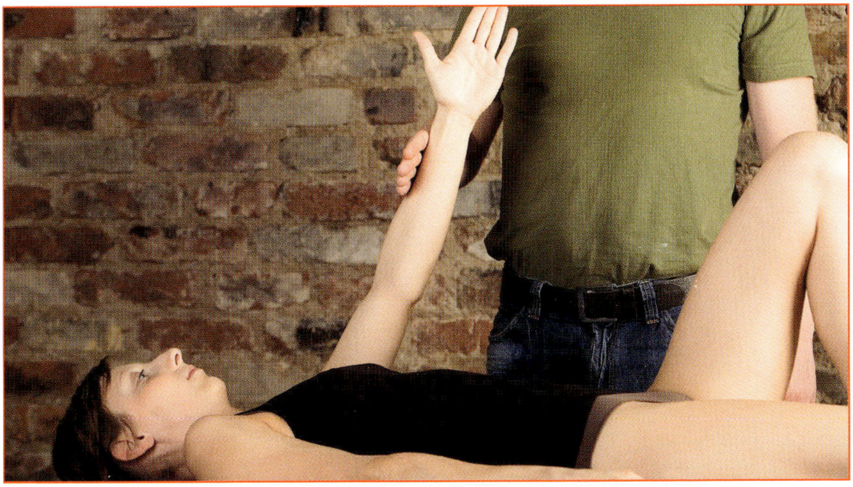

2.3.1.3 M. rectus femoris (Anteil des M. quadriceps)

Sedationspunkt: Der Akupunkturpunkt Dünndarm 8 (Dü 8) liegt in der Mulde zwischen der Spitze des Olecranon und der Spitze des Epicondylus medialis humeri.

Test: Der M. rectus femoris ist ein idealer Indikator-Muskel in Rückenlage, aber auch relativ gut testbar im Sitzen und Stehen. Das Bein wird in eine Position von 90° Flexion im Kniegelenk und ebenfalls 90° Flexion im Hüftgelenk gebracht. Der Kontaktpunkt liegt am distalen Oberschenkel. Der Patient drückt weiter in Richtung der Hüftgelenksflexion und der Therapeut drückt in Richtung Extension. Jegliche Rotation ist zu vermeiden, und der Winkel im Knie sollte nicht verändert werden.

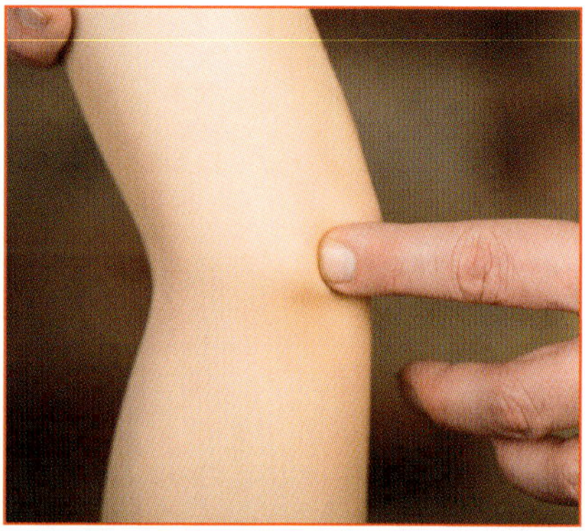

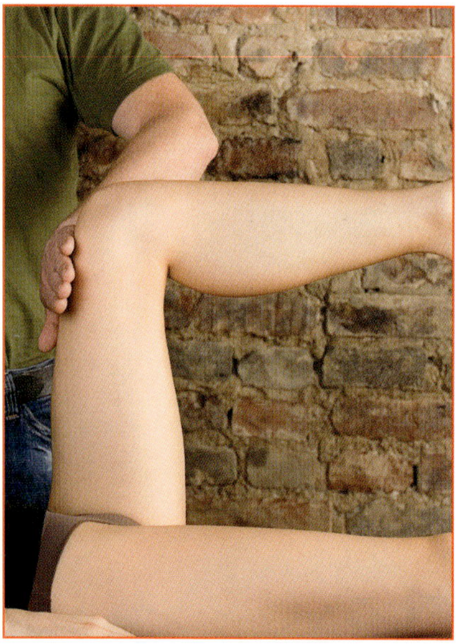

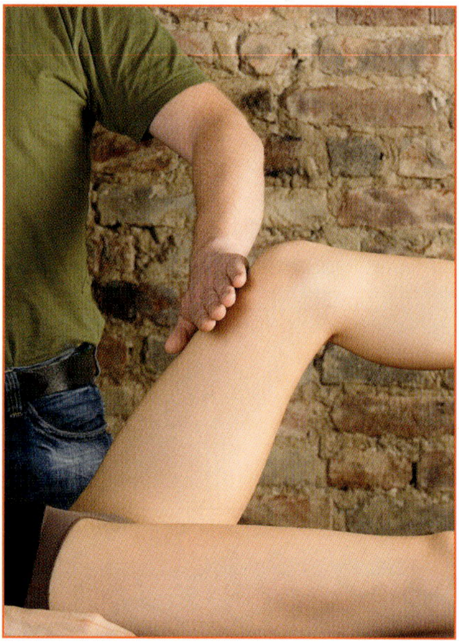

2.3.2 Reaktionen des Muskeltests

Bei den Testergebnissen können drei Ausrichtungen unterschieden werden: Der Indikator-Muskel zeigt eine normotone, eine hypotone oder eine hypertone Reaktion.

Die **normotone Reaktion** bedeutet, dass sich der Indikator-Muskel bei der Überprüfung der Testfähigkeit stark präsentiert und sich sedieren lässt. Bei der Testung der Farben ist der Muskel stark und mit einer Sedierung wieder schwach (Doppeltest).

Die **hypotone Reaktion** bedeutet, dass sich der Indikator-Muskel bei der Testung der Farbe schwach zeigt.

Von einer **hypertonen Reaktion** spricht man dann, wenn der Muskel sich sowohl bei der Testung als auch nach der Sedierung stark zeigt.

In der Praxis bedeutet dies, dass eine oder mehrere getestete Farben einen starken Muskel zeigen können. Bei mehreren Farben liegt es auf der Hand, das hier etwas nicht stimmen kann, denn es können nicht unterschiedliche Farben gleichzeitig den Muskel heilen. Es kann auch der Fall eintreten, dass der zu behandelnde Muskel gar kein Tape benötigt. In diesem Fall würden sich alle Farben schwächend auf den Indikator-Muskel auswirken.

Aus diesen Gründen muss ein stark getesteter Indikator-Muskel in jedem Fall noch einmal „bestätigt" werden. Hierzu wird, während die Farbe aufgelegt bleibt, der Sedationspunkt des Indikator-Muskels kurz gedrückt und der Test wiederholt. Wird der Indikator-Muskel jetzt schwach, liegt eine normotone Reaktion vor und die Farbwahl für das Tape ist erfolgt. Bleibt nach der Sedation der Indikator-Muskel stark, liegt eine hypertone Reaktion vor. Die getestete Farbe würde den Muskel in seiner Erkrankung verstärken.

Dieser Doppeltest bewahrt den Therapeuten vor ungewollten Fehlbehandlungen durch die falsche Tape-Farbe. Dies erspart dem Patienten Schmerzen und weitere Beschwerden.

3. Kapitel: Der korrekte Umgang mit dem Dolo-Tape

3.1 Grundlagen des Tapens

Damit ein größtmöglicher Erfolg erzielt wird, muss das Dolo-Tape unbedingt korrekt geklebt werden.

Es ist von größter Wichtigkeit, dass die Hautstellen, auf die das Tape aufgeklebt werden soll, fettfrei, sauber und trocken sind. Dem Patienten muss vor der Behandlung mitgeteilt werden, dass er sich nicht eincremen darf, da sonst die Gefahr besteht, dass das Tape auf der Haut nicht richtig kleben bleibt.

Behaarte Hautstellen müssen vor der Behandlung rasiert werden (Einmalrasierer). Dies kann sich bei stark behaarten Männern oft als langwierige Arbeit erweisen, die zeitlich mit eingeplant werden sollte. Hierfür erweist sich die Benutzung von Krankenhausrasierern mit vorangestelltem Kamm zum Aufrichten der Haare als effektiver im Vergleich zu normalen Bartrasierern aus dem Drogeriemarkt. Nichts ist für den Patienten unangenehmer, als Haare, die unter dem Tape ziepen.

Zum Schneiden der Tapes verwendet man eine Schneiderschere, da herkömmliche Haushaltsscheren schnell stumpf werden und darüber hinaus den Baumwollstoff nicht so gut zerschneiden.

Die Enden der Dolo-Tapes sind abzurunden, damit sich diese nicht so schnell von der Haut lösen. Außerdem ergibt sich auch optisch ein gefälligeres Bild.

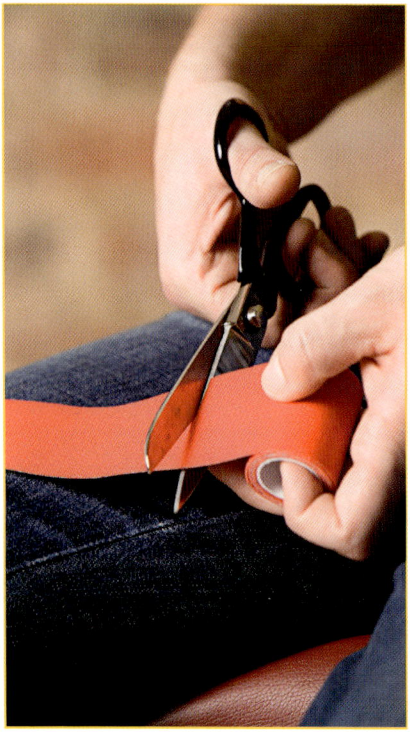

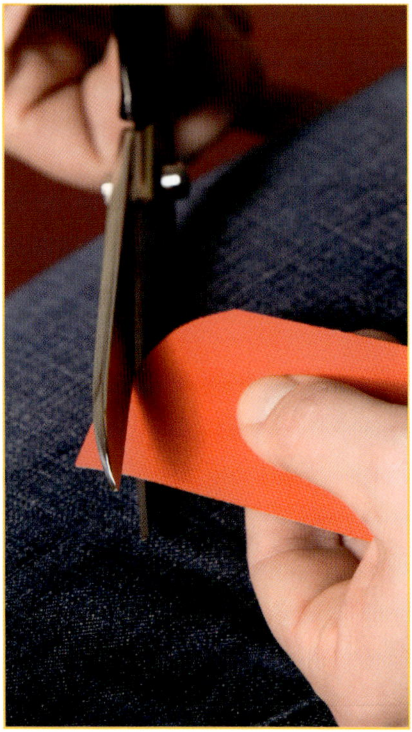

Die Dolo-Tapes werden auf einer Rolle zu 4,5 Metern und einer Breite von 5 cm geliefert. Man verwendet allerdings nicht immer die komplette Breite des Tapebandes. Je nach Muskelgruppe wird das Tape halbiert oder in V-Form, X-Form oder Strahlenform geschnitten, damit der Therapeut in der Lage ist, die Dolo-Tapes in den Verlauf des Muskels zu kleben.

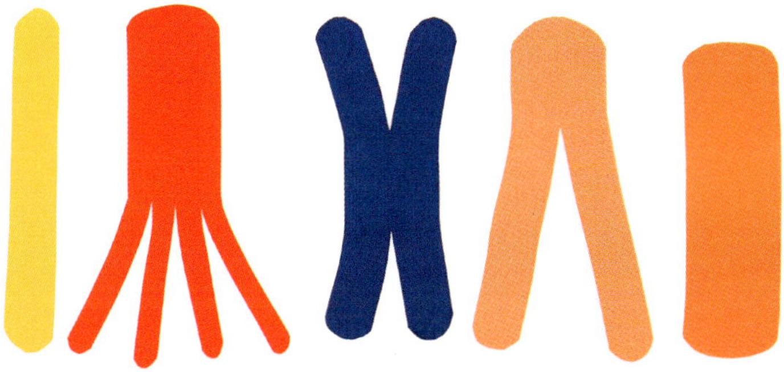

Wie bereits erwähnt, hat das Dolo-Tape eine elastische Eigendehnung von 10 % und eine maximale Dehnung von ca. 140 %. Das Dolo-Tape soll wenn möglich in einer muskulären Vorspannung und somit ohne Dehnung geklebt werden. Nur wenn diese Möglichkeit nicht besteht, setzt man das Tape mit leichter Vordehnung (meist 50 %igem Zug) auf (z. B. bei akuter Lumbago). Aber keine Regel, ohne dass gleich auch eine Ausnahme folgt: Über klar lokalisierten Schmerzbereichen kann das Dolo-Tape mit maximaler Dehnung aufgebracht werden, allerdings bleibt an den Enden des Tapes dann immer ein Puffer von einigen Zentimetern stehen, der ungedehnt ausgestrichen wird. Genauso ist es aber auch möglich, dass das Tape ohne Vordehnung und ohne Zug geklebt wird. Die Angaben zur Vordehnung des Muskels und der Dehnung des Tape-Streifens sind bei den einzelnen Tapes aufgeführt.

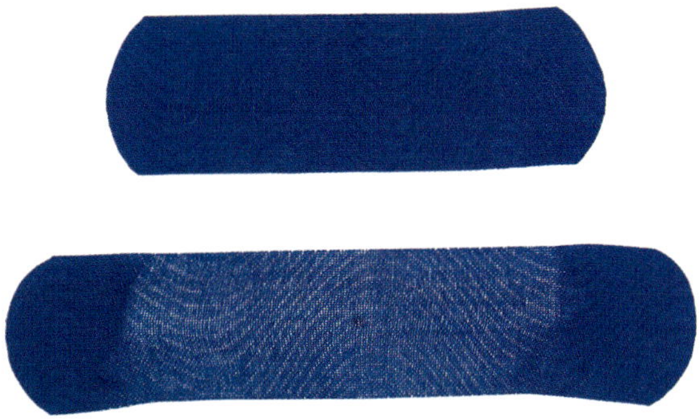

Kapitel 3

3.2 Handhabungen des Dolo-Tapes

Um das Dolo-Tape von der Trägerfolie zu lösen, gibt es je nach Tape verschiedene Techniken.

Die einfachste Methode besteht darin, das Tape zwischen Zeigefinger und Daumen zu halten und das Ende des Baumwollstreifens kurz von der Trägerfolie abzuziehen, um es dann mit der anderen Hand greifen zu können.

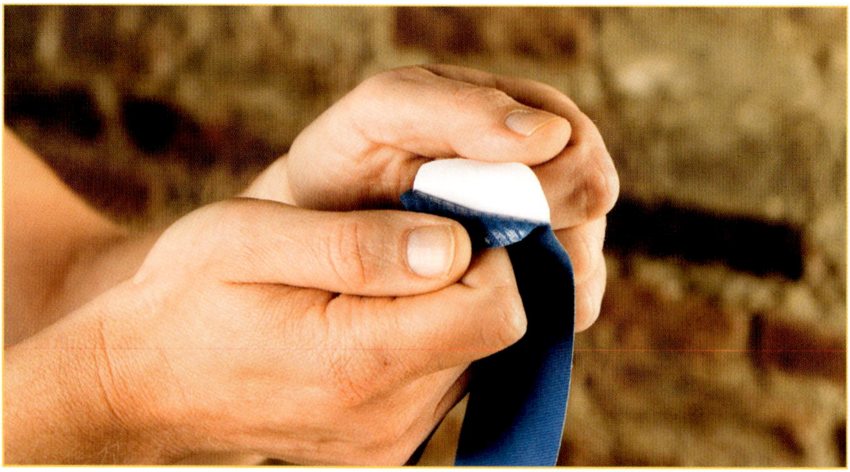

Bei den meisten Muskel-Tapes ist es allerdings sinnvoller, die Trägerfolie zu zerreißen. Hierzu nimmt man das Tape zwischen Daumen und Zeigefinger beider Hände und dehnt das Tape von oben nach unten auf, wobei das Papier reißt. Jetzt kann die Trägerfolie zwischen Zeige- und Mittelfinger abgestreift und mit beiden Daumen auf die Haut aufgedrückt werden.

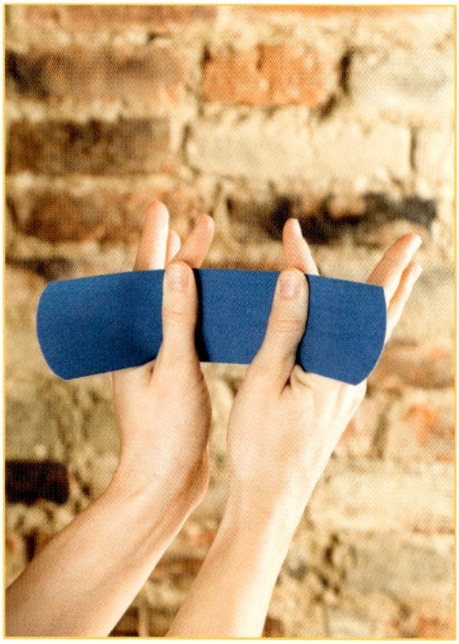

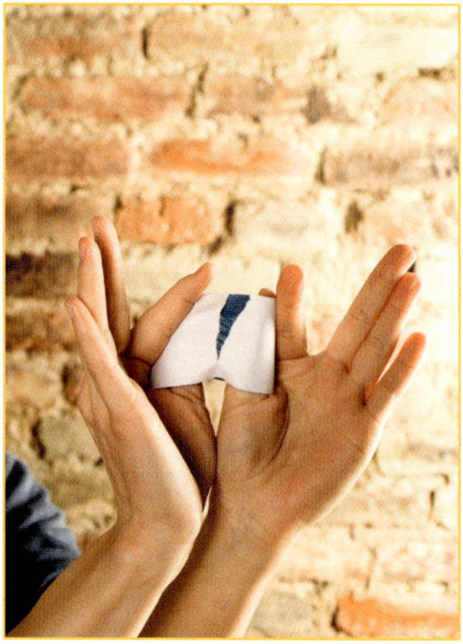

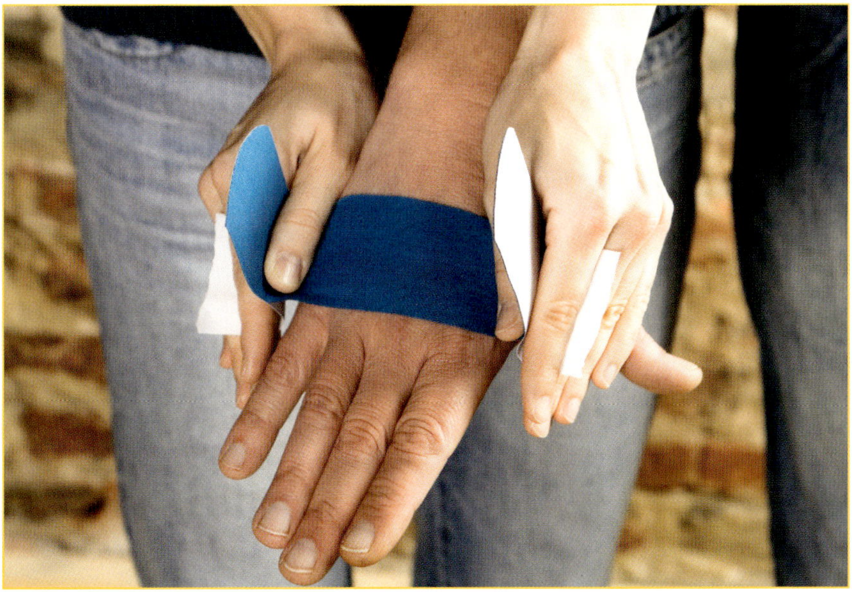

Wenn ein Tape erst einmal auf die Haut aufgebracht worden ist, so sollte man davon absehen, es wieder abzuziehen, um es besser zu platzieren. Die Klebefähigkeit würde stark darunter leiden.

Zum Schluss wird das Tape mehrmals kräftig auf der Haut festgestrichen, damit es auch sicher klebt. Nur ein festklebendes Tape hat einen wirksamen Nutzen.

3.3 Entfernen des Dolo-Tapes

Obwohl das Dolo-Tape gut auf der Haut klebt, lässt es sich relativ leicht wieder lösen. Dazu befeuchtet man es beispielsweise unter der Dusche oder in der Badewanne. Das Tape sollte immer in Richtung des Haarwuchses ruckweise abgezogen werden, wobei die Haut straff gespannt wird. Klebereste lassen sich leicht mit jedem beliebigen Speiseöl von der Haut entfernen.

Sollte nach dem Abziehen des Dolo-Tapes eine Hautrötung zu sehen sein, ist dies nicht zwangsläufig ein Anzeichen für eine allergische Reaktion, sondern lässt sich auf die verstärkte Durchblutung des Gewebes zurückführen. Auch das Nervengewebe wird während der Behandlung stärker durchblutet, wodurch die Haut empfindlicher wird und es sogar zu leichtem Juckreiz kommen kann. Nach dem Ablösen der Tape-Streifen kann die Haut mit einer pflegenden Lotion behandelt werden.

4. Kapitel: Die Muskel-Tapes

Um möglichst die genaue Lokalisation für die zu klebenden Tapes zu finden, ist es unerlässlich, die zugehörigen Triggerpunkte auf Schmerz zu testen. Häufig wird vom Patienten nur der Schmerz in einem Muskel angegeben, obwohl der benachbarte (subjektiv nicht schmerzhafte) Muskel oder sogar die Muskelgruppe belastet ist. Alle mit dem schmerzhaften Areal in Beziehung stehenden Muskeln sollten auf positive Triggerpunkte überprüft werden. Diese Muskeln werden dann gegebenenfalls ebenso mit einem Tape versehen, damit keine rezidivierenden Beschwerden auftreten. Wir haben bei den folgenden Beschreibungen der Muskeltapes jeweils die Triggerpunktlokalisation mit aufgeführt. Die Bezeichnung „Anker" benennt den Bereich des Tapes, mit dem man auf der Haut ansetzt, um das Tape zu kleben. Ein Anker kann sowohl am Ende eines Tape-Streifens liegen als auch in der Mitte, sodass zu beiden Seiten des Ankers weitergeklebt wird.

4.1 Die Basis-Tapes

Um eine dauerhafte Beschwerdefreiheit des Patienten zu erreichen, ist es notwendig, die Grundstrukturen der Statik zu behandeln. Es reicht nicht aus, nur die lokalen Schmerzpunkte zu kleben, da es immer das Ziel ist, die Ursache der Beschwerden zu beseitigen. Aus diesem Grund empfiehlt es sich, vorab die Becken- und Wirbelsäulenstrukturen zu untersuchen und diese mit Tapes zu versehen, ansonsten kann es passieren, dass nur lokale und palliative Behandlungsergebnisse erzielt werden. Dies bedeutet, dass der Patient immer von Neuem die gleichen Beschwerden entwickelt.

4.1.1 Becken-Tape

Um die gerichteten Strukturen von Beckenschaufeln und Kreuzbein auch muskulär in die korrekte Statik zu bringen und damit eine dauerhafte Geradestellung zu erreichen, müssen die Muskelzüge des Beckens getaped werden. Darüber hinaus zeigt dieses Tape große Wirkung im Bereich der inneren Organe des kleinen Beckens wie Blase, Enddarm und innere Geschlechtsorgane.

Hierfür wird ein sternförmiges Dolo-Tape auf den Bereich des Beckens aufgeklebt. Man benötigt vier Tape-Streifen von unterschiedlicher Länge.

Der Patient steht vor der Behandlungsliege, stützt sich mit seinen Unterarmen auf, neigt den Oberkörper zu einem maximalen Rundrücken (Katzenbuckel) und flektiert die Halswirbelsäule.

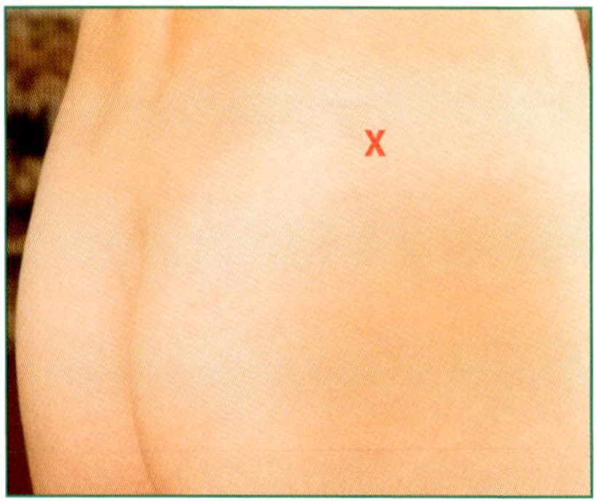

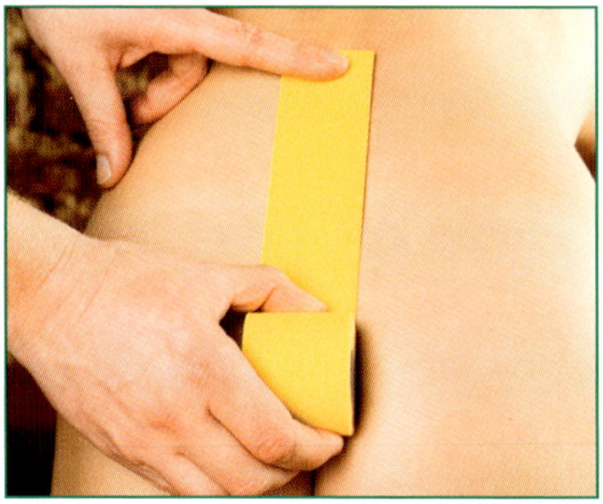

Der erste Tape-Streifen bemisst sich vom Beginn der Pofalte bis in den Bereich des 4. Lendenwirbels. Er wird in der Mitte bis zur Hälfte aufgeschnitten, die Enden werden abgerundet.

Die drei anderen Streifen bemessen sich auf einer waagerechten Linie, etwa in Höhe der Spina iliaca posterior superior zwischen den schmerzhaften Triggerpunkten an den Lateralseiten des rechten und linken M. glutaeus maximus.

Vor dem Kleben der Tapes ist darauf zu achten, dass eine vorhandene Körperbehaarung entfernt wird.

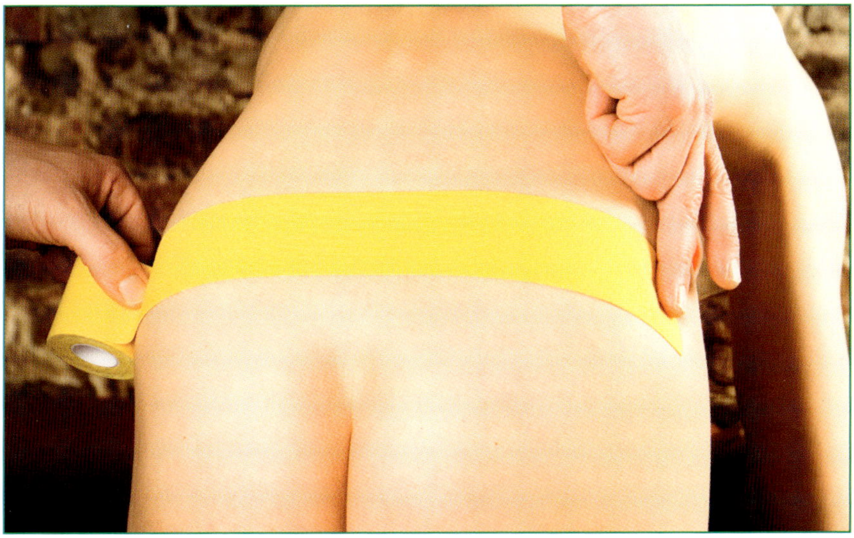

Das erste Tape wird am Beginn der Flügelchen aufgerissen und die Trägerfolie nach unten hin abgezogen. Der Anker wird mit vollem Zug auf dem Os sacrum aufgeklebt und fest angedrückt. Die Flügel werden ebenfalls von der Folie gelöst und in den Verlauf des M. erector spinae nach cranial ohne Zug ausgestrichen.

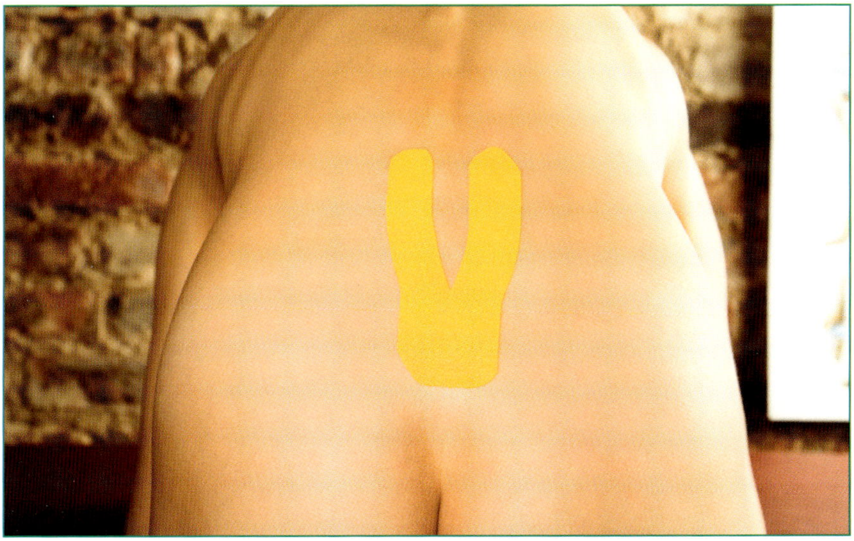

Im Folgenden werden die drei verbleibenden Tapes zu einem Stern auf das Os sacrum aufgebracht. Zuerst klebt der Therapeut den waagerechten Strang. Das Tape wird mit beiden Händen mittig gefasst, wobei die Baumwollfläche und die Daumen des Behandlers zum eigenen Körper hin gerichtet sind. Die Trägerfolie wird aufgerissen und das Tape mit maximaler Dehnung auf eine Länge von ca. 20 cm, auf jeden Fall über beide Spinae iliacae posterior superior hinaus aufgesetzt und waagerecht über die schmerzhaften Triggerpunkte des M. glutaeus maximus ohne Zug ausgestrichen.

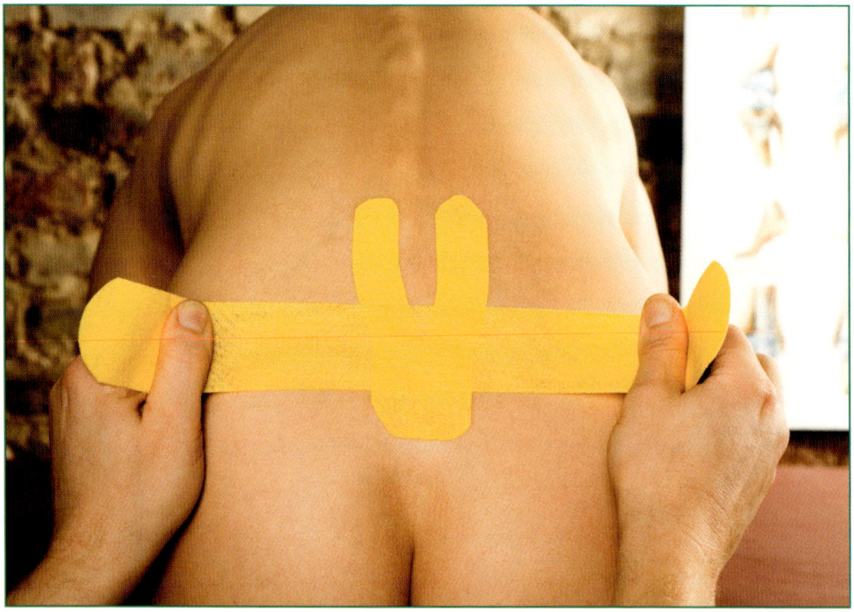

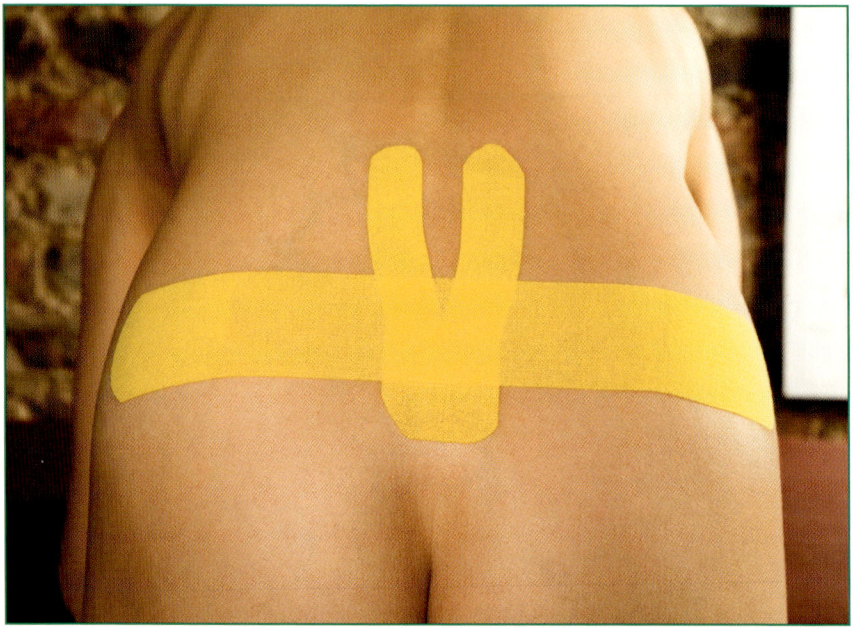

Adäquat werden die beiden verbleibenden Tapes x-förmig auf den Schnittpunkt der beiden schon geklebten Tapes mit vollem Zug aufgesetzt und die Enden ohne Zug ausgestrichen.

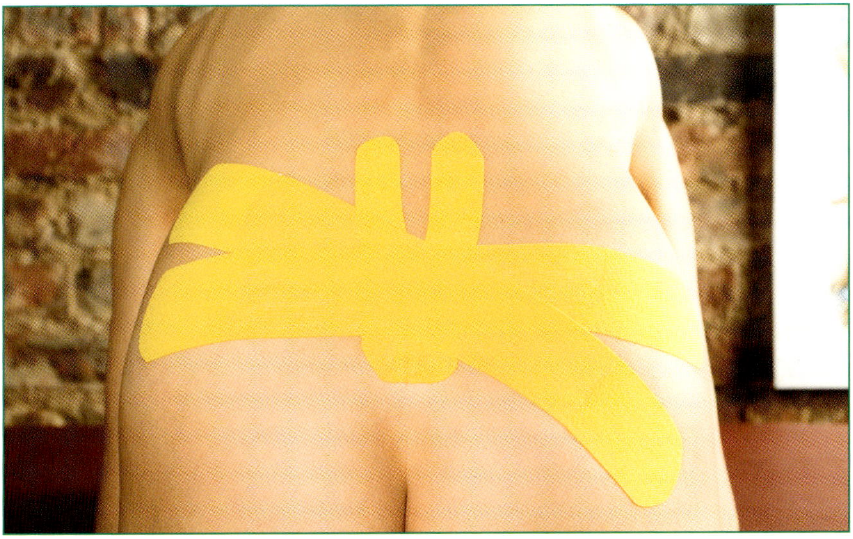

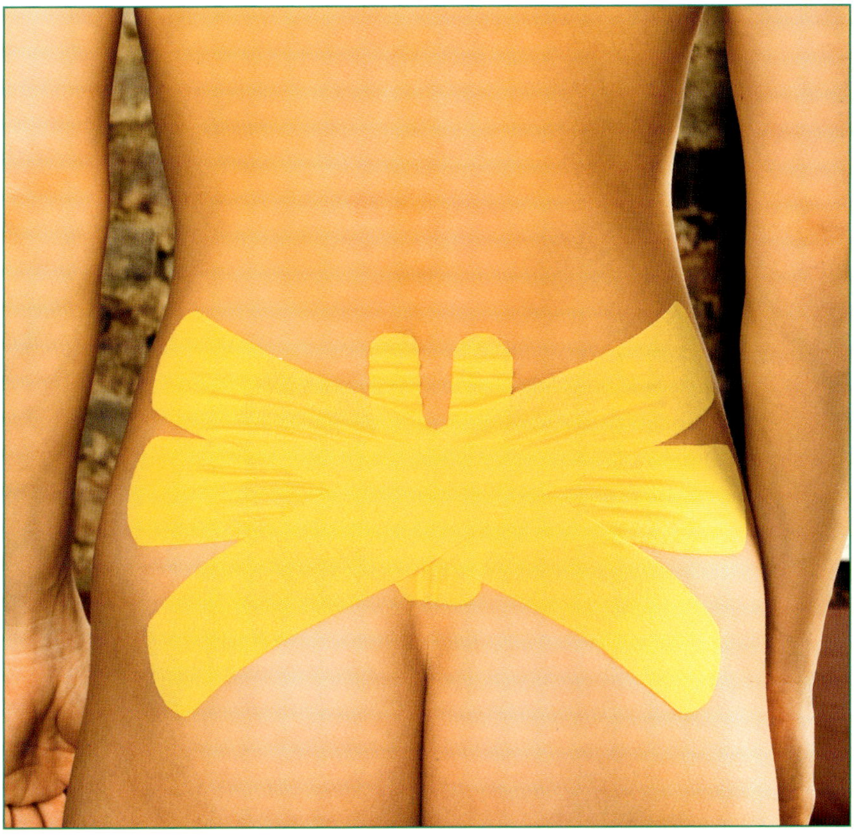

4.1.2 LWS-Tape

Bei Schmerzen im Bereich der Lendenwirbelsäule und bei positiven Triggerpunkten auf dem M. erector spinae kommt das LWS-Tape zum Einsatz.

Der Patient steht vor der Behandlungsliege, stützt sich mit seinen Unterarmen auf, neigt den Oberkörper zu einem maximalen Rundrücken (Katzenbuckel) und flektiert die Halswirbelsäule. Hierbei kommt es zu einer Vordehnung des M. erector spinae. Die Tape-Länge bemisst sich vom Os sacrum bis zur Höhe des BWK 12, und das Tape wird der Länge nach mittig bis auf die Ankerfläche von ca. 4 cm aufgeschnitten, die Enden werden abgerundet.

In vorgedehnter Haltung des Patienten setzt man den Anker mit vollem Zug auf das Os sacrum auf und streicht die Flügel entlang des M. erector spinae nach cranial ohne Zug aus.

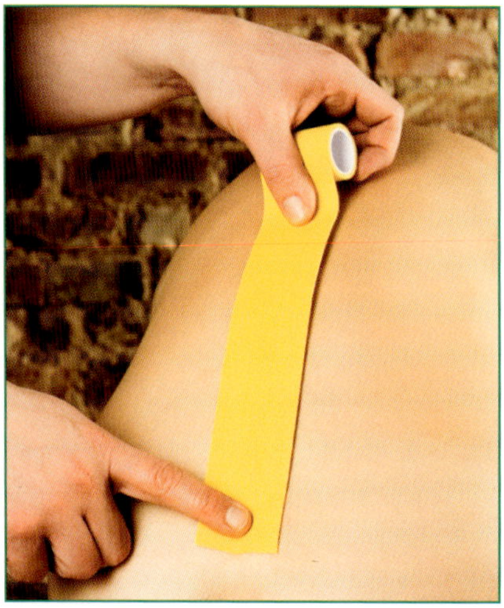

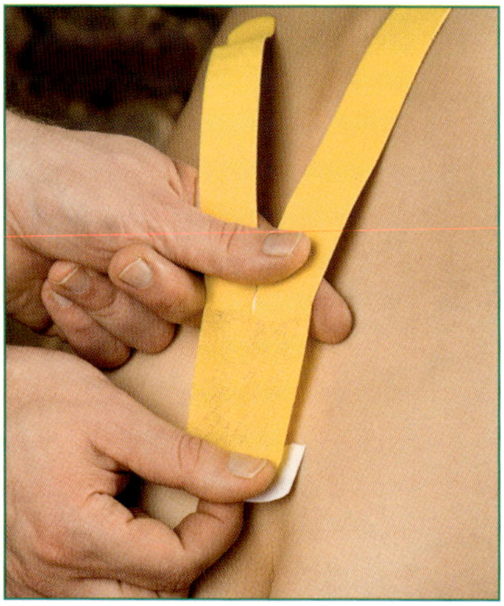

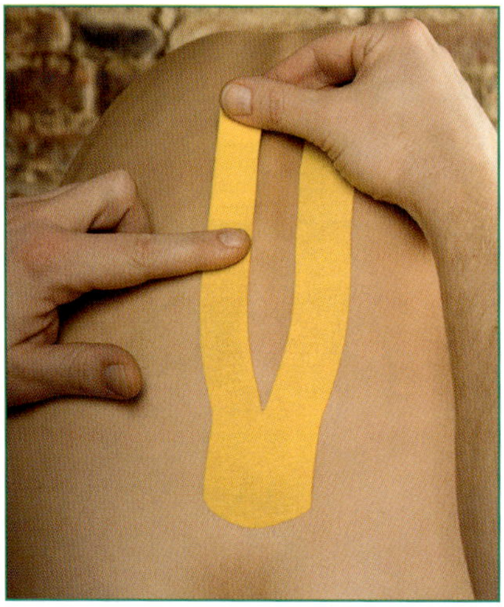

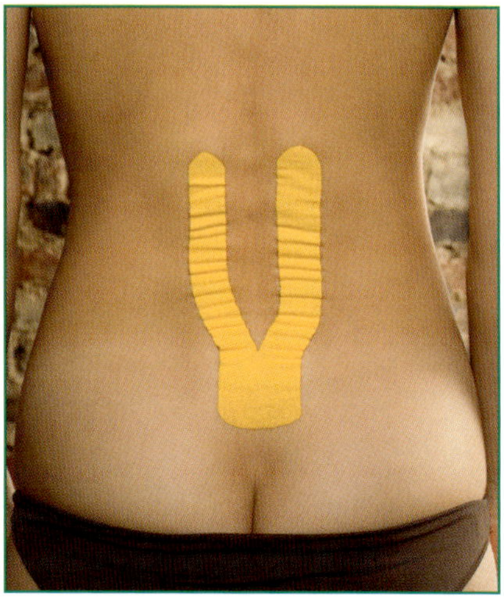

Bei starken Verspannungen im Muskel kann auch beidseits ein ganzer Tapestreifen auf den Muskel aufgebracht werden. Dies empfiehlt sich auch dann, wenn unterschiedliche Farben pro Seite zum Einsatz kommen (siehe auch Kapitel 5.33: „Skoliose der Wirbelsäule").

4.1.3 BWS-Tape

Bei Schmerzen im Bereich der Brustwirbelsäule und bei positiven Triggerpunkten auf dem M. erector spinae kommt das BWS-Tape zum Einsatz. Es wird aber auch sehr häufig verwendet, um Verschiebungen in der Beckenstatik auszugleichen. Nicht selten ist es nur mit einem BWS-Tape möglich, Beinlängendifferenzen endgültig zu beseitigen.

Der Patient steht vor der Behandlungsliege, stützt sich mit seinen Unterarmen auf, neigt den Oberkörper zu einem maximalen Rundrücken (Katzenbuckel) und flektiert die Halswirbelsäule. Hierbei kommt es zu einer Vordehnung des M. erector spinae. Man misst die Tape-Länge vom LWK 1 bis zur Höhe HWK 7 ab, schneidet das Tape der Länge nach mittig bis auf die Ankerfläche von ca. 4 cm auf und rundet die Enden ab.

In vorgedehnter Haltung des Patienten setzt man den Anker mit vollem Zug in der Höhe LWK 1 auf die Wirbelsäule auf und streicht die Flügel entlang des M. erector spinae nach cranial ohne Zug aus.

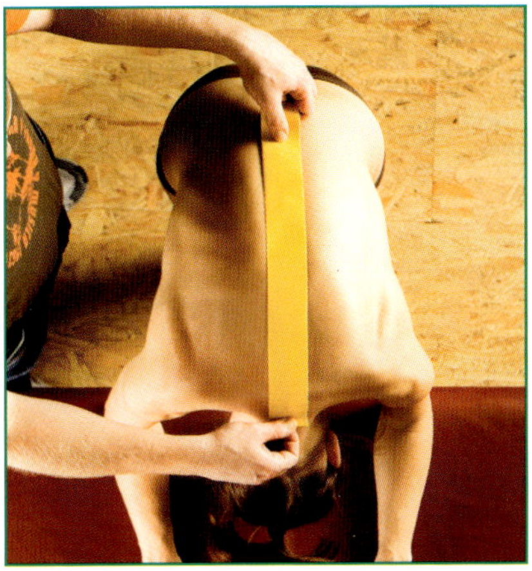

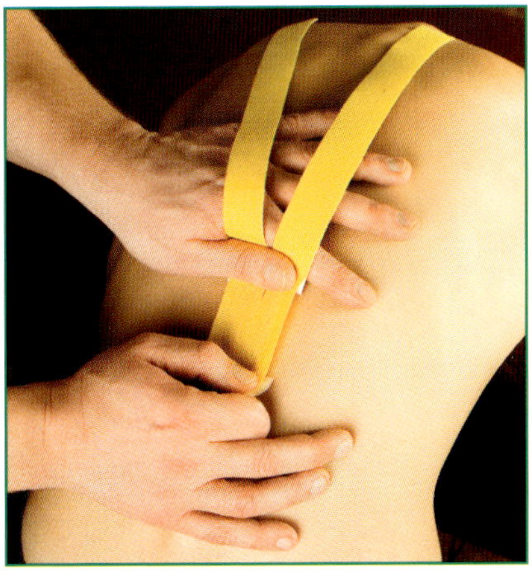

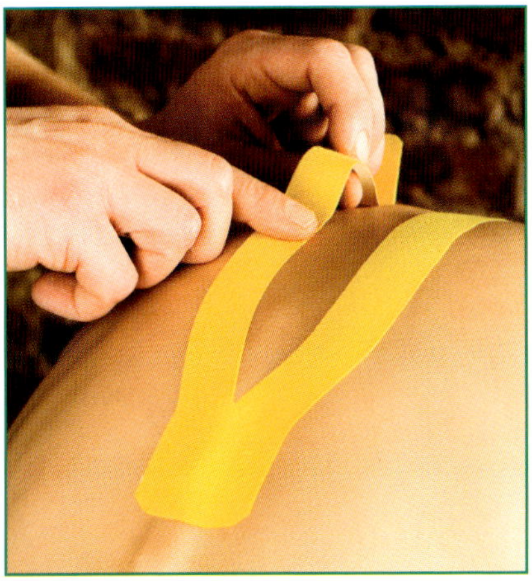

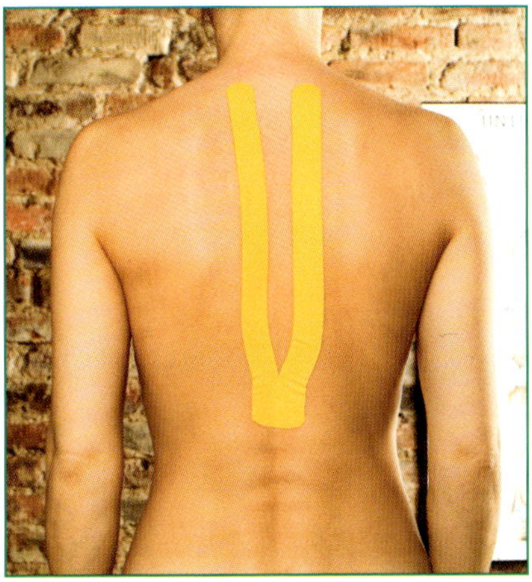

Bei starken Verspannungen im Muskel kann auch beidseits ein ganzer Tape-Streifen auf den Muskel aufgebracht werden. Dies empfiehlt sich auch dann, wenn unterschiedliche Farben pro Seite zum Einsatz kommen (siehe auch Kapitel 5.33: „Skoliose der Wirbelsäule"). Dies trifft häufig beim Ausgleich der Beinlängendifferenzen zu.

4.1.4 HWS-Tape

Bei Schmerzen im Bereich der Halswirbelsäule und bei positiven Triggerpunkten auf dem M. trapecius kommt das HWS-Tape zum Einsatz. Es wird aber auch sehr häufig zur Behandlung von Hinterkopfschmerzen, Migräne, Tinnitus, Schwindel oder dem KISS-Syndrom verwendet. Weiterhin dient es dazu, die Drehbewegung des Kopfes im Bereich BWK 1 / HWK 7 zu stabilisieren (siehe auch Kapitel 5.27: „Schleudertrauma").

Der Patient steht vor der Behandlungsliege, stützt sich mit seinen Unterarmen auf, neigt den Oberkörper zu einem maximalen Rundrücken (Katzenbuckel) und flektiert die Halswirbelsäule. Hierbei kommt es zu einer Vordehnung des M. erector spinae und des M. trapecius. Man misst die Tape-Länge vom BWK 3 bis zum Haaransatz ab, schneidet das Tape der Länge nach mittig bis auf die Ankerfläche von ca. 4 cm auf und rundet die Enden ab. Es wird ein weiterer Tape-Streifen von ca. 20 cm Länge zugeschnitten und an den Enden abgerundet.

In vorgedehnter Haltung des Patienten setzt man den Anker mit vollem Zug auf Höhe BWK 3 auf die Wirbelsäule auf und streicht die Flügel entlang des M. erector spinae nach cranial ohne Zug aus. Den zweiten Tape-Streifen setzt man mit 50 %igem Zug auf den Übergang BWS / HWS waagerecht auf die Wirbelsäule auf und streicht die Enden nach ventrolateral ohne Zug aus. Hierdurch erreicht man eine zusätzliche Entlastung im Bereich des M. trapecius.

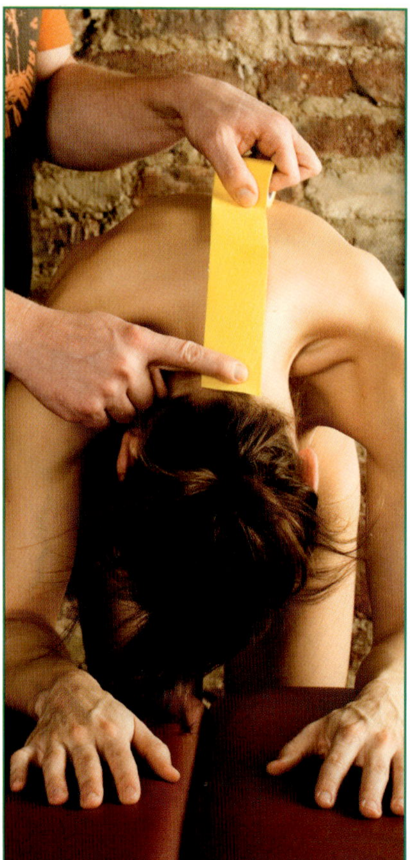

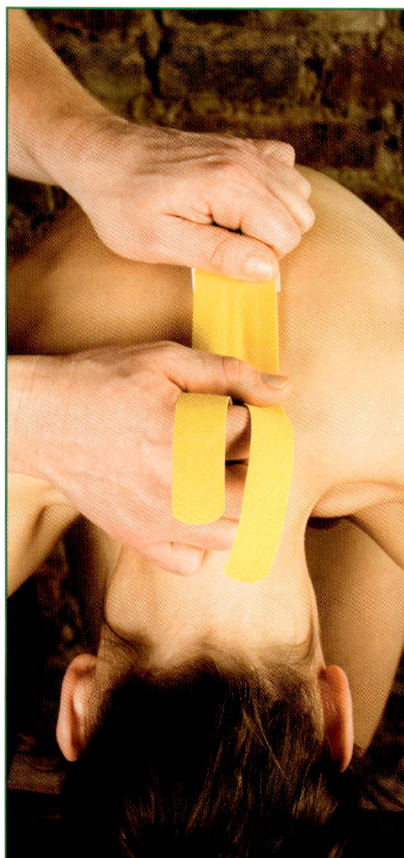

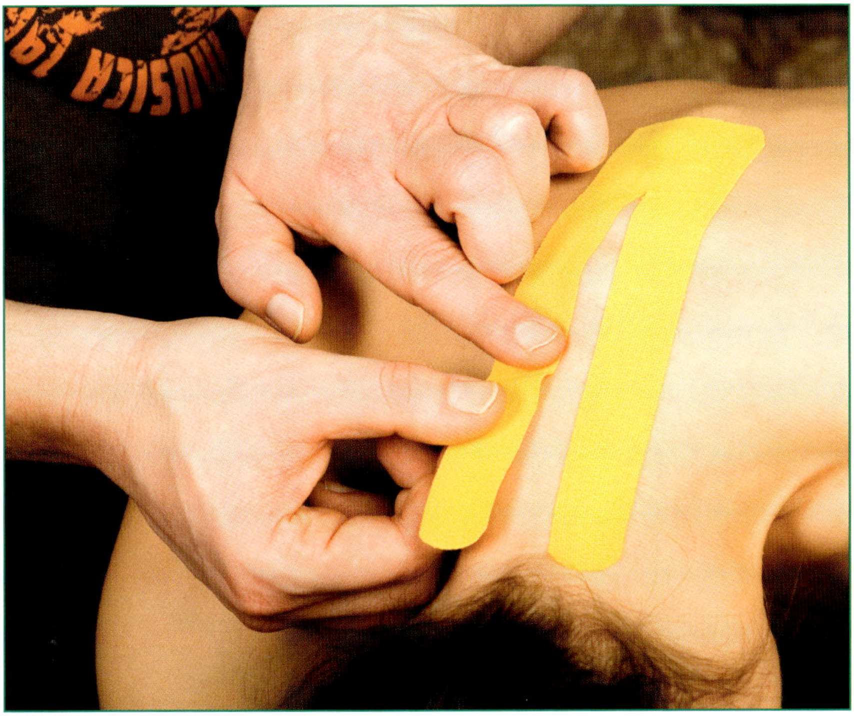

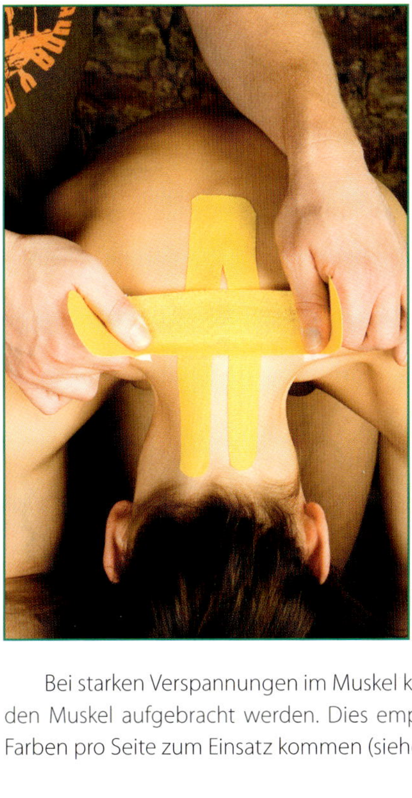

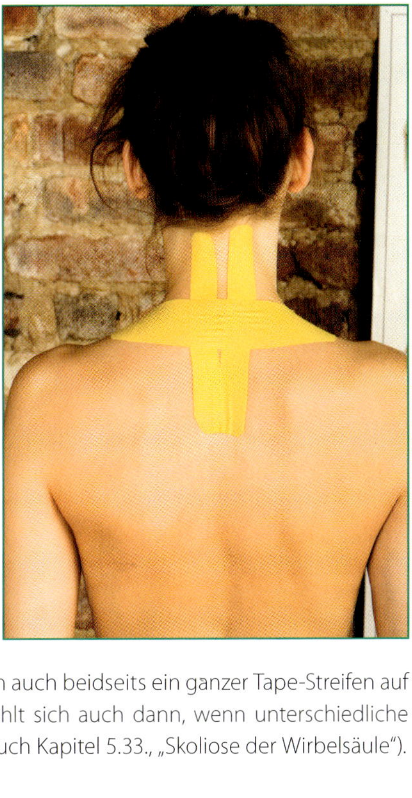

Bei starken Verspannungen im Muskel kann auch beidseits ein ganzer Tape-Streifen auf den Muskel aufgebracht werden. Dies empfiehlt sich auch dann, wenn unterschiedliche Farben pro Seite zum Einsatz kommen (siehe auch Kapitel 5.33., „Skoliose der Wirbelsäule").

4.1.5 Wirbelsäulen-Tape

In der Praxis ist es in den meisten Fällen notwendig, eine Kombination aus Becken-, LWS-, BWS- und HWS-Tape zu kleben, denn nur so ist gewährleistet, dass die Hauptstrukturen der Körperstatik mit einbezogen sind.

Fast 80 % aller Patienten in unseren Praxen benötigen diese Kombination, damit die Ursachen weitergehender Erkrankungen beseitigt werden und eine dauerhafte Genesung herbeigeführt werden kann.

Man setzt zuerst eine Kombination aus LWS-, BWS- und HWS-Tape. Der Patient nimmt die beim Becken-Tape beschriebene Ausgangsstellung ein, und der Therapeut misst die Länge des Tapes von der Pofalte bis zum Haaransatz sowie drei zusätzliche Tapes für das Becken (siehe Kapitel 4.1.1: „Becken-Tape“) und ein Quer-Tape von ca. 20 cm Länge für den BWS / HWS-Übergang (siehe Kapitel 4.1.4: „HWS-Tape“). Das lange Tape wird mittig bis auf einen ca. 4 cm langen Anker aufgeschnitten. Die Enden aller Tapes werden abgerundet.

Der Anker wird mit vollem Zug auf dem Os sacrum fixiert und die Flügel entlang des M. erector spinae ohne Zug bis zum Haaransatz ausgestrichen.

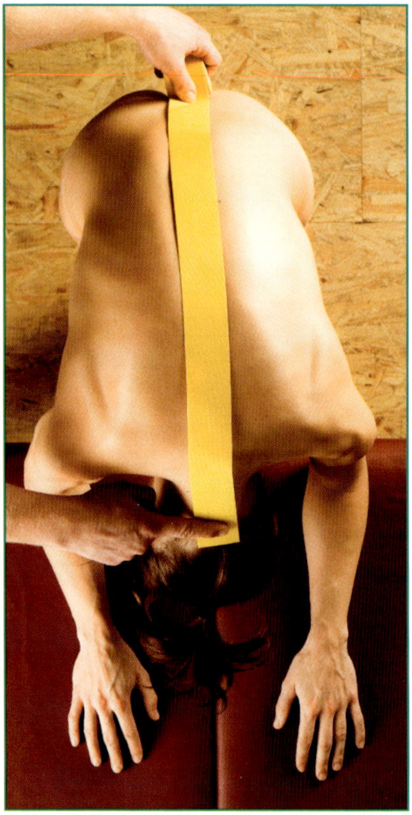

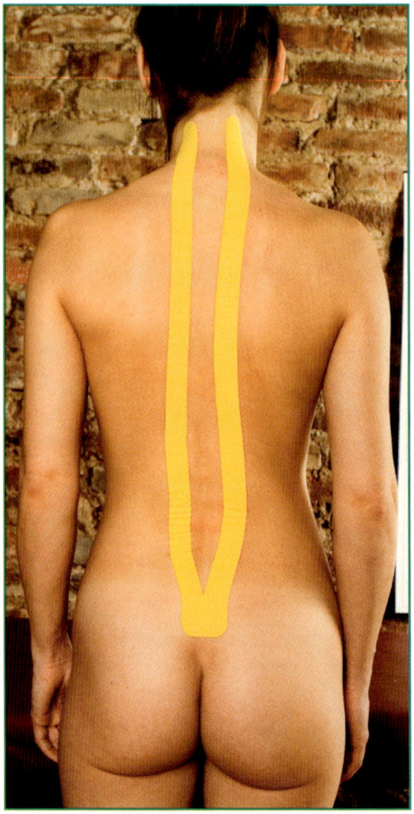

Danach wird der Stern im Beckenbereich geklebt und das Quer-Tape am Übergang BWS / HWS (siehe Kapitel 4.1.4: „HWS- Tape“) gesetzt.

Kapitel 4

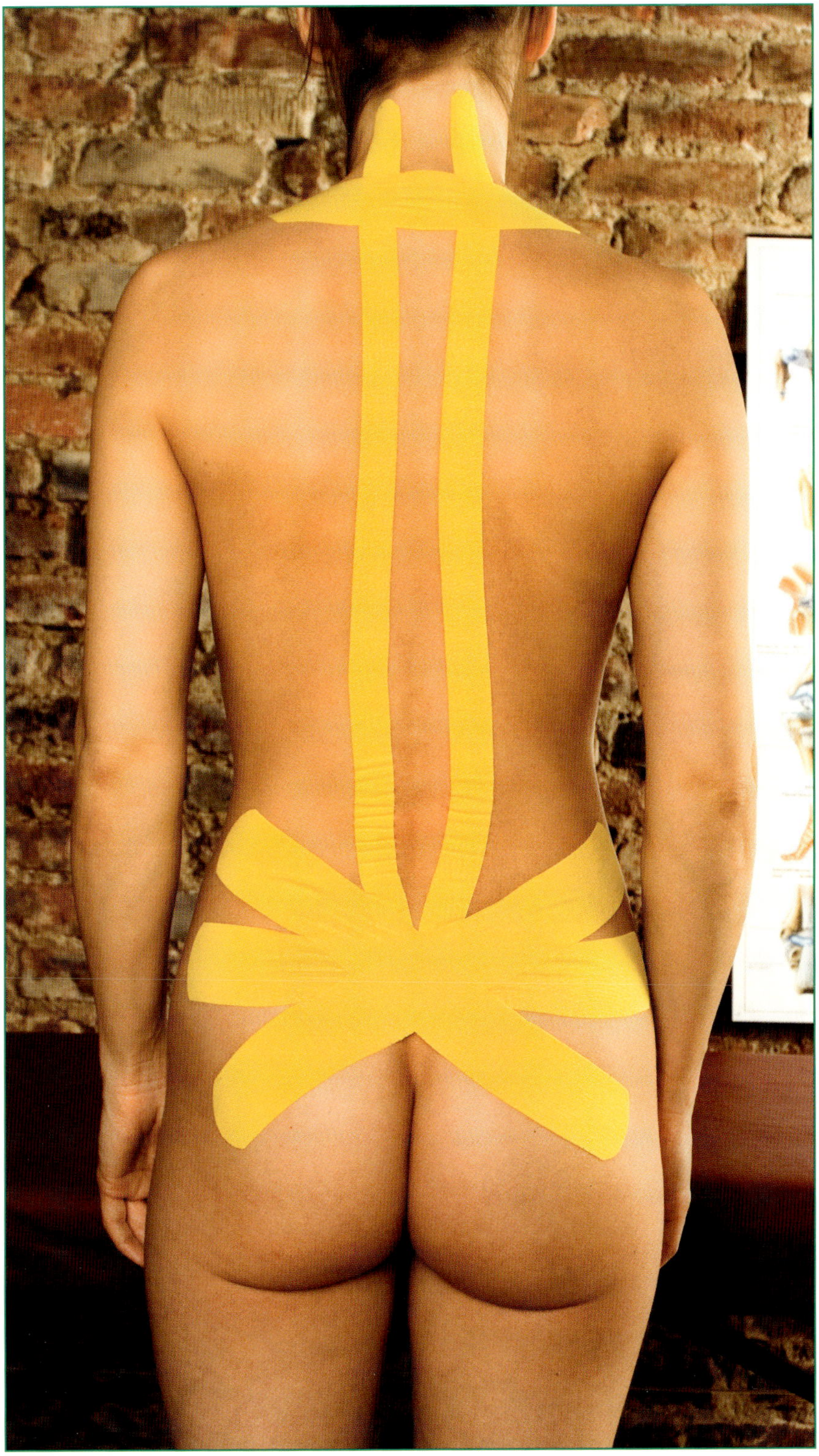

4.2 Tapes der unteren Extremitäten

4.2.1 Adduktoren-Tape

M. pectineus

Ursprung: Ramus superior ossis pubis
Ansatz: Linea pectinea femoris
Innervation: N. femoralis, N. obturatorius
Funktion: Adduktion, Flexion, Außenrotation

M. gracilis

Ursprung: Os pubis
Ansatz: Pes anserinus, Tuberositas tibiae
Innervation: N. obturatorius L2-L4
Funktion: Adduktion, Flexion, Innenrotation

M. adductor longus

Ursprung: Vorderfläche Os pubis bis Symphyse
Ansatz: Labium mediale an der Linea aspera femoris
Innervation: N. obturatorius L2-L4
Funktion: Flexion, Adduktion, Außenrotation

M. adductor magnus

Ursprung: dorsaler Teil: Tuber ischiadicum
ventraler Teil: Vorderfläche des Ramus inferior ossis pubis
Ansatz: Labium mediale an der Linea aspera femoris, Epicondylus medialis femoris
Innervation: N. obturatorius L2-L4, N. ischiadicus
Funktion: Adduktion
dorsaler Teil: Extension, Innenrotation
ventraler Teil: Flexion, Außenrotation

M. adductor brevis

Ursprung: Außenfläche des Ramus inferior ossis pubis
Ansatz: proximales Drittel des Labium mediale an der Linea aspera femoris
Innervation: N. obturatorius L2-L4
Funktion: Adduktion, Außenrotation, Flexion

Die Schmerzen bei einer Überbelastung dieser Muskelgruppe erstrecken sich von der Leiste bis zum Schienbein. Der M. adductor longus ist die häufigste Ursache für einen Schmerz in der Leiste.

Die schmerzhaften Bereiche der Mm. adductor longus et brevis zeigen sich bei Überbelastung und weniger in Ruhe. Sowohl in der Leiste als auch im Bereich des medialen Oberschenkels treten bei schnellen Drehbewegungen der Hüfte oder beim Tragen schwerer Lasten Schmerzen auf. Die Außenrotation des Hüftgelenkes ist eingeschränkt.

Die Triggerpunkte der Mm. adductor longus et brevis befinden sich anteromedial im proximalen Drittel des Oberschenkels und somit im distalen Verlauf der Muskeln.

Beschwerden des M. adductor magnus zeigen sich häufig im Bereich des Beckens, wobei sie sich tief in der Vagina oder am Rektum bemerkbar machen können. Manchmal treten sie nur beim Geschlechtsverkehr auf. Weitere Schmerzbereiche findet man am anteromedialen Oberschenkel bis fast zum Knie und in der Leiste. Oft fällt es den Patienten schwer, eine geeignete Schlafstellung zu finden. Sie legen gerne ein Kissen zwischen Knie und Unterschenkel.

Die Triggerpunkte des M. adductor magnus befinden sich an der posteromedialen Fläche des Oberschenkels im weitest proximalen Verlauf des Muskels sowie im medialen Oberschenkel- und Muskelbereich.

Der M. gracilis weist hauptsächlich einen oberflächlichen, scharf stechenden Schmerz im medialen Oberschenkel auf.

Die Triggerpunkte findet man am medialen Oberschenkel im proximalen sowie im medialen Muskelverlauf.

Bei dem M. pectineus macht sich ein dumpfer Schmerz bis tief in die Leiste, distal des Ligamentum inguinale bemerkbar, welcher auch bis in die anteromediale Fläche des Oberschenkels ausstrahlen kann.

Die Triggerpunkte dieses Muskels kann man direkt distal des Ramus superior ossis pubis ausfindig machen.

Ertasten lassen sich die Triggerpunkte der Adduktoren per Zangengriff (indem man den Muskel zwischen Daumen und Zeigefinger nimmt) und/oder durch flächige Palpation mit dem Daumen.

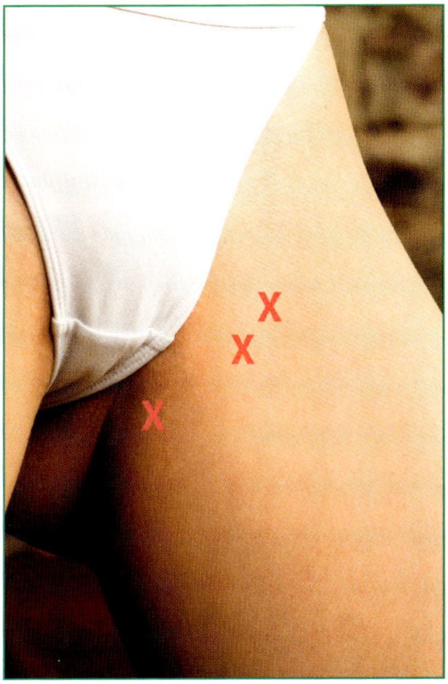

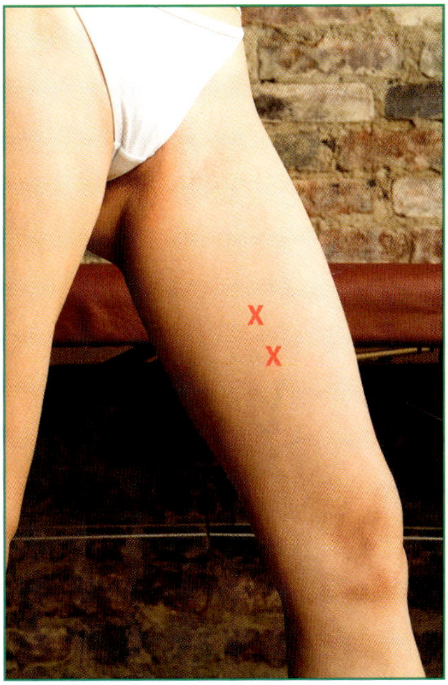

Man kann sicherlich jeden einzelnen Muskelanteil tapen, je nach auftretendem Schmerz. Es hat sich aber in der Praxis gezeigt, dass es ausreicht, die Adduktoren an ihrem Ursprung sowie den M. gracilis zu kleben. In der Regel werden hiermit alle anderen ausreichend abgedeckt. Allerdings bestätigt auch hier die Ausnahme die Regel.

4.2.1.1 Adduktoren-Tape

Der Patient liegt in Rückenlage auf der Behandlungsliege, und das Knie des zu behandelnden Beines wird 70° flektiert, das Hüftgelenk außenrotiert. Man misst die Länge des Adduktoren-Tapes vom Ramus inferior ossis pubis bis zum Femurknochen cranial des Trochanter major. Der Therapeut setzt den Anker mit vollem Zug auf den Ramus inferior ossis pubis auf und streicht das Tape ohne Zug bis zum Femur aus.

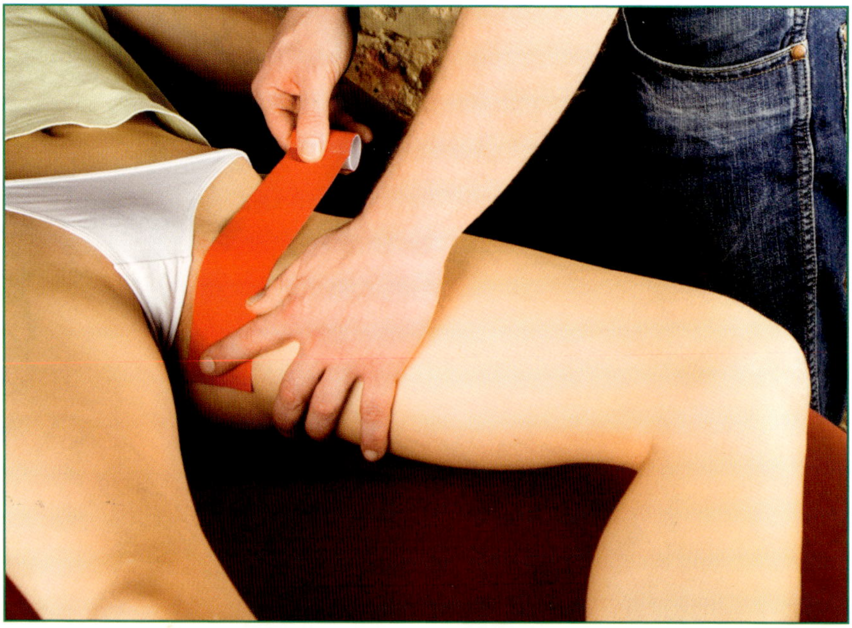

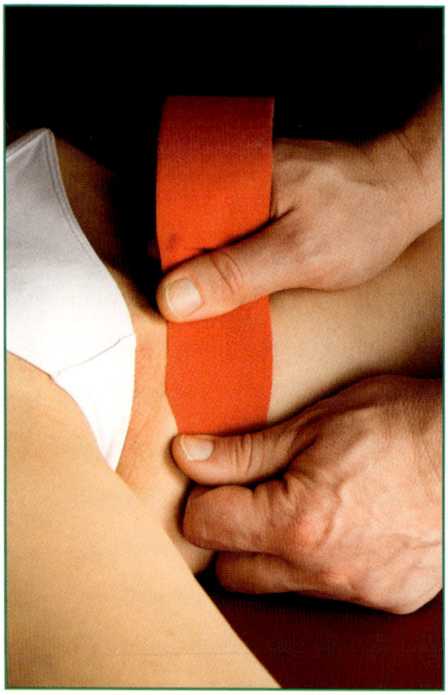

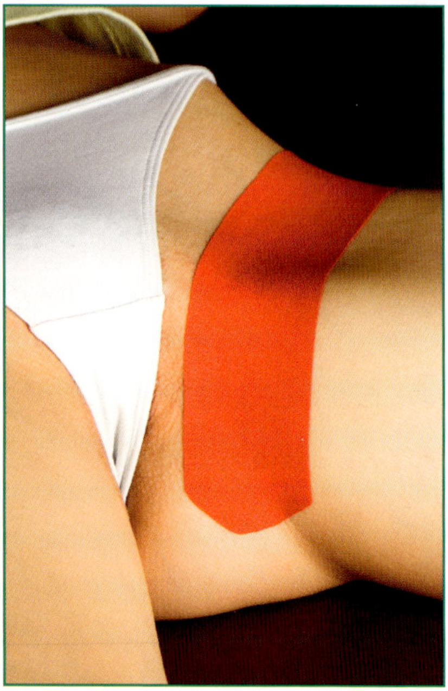

4.2.1.2 Gracilis-Tape

Der Patient liegt auch bei diesem Tape in Rückenlage auf der Behandlungsliege, das zu behandelnde Bein ist im Knie 70° flektiert und im Hüftgelenk außenrotiert. Die Länge des Tapes für den M. gracilis bemisst sich vom Ramus inferior ossis pubis bis zur Höhe der Tuberositas tibiae. Unter Vordehnung des Muskels setzt man den Anker mit vollem Zug am Os pubis auf und streicht das Tape ohne Zug entlang des Muskelverlaufes, bis caudal des Kniegelenkes und weiter nach lateral aus. Dies ist notwendig, um eines der hauptsächlichen Schmerzareale dieser Muskelgruppe abzudecken.

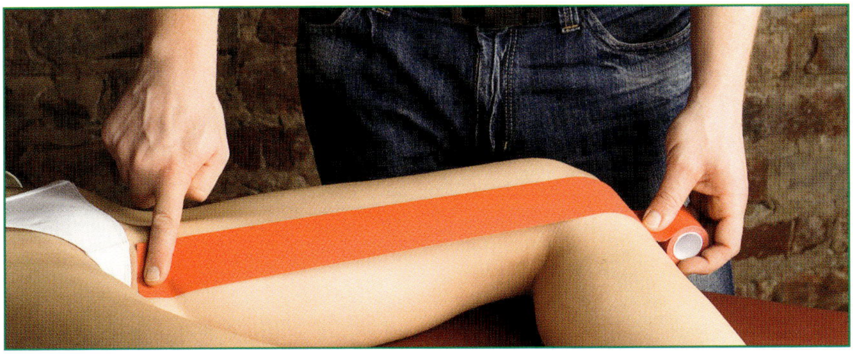

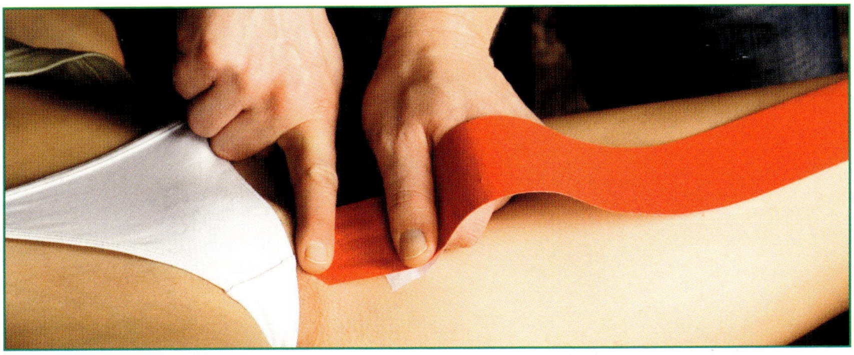

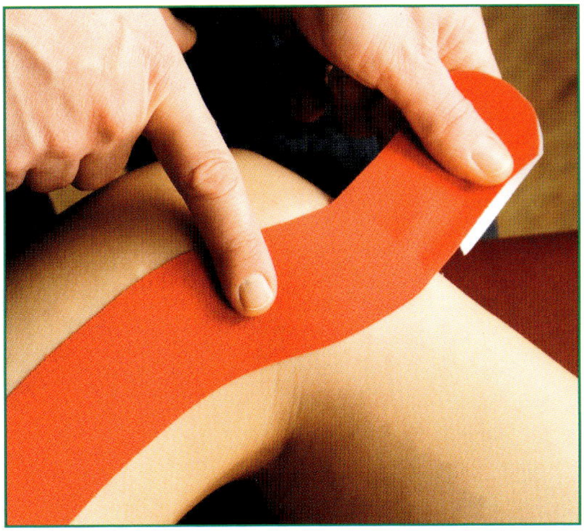

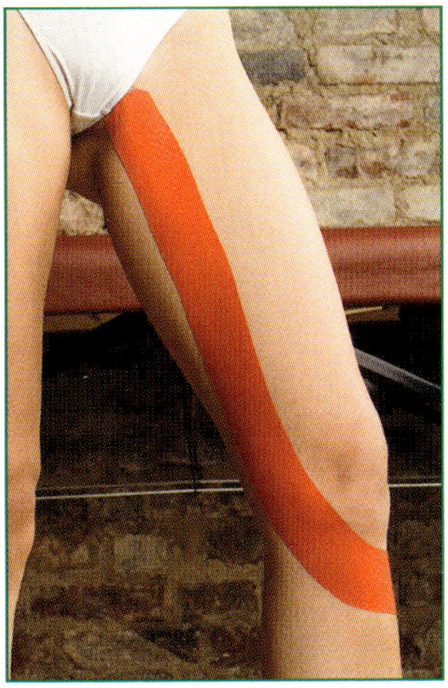

4.2.2 Flexor-hallucis-brevis-Tape

Ursprung:	Caput mediale:	Os cuneiforme mediale
	Caput laterale:	Ligamentum calcaneocuboideum plantare
Ansatz:	Caput mediale:	Os sesamoideum mediale
	Caput laterale:	Os sesamoideum laterale
Innervation:	N. plantaris medialis et lateralis	
Funktion:	Plantarflexion der Großzehe	
	Caput mediale:	Abduktion der Phalanges proximales
	Caput laterale:	Adduktion der Phalanges proximales

Die Schmerzregionen dieses Muskels liegen hauptsächlich im Bereich des Großzehengrundgelenkes und des Großzehenballens. Des Weiteren können ausstrahlende Schmerzen in der Großzehe und in großen Teilen der zweiten Zehe auftreten.

Der Triggerpunkt des Caput mediale befindet sich am Innenrand der Fußsohle, cranial des Großzehenballens. Den Triggerpunkt des Caput laterale findet man ca. ein Querfinger breit medial und distal ausgehend vom Triggerpunkt des Caput mediale.

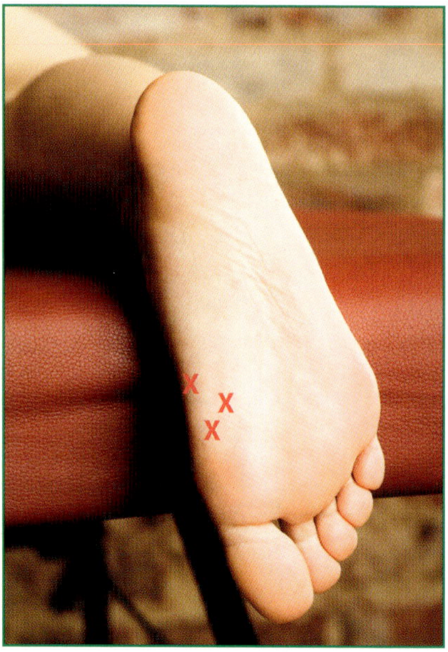

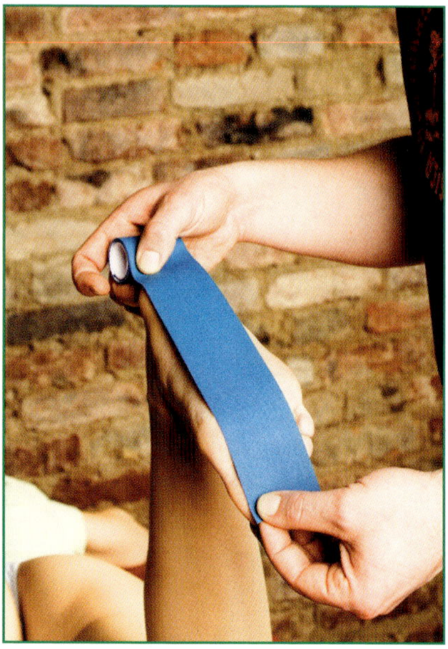

Der Patient liegt in Bauchlage auf der Behandlungsliege, das zu behandelnde Bein ist im Kniegelenk 90° flektiert und der Fuß ist in Dorsalextension. Die Tape-Länge bemisst sich von der Zehenspitze der Großzehe bis zum Ende der Ferse. Zusätzlich wird ein 20 cm langes Quer-Tape benötigt. Man schneidet das längere Tape an einem Ende mittig auf 5 cm ein und rundet wie immer alle Enden ab. Die Trägerfolie wird am Beginn der Flügel aufgerissen und das Tape, mit den Flügeln zehwärts gerichtet, mit vollem Zug auf den Großzehenballen und die Fußsohle aufgeklebt. Der Rest wird zur Ferse hin ohne Zug ausgestrichen. Die Flügel werden zirkulär um die Großzehe herum geklebt.

Anschließend setzt man das Quer-Tape mit vollem Zug auf die Fußunterseite in Höhe des Großzehenballens auf und streicht die Enden ohne Zug zirkulär um den Vorfuß aus.

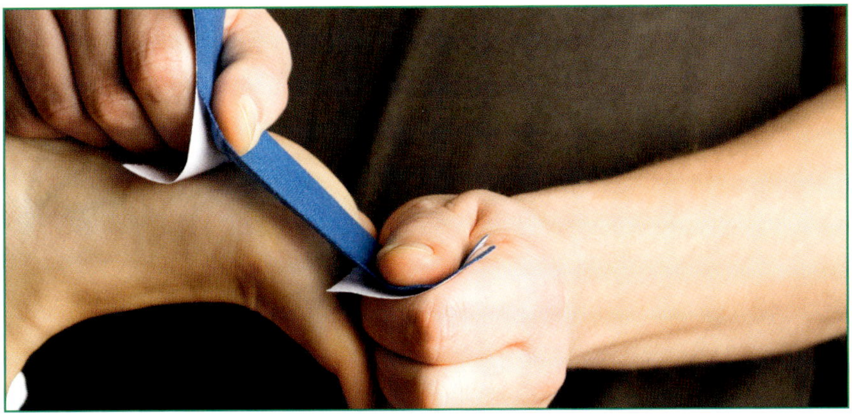

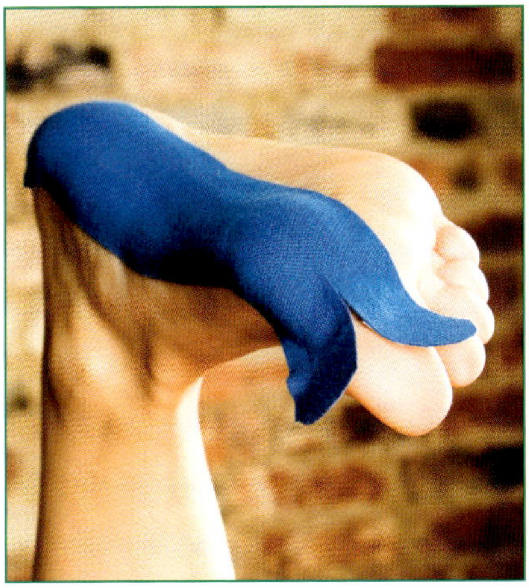

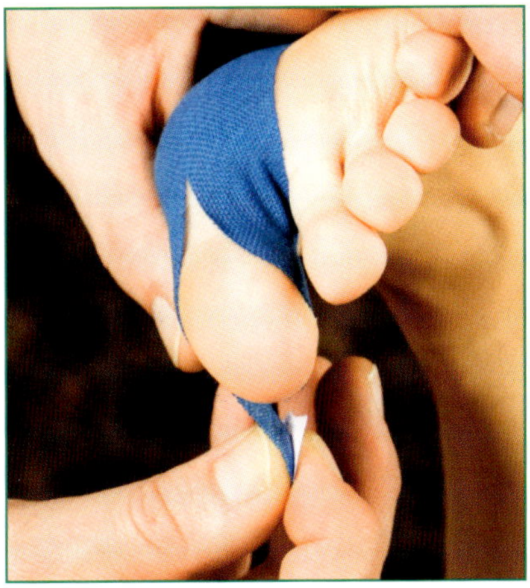

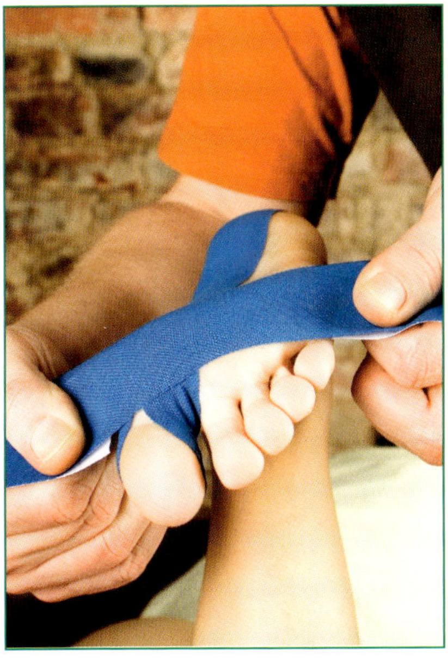

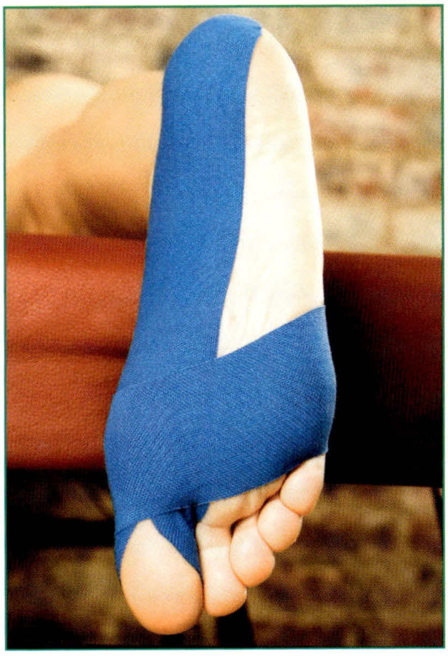

4.2.3 Glutaeus-Tape

M. glutaeus maximus:

Ursprung: Fascies glutaeales hinter der Linea glutea posterior, Os sacrum, Os coccygis, Ligamentum sacrotuberale
Ansatz: proximaler Teil: Tractus iliotibialis
distaler Teil: Tuberositas glutea femoris
Innervation: N. glutaeus inferior L5-S2
Funktion: Extension und Außenrotation im Hüftgelenk, Spannung der Fascia lata,
proximaler Teil: Abduktion
distaler Teil: Adduktion

M. glutaeus medius:

Ursprung: Außenfläche der Ala ossis ilii
Ansatz: Trochanter major
Innervation: N. glutaeus superior L4-S1
Funktion: Abduktion im Oberschenkel,
Flexion und Innenrotation durch vordere Faserbündel,
Extension und Außenrotation durch hintere Faserbündel

M. glutaeus minimus:

Ursprung: Os ilium, zwischen Linea glutea anterior und Linea glutea posterior
Ansatz: laterale Kante des Trochanter major
Innervation: N. glutaeus superior L4-S1
Funktion: Abduktion im Oberschenkel,
Flexion und Innenrotation durch vordere Faserbündel,
Extension und Außenrotation durch hintere Faserbündel

Dieses Tape findet seine Anwendung bei Schmerzen im Bereich der Gesäßmuskulatur. Der Schmerz hat oft seine Lokalisation im lateralen Bereich in Richtung des Trochanter major. Ein schmerzhafter Triggerpunkt ist somit auch direkt auf dem Trochanter major zu finden. Ausstrahlende Schmerzen ziehen bis in den dorsalen Oberschenkel und bis in die Höhe der Iliosacralgelenke. Ebenso ist oft die Übergangsregion von Kreuzbein zum Steißbein schmerzhaft. Alle weiteren Triggerpunkte liegen im Bereich des M. glutaeus maximus selbst, und zwar im medialen, superioren Anteil, im inferioren Mittelteil, über der rückwärtigen Fläche der Tuberositas ischiadica und im am weitesten medialen und inferioren Anteil des Muskels.

Die Triggerpunkte des M. glutaeus medius liegen medial, kurz unterhalb des Beckenrandes und auf der Linie unterhalb des Beckenrandes weiter nach lateral. Der am weitesten außen liegende Punkt sollte beim Kleben des Becken-Tapes immer überdeckt werden. Die Schmerzbereiche des M. glutaeus medius liegen im Bereich des Gesäßes und des Os sacrum.

Die Übertragungsschmerzen des M. glutaeus minimus können extrem quälend sein und treten oft weit entfernt vom Muskel auf, nämlich an der äußeren Seite und an der Rückfläche des Beines bis zum Knöchel, sodass der Urheber oft übersehen wird. Die Triggerpunkte sind somit tief in der Glutaealmuskulatur zu tasten, und zwar häufig im vorderen Anteil des Muskels.

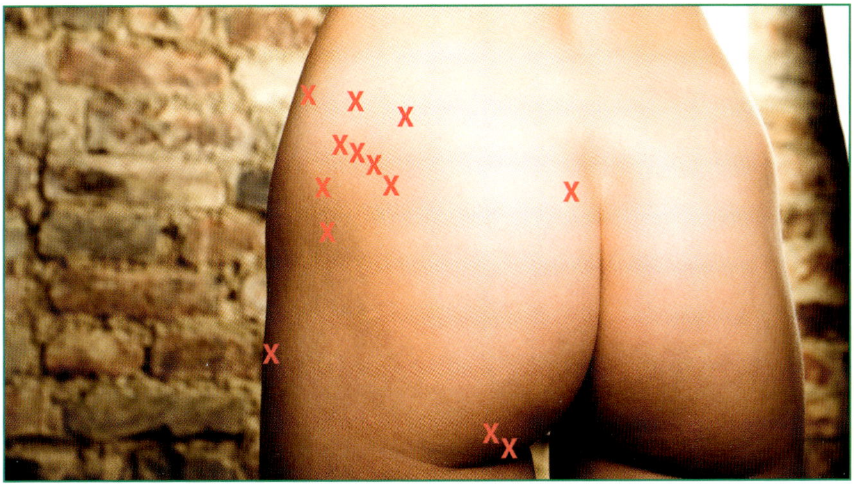

Der Patient steht vor der Behandlungsliege und stützt sich mit den Unterarmen ab. Die Tape-Länge wird gemessen vom Trochanter major bis zum Os sacrum, und das Tape wird der Länge nach in der Mitte bis auf einen 4 cm langen Anker zu einem V-Tape aufgeschnitten. Der Anker wird mit vollem Zug auf den Trochanter major aufgesetzt. Danach legt der Patient das angebeugte Bein, mit dem Knie nach medial zeigend, auf die Liege und beugt den Oberkörper nach ventral. Die Flügel des Tapes werden mit 50 %igem Zug um den äußeren Rand der Gesäßmuskeln herumgeführt und ausgestrichen, sodass die Enden der Flügel sich treffen. Die Gesäßhälfte wird durch dieses Tape angehoben, und die Muskeln werden entlastet, was zu einer deutlichen Schmerzreduzierung führt.

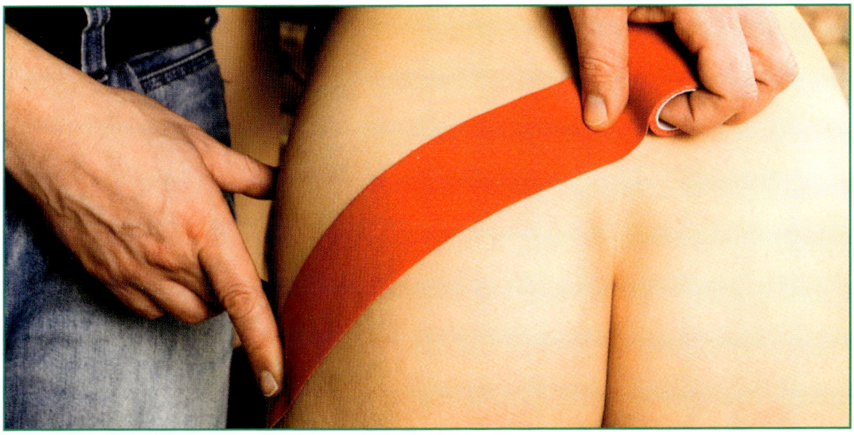

Es ist ebenfalls möglich, dieses Tape in Seitenlage mit flektiertem Oberschenkel zu kleben, da auch so eine ausreichende Vordehnung der Muskeln entsteht. Die Variante im Stehen ist jedoch vorzuziehen, weil dieses Tape immer in Kombination mit dem Becken-Tape geklebt wird, wobei der Patient schon in stehender Haltung ist.

Wenn nach dem Aufbringen dieses Tapes weiterhin Beschwerden im Gesäßbereich auftreten, sollte unbedingt das Piriformis-Tape geklebt werden, welches eine lokal begrenztere Entspannung in den Bereich des N. ischiadicus bringt.

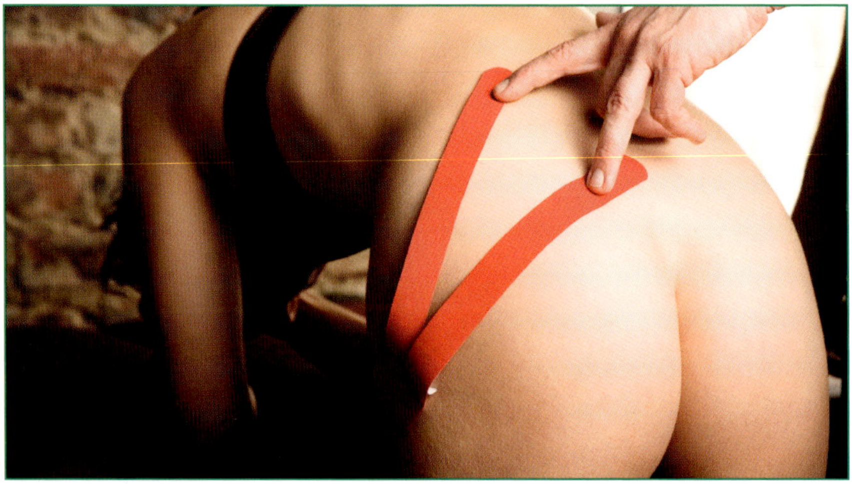

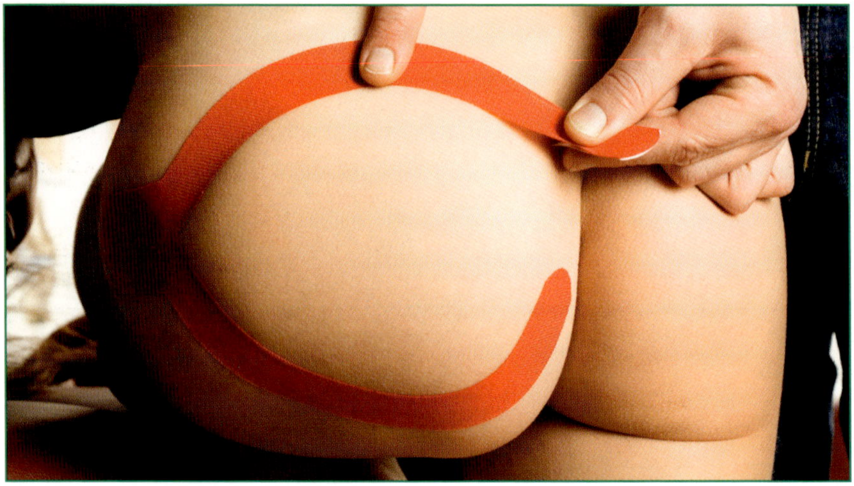

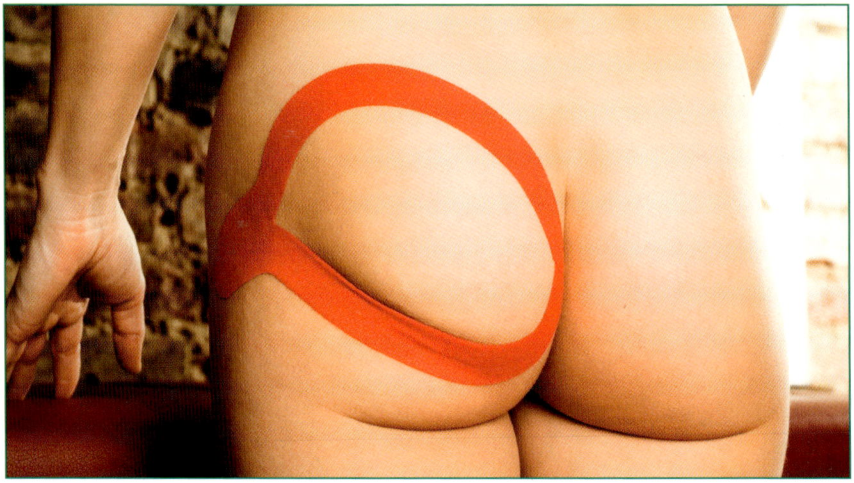

4.2.4 Großzehengrundgelenk-Tape

M. adductor hallucis:

Ursprung:	Caput obliquum:	Os cuboideum, Os cuneiforme laterale, Basis der Metatarsalen II-IV
	Caput transversum:	Gelenkkapseln der Zehengrundgelenke 3.-5. Zehe
Ansatz:	laterales Sesambein, Basis der Grundphalanx der Großzehe	
Innervation:	N. plantaris lateralis	
Funktion:	Adduktion und Plantarflexion der Großzehe, stützt das Fußgewölbe	

M. abductor hallucis:

Ursprung:	Tuber calcanei, Aponeurosis plantaris
Ansatz:	mediales Sesambein, Grundphalanx der Großzehe
Innervation:	N. plantaris medialis
Funktion:	Abduktion und Plantarflexion der Großzehe

Die Schmerzen des M. adductor hallucis treten im Bereich der distalen Fußsohle, hauptsächlich im Bereich des ersten bis vierten Metatarsalkopfes auf, während der M. abductor hallucis seine Schmerzlokalisation an der Innenseite der Ferse hat. Eine Verspannung des M. abductor hallucis verschlechtert oft einen bereits bestehenden Hallux valgus.

Die Triggerpunkte liegen bei beiden Muskeln direkt medial in deren Verlauf und können gut getastet werden. Bei beiden Muskeln ist eine tiefe Palpation und bei dem M. adductor hallucis ist zusätzlich eine passive Abduktion der Großzehe erforderlich.

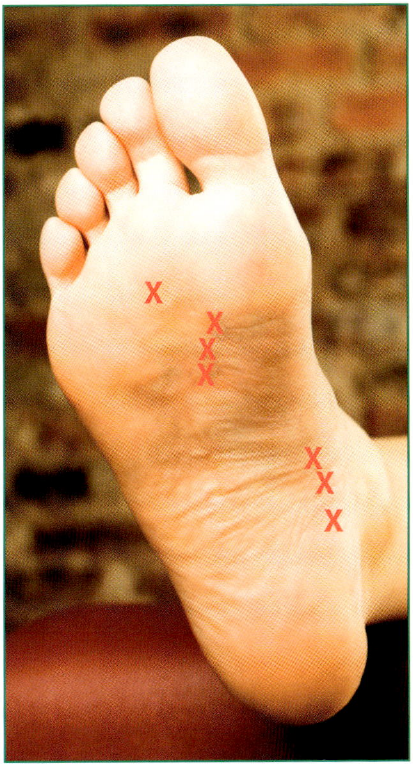

Mit dem Großzehengrundgelenks-Tape deckt man beide Muskeln gleichzeitig ab. Das Tape hat sich vor allem bei Überlastung und Schmerzen in den Füßen, aber auch beim Einsatz zur Linderung eines Gichtanfalles im Bereich des Großzehengrundgelenkes bewährt. Unter Umständen kann man mit diesem Tape auch eine Verschlechterung eines Hallux valgus aufhalten, eine Korrektur ist damit jedoch nicht möglich, denn die Ursachen hierfür liegen nicht in den beiden Muskeln begründet, sondern in einer knöchernen Fehlstellung des Mittelfußes.

Der Patient liegt in Rückenlage auf der Behandlungsliege und lässt die Füße locker über den Liegenrand hängen. Die Tape-Bemessung reicht von der Großzehenspitze bis knapp über die Ferse. Man benötigt weiterhin ein ca. 20 cm langes Quer-Tape.

Der Anker dieses Tapes wird lateral mit vollem Zug auf die Großzehe aufgesetzt und das Tape mit 50 %igem Zug über das Grundgelenk und die Innenseite der Ferse in Richtung der Achillessehne aufgeklebt.

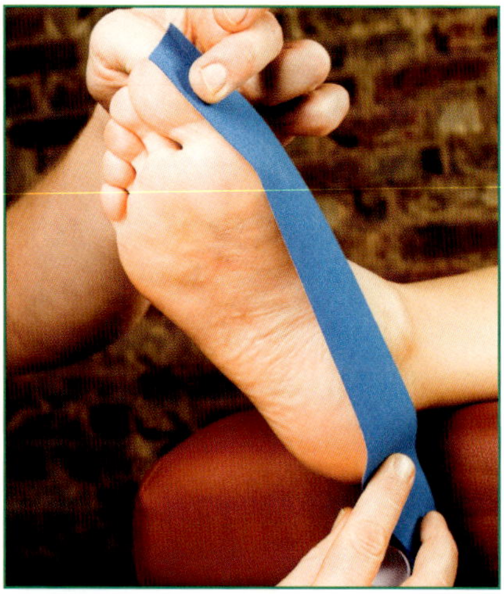

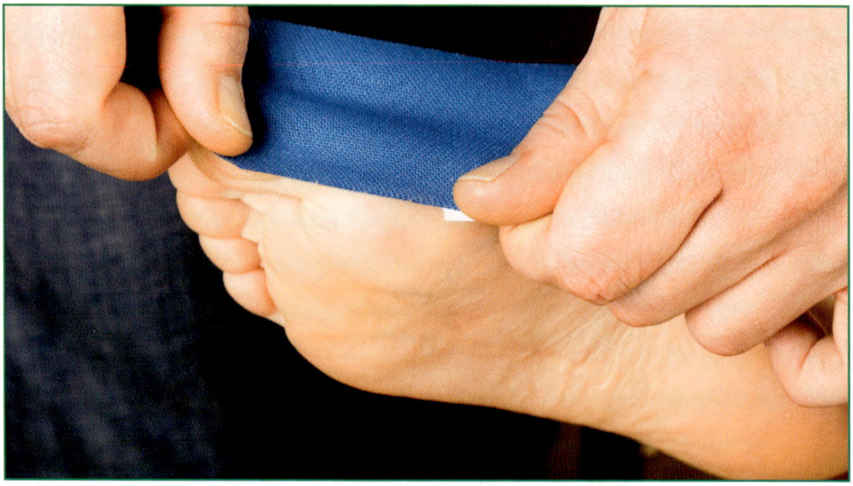

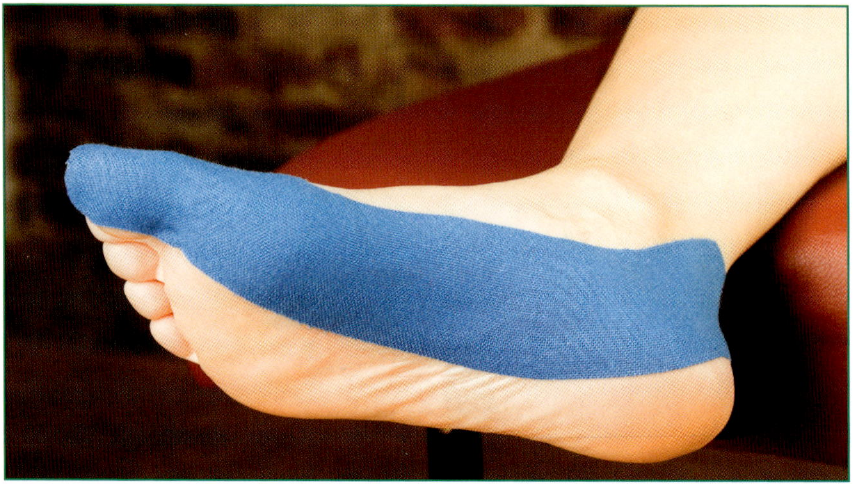

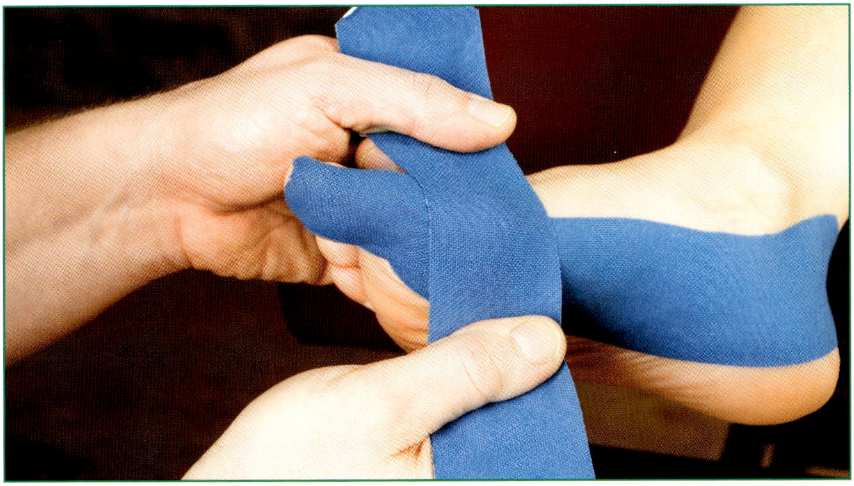

Das Quer-Tape wird auf das Grundgelenk der Großzehe mit 50 %igem Zug aufgesetzt und zirkulär um den Vorfuß ohne Zug ausgestrichen.

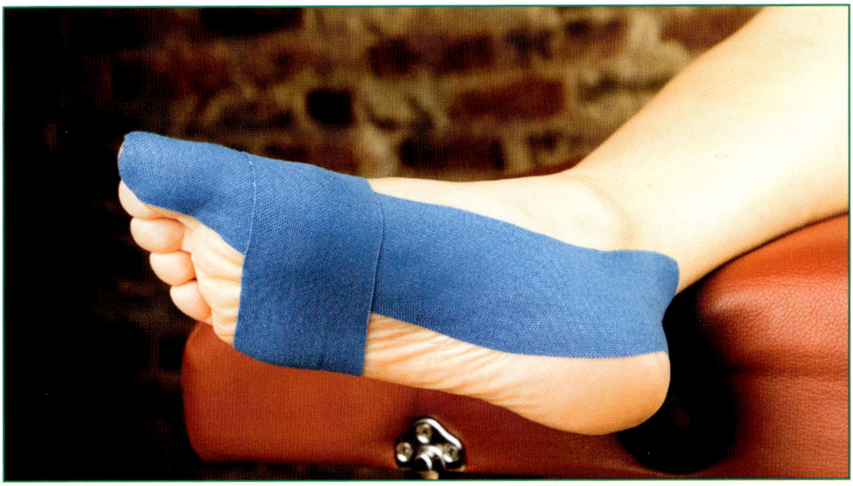

4.2.5 Iliopsoas-Tape

M. psoas major

Ursprung:	Seitenflächen von Th12 bis L4, Processus costalis der Lendenwirbel
Ansatz:	Trochanter minor
Innervation:	Plexus lumbalis L1-L4, N. femoralis
Funktion:	Flexion im Hüftgelenk, Außenrotation, Fixation des Hüftgelenkes, Kippen des Beckens nach vorn, bei einseitiger Kontraktion und Beinfixation lateralflektiert er die LWS, bei beidseitiger Kontraktion und Beinfixation beugt er den Rumpf, der M. iliacus ist ein Hilfsmuskel für die Abduktion

M. iliacus

Ursprung:	Fossa iliaca, Spina iliaca anterior inferior, Kapsel des Hüftgelenkes
Ansatz:	Trochanter minor
Innervation:	siehe oben M. psoas major
Funktion:	siehe oben M. psoas major

Der M. psoas major zieht über die lumbalen Intervertebralgelenke, das Lumbosacral-, das Iliosacral- und das Hüftgelenk, während der M. iliacus ausschließlich über das Hüftgelenk zieht.

Patienten, die unter Beschwerden in diesem Muskel klagen, geben häufig Kreuzschmerzen an, die sich in der senkrechten Lendenwirbelsäulenregion befinden. Diese können bis in die Iliosacralregion und sogar bis zum Kreuzbein und bis zur superioren medialen Gesäßhälfte ziehen. Diese Schmerzen treten vorzugsweise im Stehen oder beim Zurücklehnen des Oberkörpers auf. Auch Schmerzen im ventralen Oberschenkel kommen recht häufig vor. Diese Patienten haben enorme Schwierigkeiten, sich aus der Rückenlage aufzurichten oder aus einem tiefen Sessel aufzustehen.

Bei älteren Menschen ist häufig eine Verkürzung des M. iliopsoas zu beobachten. Sie zeigen eine deutliche ventrale Kippung des Beckens, welche durch eine leichte Flexion des Oberkörpers und eine Flexion der Kniegelenke sichtbar wird. Diese Fehlhaltung hat immense Auswirkungen auf den Bereich der Lendenwirbelsäule und die Kniegelenke. Das Iliopsoas-Tape kann somit auch als Beckenaufrichtungs-Tape bezeichnet werden. Dies funktioniert allerdings nur bei freilaufenden Iliosacralgelenken.

Man findet schmerzhafte Triggerpunkte an drei Stellen. Den ersten Punkt ertastet man in der distalen Muskelregion, in der Tiefe neben dem lateralen Rand des Trigonum femorale, unmittelbar cranial der Ansatzstelle des Muskels am Trochanter minor. Der zweite Punkt liegt im M. iliacus im Verlauf des inneren Beckenrandes unmittelbar hinter der Spina iliaca anterior superior, und der dritte Punkt wird durch die Bauchdecke auf dem M. psoas major getastet, welcher dabei gegen die Lendenwirbelsäule gedrückt wird.

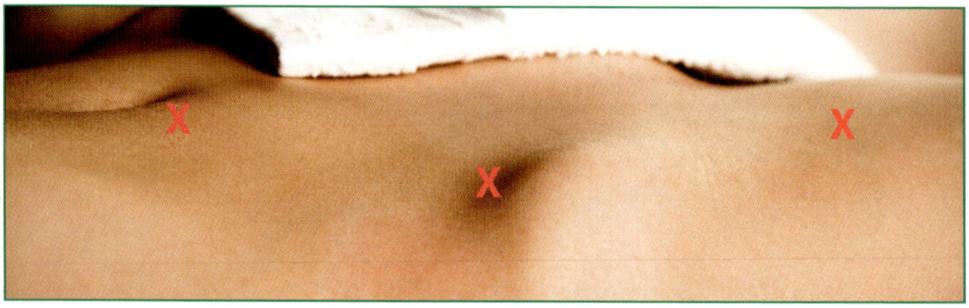

Da der Muskel schwer direkt zugänglich ist, werden die Tapes in den Bereich seines Verlaufes geklebt. Der Patient liegt in Rückenlage auf der Behandlungsliege. Der Therapeut misst die Tape-Länge von medial des ventralen Oberschenkels bis zur Brust. Der Anker wird mit vollem Zug medial auf die ventrale Seite des Oberschenkels gesetzt und das Tape in Richtung der Crista iliaca mit vollem Zug aufgeklebt.

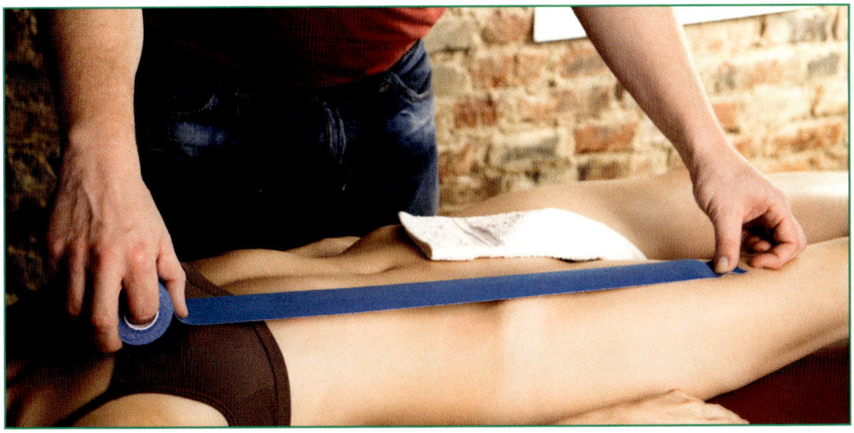

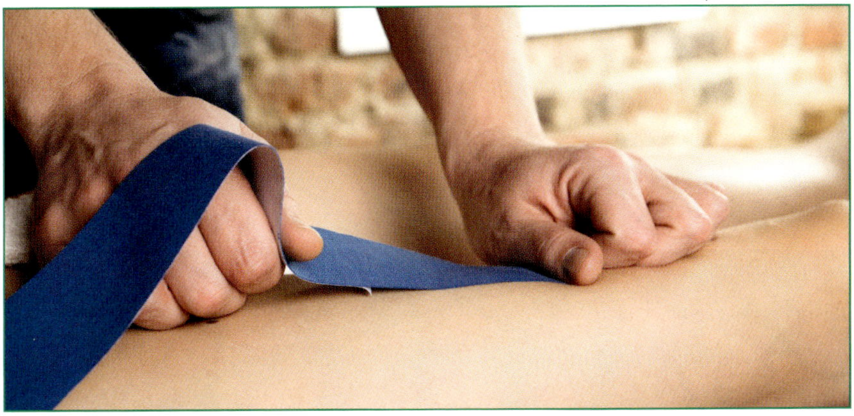

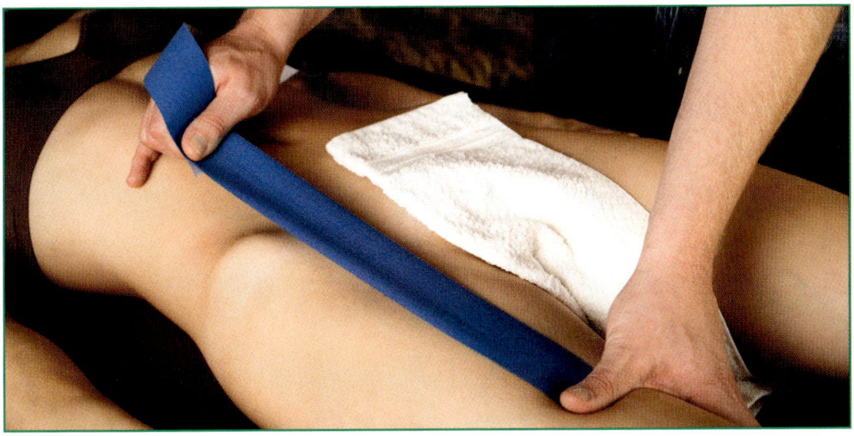

Es verläuft oberhalb der Crista iliaca nach dorsal und wird ab der lateralen Körpermitte ohne Zug weitergeführt.

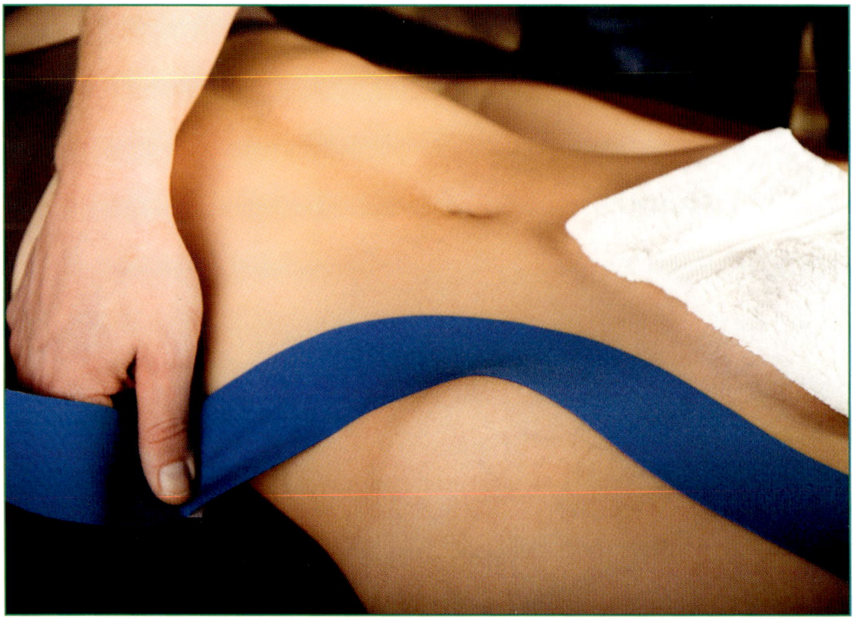

Ab hier dreht sich der Patient auf die contralaterale Seite. Vor Auftreffen des Tapes auf den Bereich der Wirbelsäule klebt man eine Rundung nach cranial, sodass das Tape entlang der Seitenflächen der Lendenwirbelsäule (ab L3) auf der paravertebralen Rinne aufliegt und so den Verlauf des Muskels (bis Th12) abdeckt.

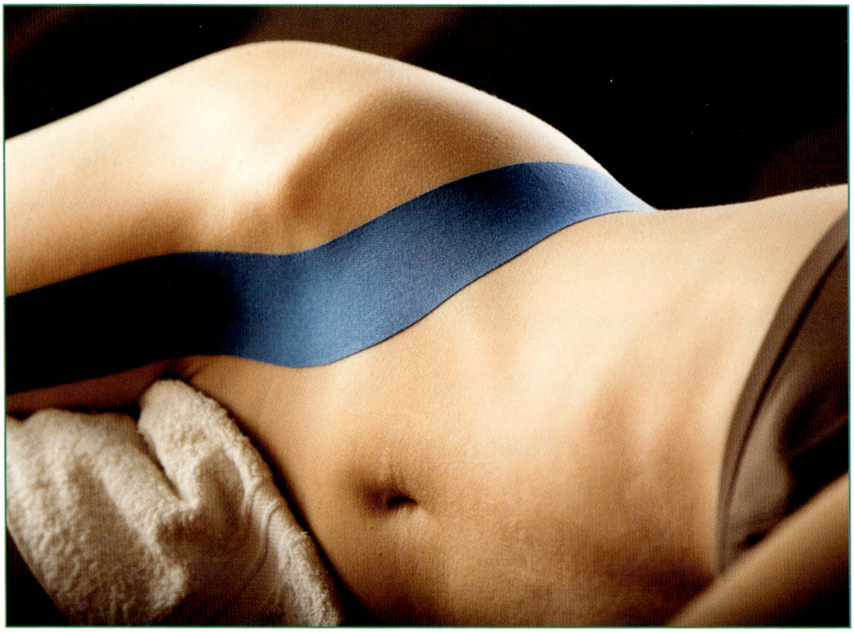

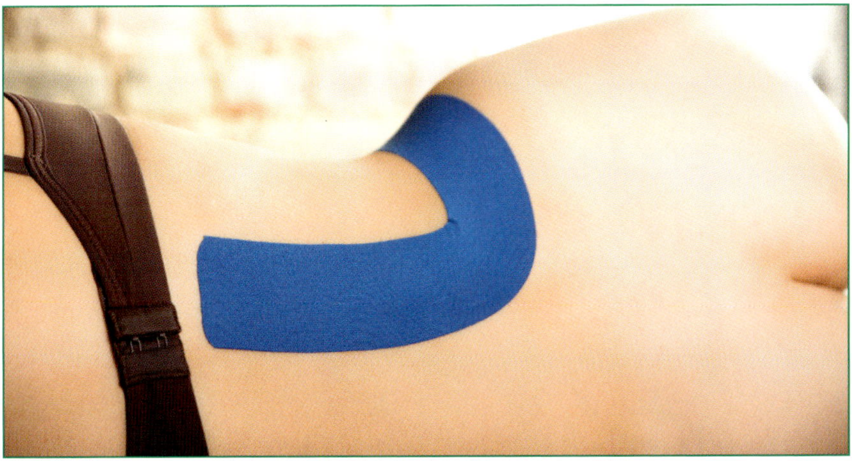

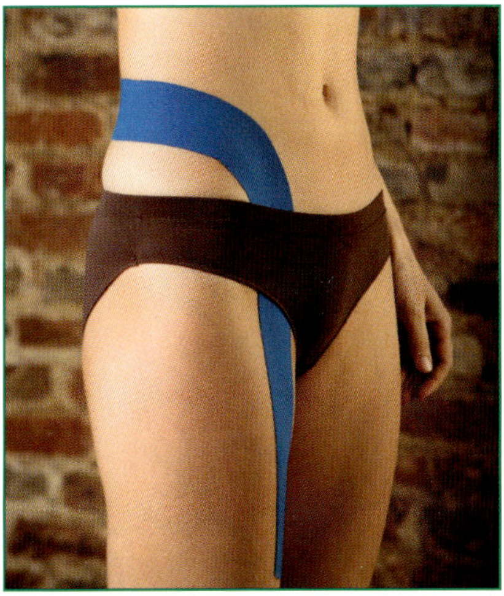

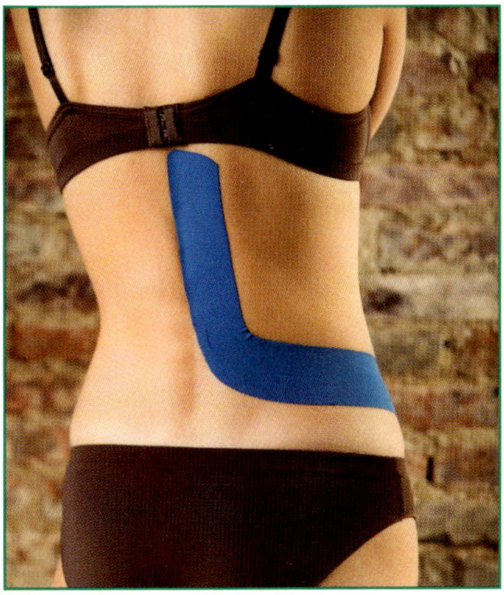

Alternativ ist es möglich, den Anker mit vollem Zug auf den Ramus inferior ossis pubis bei abduziertem und außenrotiertem Oberschenkel zu setzen und das Tape über die Leiste und den Beckenkamm weiter zur Wirbelsäule zu führen. Aufgrund der Abduktion ist diese Variante ohne Zug zu kleben.

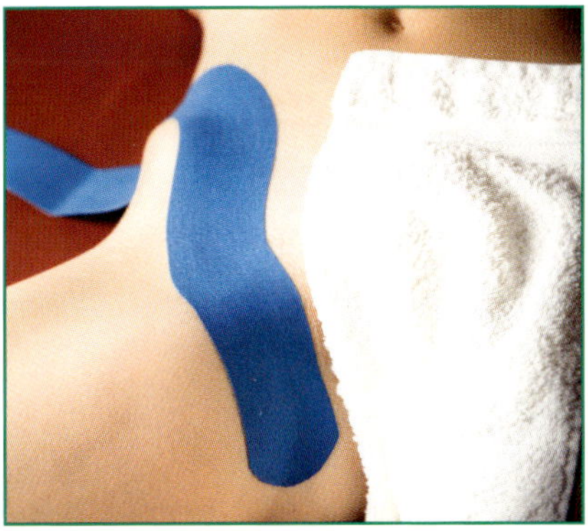

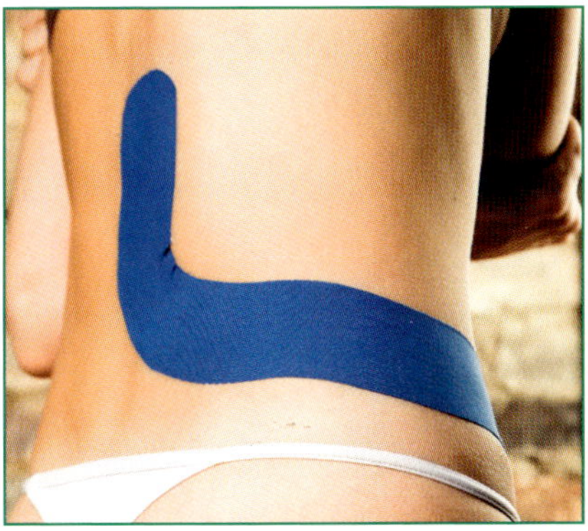

4.2.6 Ischiadicus-Nerv-Tape

Der Nervus ischiadicus ist ein peripherer Nerv des Beines. Er entspringt aus dem Plexus sacralis und enthält Fasern aus den Rückenmarkssegmenten L4-S3. Es handelt sich um den stärksten Nerv des menschlichen Körpers. Er versorgt motorisch die Flexorengruppe der Oberschenkelmuskulatur und mit seinen beiden Hauptästen ab der Kniekehle motorisch und sensibel Unterschenkel und Fuß.

Nach Entstehung im Plexus sacralis zieht er durch das Foramen infrapiriforme zwischen den Adduktoren und den Flexoren des Oberschenkels zur Fossa poplitea. Er wird in seinem Verlauf durch den M. biceps femoris bedeckt.

Der Nervus ischiadicus teilt sich meistens cranial der Fossa poplitea in zwei Äste auf:

- N. tibialis
- N. fibularis communis (Nervus peroneus communis)

Die Zweiteilung des Nervs ist bereits weiter proximal vorhanden, jedoch verlaufen die beiden Anteile in einer gemeinsamen Nervenscheide. Variationen in diesem Bereich können eine cranialer gelegene Teilung des N. ischiadicus bereits im medialen Femurverlauf bedingen.

Dieses Tape dient der Behandlung von Schmerzen, die im Verlauf des N. ischiadicus bis in den Fuß auftreten. Wenn trotz des Aufsetzens eines Piriformis- und eines Glutaeus-Tapes noch Restschmerzen vorhanden sind, kommt dieses Tape ebenso zum Einsatz wie bei Lähmungen nach einem Apoplex, Multipler Sklerose oder einer Polyneuropathie.

Es ist fast unmöglich, den genauen Verlauf des N. ischiadicus zu tapen, aber der hier annähernd gezeigte Verlauf ist gut geeignet, um die Beschwerden bestmöglich zu lindern.

Für das Messen der Tape-Länge gibt es zwei unterschiedliche Varianten, in Abhängigkeit davon, ob der Patient in der Lage ist, den Oberkörper zu flektieren, um damit eine Vordehnung zu erzeugen, oder nicht. Oft zeigt sich, dass Patienten mit einer Ischiasreizung nicht in der Lage sind, schmerzfrei eine solche Dehnung durchzuführen.

Wird der Oberkörper flektiert, bemisst sich die Tapelänge vom Fuß bis zum 3. Lendenwirbel. Wenn eine Vordehnung nicht möglich ist, bemisst sich die Länge vom Fuß bis zur Mitte des Gesäßes.

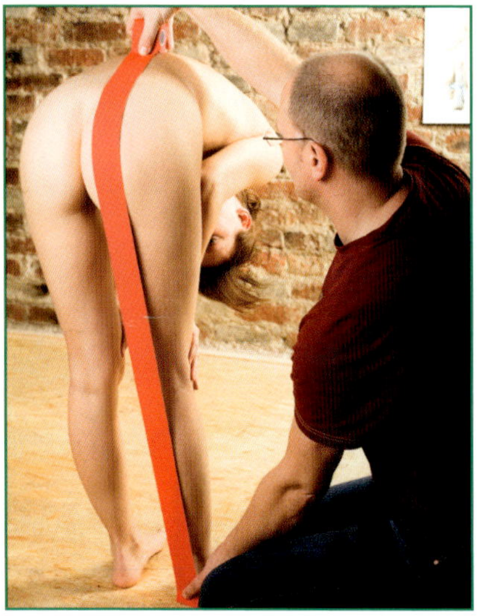

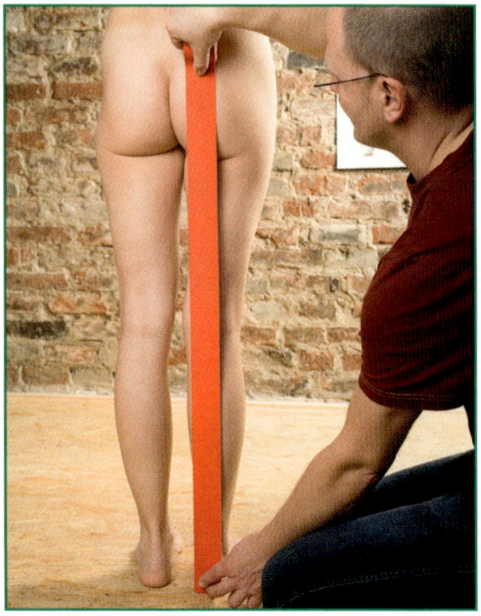

Der Tapestreifen wird vom Fuß bis cranial der Kniekehle mittig zu einem V-Tape aufgeschnitten und alle Enden werden abgerundet. Der Anker wird cranial der Kniekehle auf den dorsalen Oberschenkel aufgesetzt und mit einer 50 %igen Dehnung in der Mediallinie des Oberschenkels nach cranial über das Gesäß geklebt und entlang der paravertebralen Rinne bis zur Höhe des 3. Lendenwirbels ohne Zug ausgestrichen.

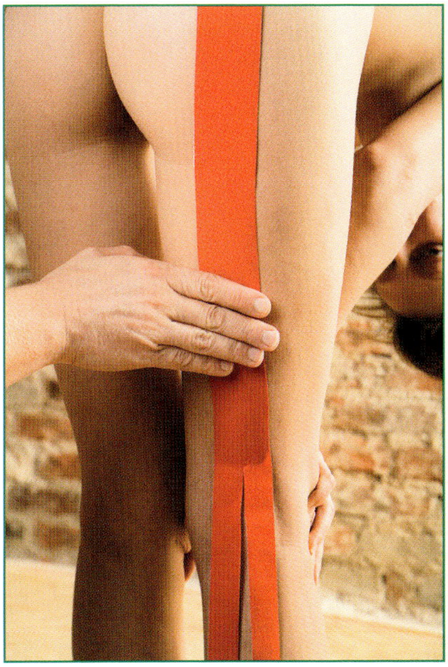

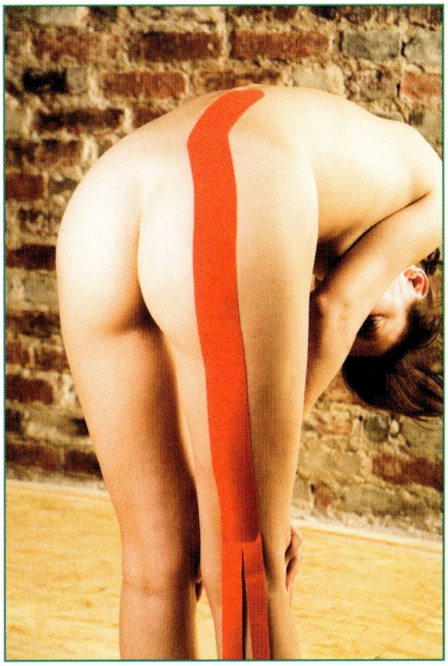

Der laterale Flügel des V-Tapes verläuft ebenfalls mit 50 %iger Dehnung von cranial der Kniekehle nach lateral über das Caput fibulae, parallel zur Tibia, und wird dann auf dem Fußrücken im Bereich zwischen der 1. und 2. Zehe ohne Zug ausgestrichen.

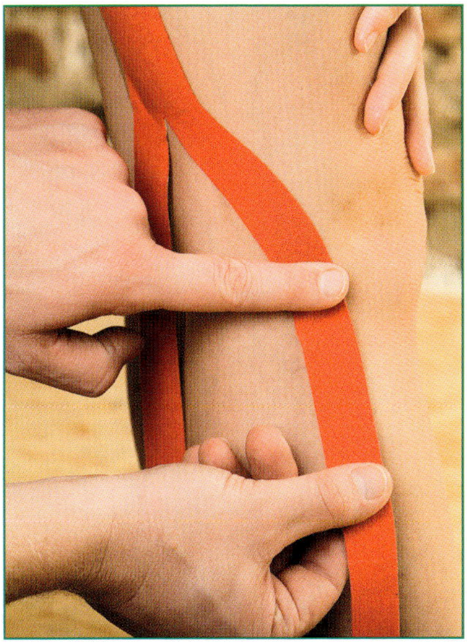

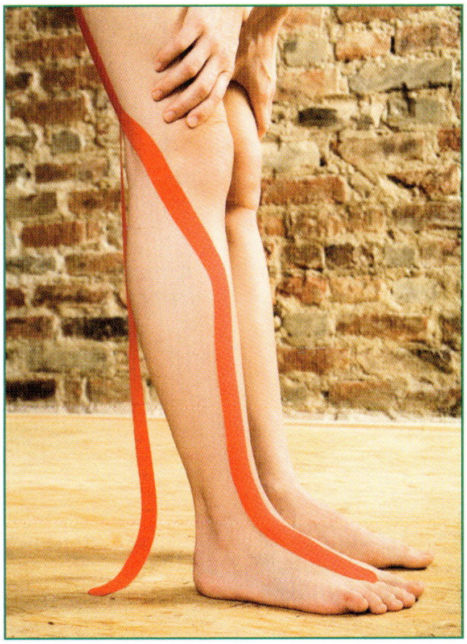

Der mediale Flügel verläuft mit der gleichen Dehnung durch die Kniekehle, über die Mitte des dorsalen Unterschenkels, erst dorsal und dann caudal des Malleolus medialis, und wird dann ohne Zug unter der Fußsohle ausgestrichen.

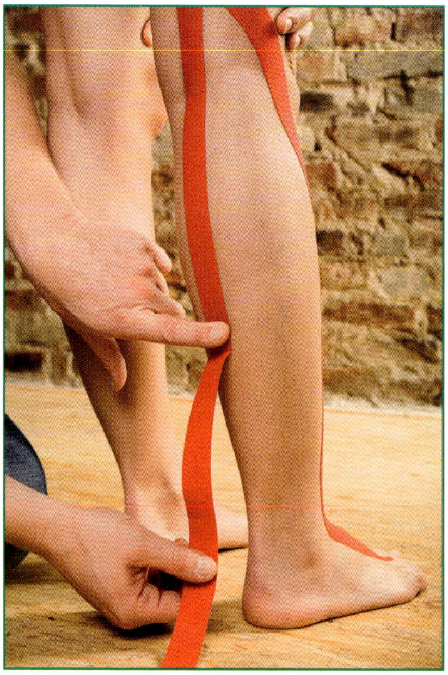

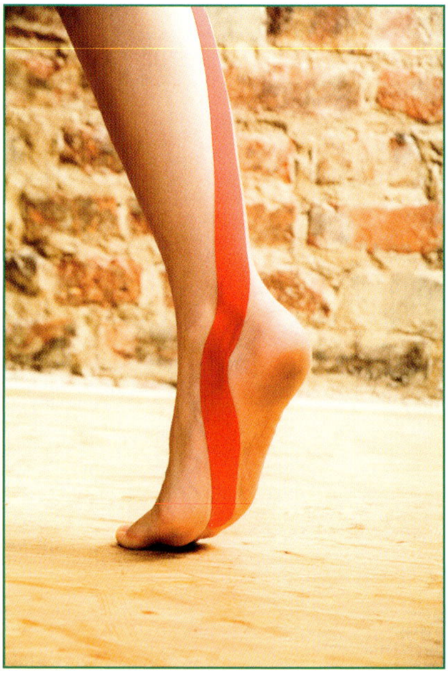

Aufgrund der starken mechanischen Belastung im Bereich der Kniekehle empfiehlt es sich, zur Fixierung ein zirkulär geklebtes Quer-Tape in den oberen Teil des Unterschenkels von dorsal nach ventral ohne Zug aufzusetzen. Ebenso sollte ein Quer-Tape um den Vorfuß und um die Malleolen gelegt werden, um die Tapes in ihrer Lage zu fixieren.

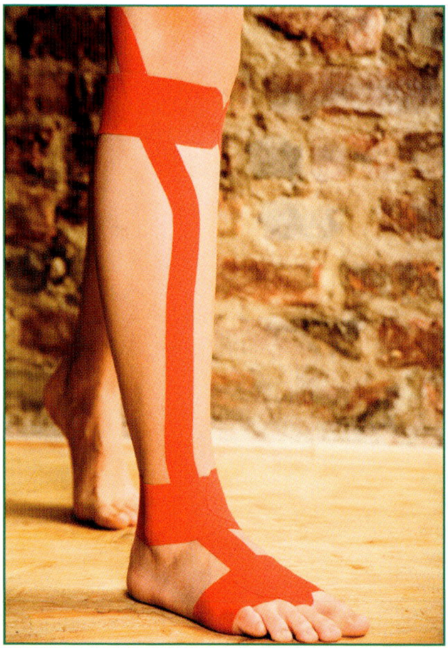

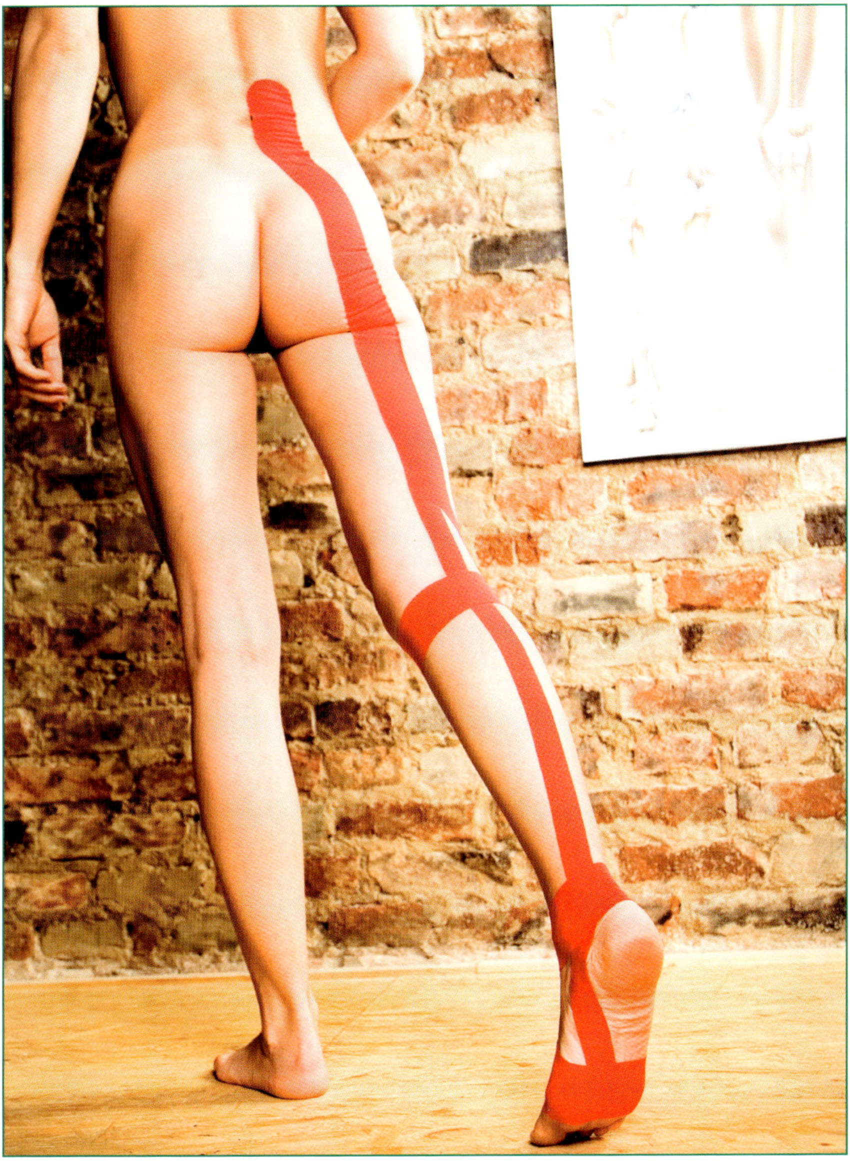

Wenn das Ischiadicus-Nerv-Tape in vorgebeugter Haltung aufgebracht wird, muss dies ohne Dehnung geschehen, da sonst ein zu großer Zug auf den Nerv einwirkt. Wird das Tape mit aufrechtem Oberkörper aufgebracht, muss dies mit 50 %igem Zug erfolgen.

4.2.7 Ischiocrural-Tape

Die Ischiocrurale Muskulatur besteht aus 3 Muskelgruppen.

M. biceps femoris

Ursprung:	Caput longum:	Tuber ischiadicum
	Caput breve:	Labium laterale an der Linea aspera femoris
Ansatz:	Caput fibulae	
Innervation:	Caput longum:	N. tibialis L5-S3
	Caput breve:	N. fibularis communis L5-S2
Funktion:	beide Köpfe:	Flexion und Außenrotation im Kniegelenk
	Caput longum:	Extension im Hüftgelenk

M. semitendinosus

Ursprung:	Tuber ischiadicum
Ansatz:	mediale Tuberositas tibiae am Pes anserinus
Innervation:	N. tibialis L4-S2
Funktion:	Extension im Hüftgelenk, Flexion im Kniegelenk, Innenrotation der Tibia

M. semimembranosus

Ursprung:	Tuber ischiadicum
Ansatz:	Condylus medialis tibiae, Lig. popliteum obliquum, Fascia medialis poplitei
Innervation:	N. tibialis L4-S2
Funktion:	Extension im Hüftgelenk, Flexion im Kniegelenk, Innenrotation der Tibia

Die Verkürzung dieser Muskelgruppe geht häufig mit einer Verkürzung der Muskeln des ventralen Oberschenkels (M. quadriceps femoris) einher und ist bei Kniebeschwerden häufig zu berücksichtigen. Bei einer Verkürzung kann der Patient in Rückenlage das angehobene Bein im Kniegelenk nicht komplett strecken.

Der Patient klagt über Schmerzen beim Gehen und kann sogar hinken, da es sehr schmerzhaft ist, diese Muskelgruppe zu belasten. Es kommt zu einer Instabilität der Hüfte mit gleichzeitiger Funktionseinschränkung. Beim Sitzen empfindet der Patient häufig Schmerzen im unteren Gesäß, dem Oberschenkel und der Kniekehle bis zur oberen medialen Wadenhälfte. Das Aufstehen aus dem Sitz bereitet ihm Schmerzen, besonders wenn er mit übereinander geschlagenen Beinen gesessen hat. Er neigt dazu, sich mit den Armen hochzustemmen, was wiederum eine Überbelastung im Bereich des Schultergürtels und der oberen Extremitäten hervorrufen kann, was sich ebenfalls als Schmerz äußern wird.

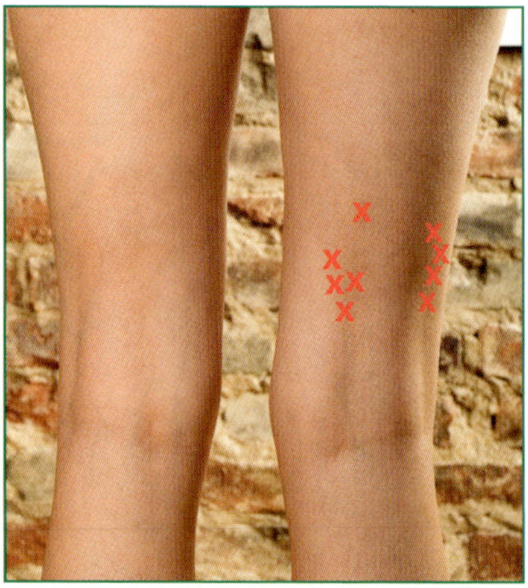

Man findet schmerzhafte Triggerpunkte in der distalen Hälfte dieser Muskelgruppe superior des Condylus medialis femoris und des Condylus lateralis femoris. Diese strahlen in den Bereich vom Gesäß bis in die Wade aus.

Der Patient steht frei im Raum und geht in die Vordehnung, indem er den Oberkörper weit nach vorne flektiert und sich mit den Händen auf den bestmöglich gestreckten Knien abstützt. Die Tape-Länge bemisst sich von caudal des Kniegelenkes bis auf die Mitte des Gesäßes. Das Tape wird auf einer Seite auf 10 cm mittig eingeschnitten und an allen Enden abgerundet. Man reißt die Trägerfolie am Beginn der Flügelchen auf und setzt den Anker mit vollem Zug cranial der Kniekehle auf den dorsalen Oberschenkel auf, wobei die Flügel nach caudal zeigen, und streicht das Tape nach cranial ohne Zug bis auf das Gesäß aus.

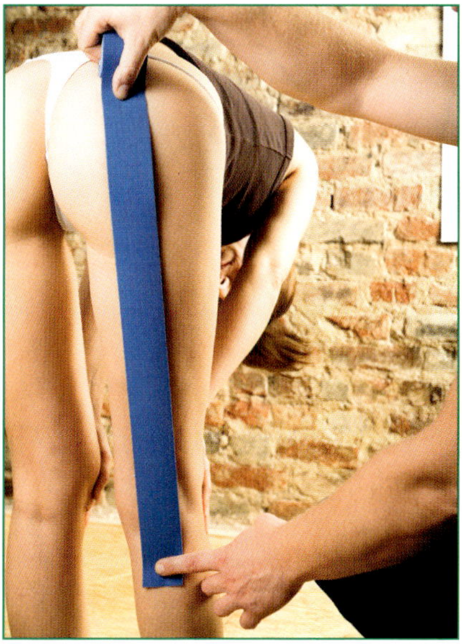

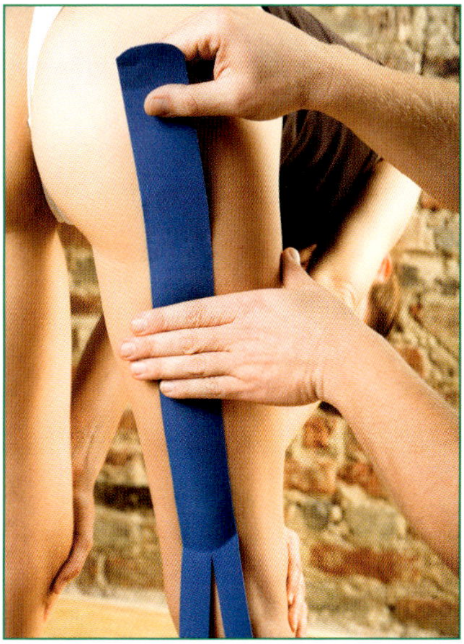

Die Flügelchen werden mit 50 %igem Zug an der lateralen und medialen Seite des Kniegelenkes nach caudal aufgeklebt und fest angedrückt. Da das Kniegelenk eine mechanisch sehr stark beanspruchte Körperstelle ist, empfiehlt es sich, die Flügelchen mit einem kurzen Quer-Tape zu fixieren.

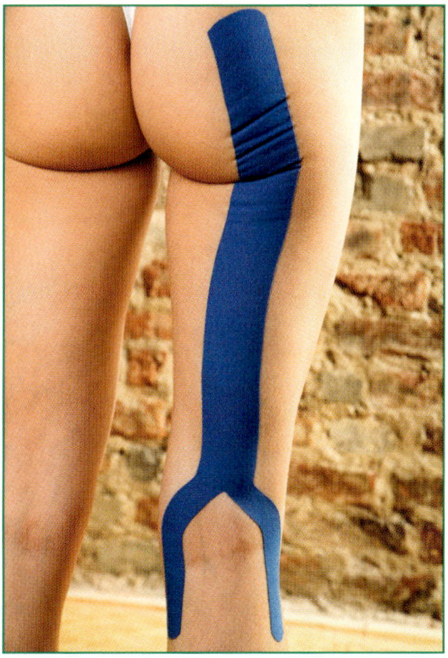

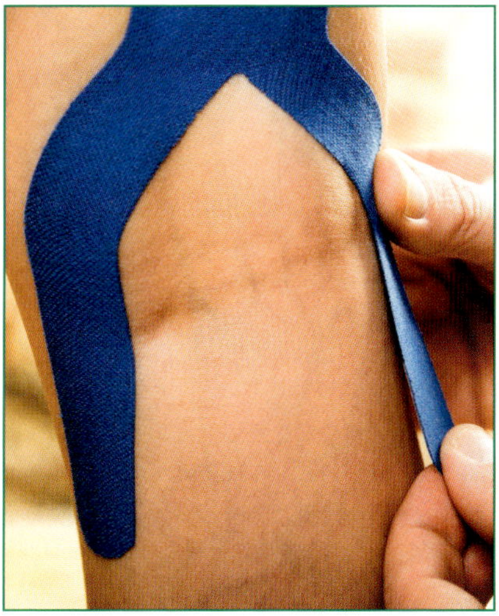

4.2.8 Kniegelenk-Tapes

Das Kniegelenk ist ein sehr komplexes Arbeitsgebiet und bietet doch eine äußerst hohe Erfolgsquote bei der Behandlung. Sein großer mechanischer Anteil an der Bewegung des Menschen birgt die erhöhte Gefahr von Verschleiß und Überbelastung. Die logischen Folgen zeigen sich dann auch immer in einer lokaler Symptomatik, die mit Bewegungseinschränkung und Schmerz einhergeht.

Es hat sich in der Praxis gezeigt, dass es sich in den meisten Fällen nicht um ein lokales Problem am Kniegelenk selbst, sondern um Irritationen und Fehlbelastungen der umgebenden Muskulatur handelt.

Zur besseren Übersicht sollen die Muskeln, die das Knie beeinflussen, zusammengefasst aufgeführt werden:

- M. quadriceps femoris
- M. plantaris
- M. biceps femoris
- M. semitendinosus
- M. semimembranosus
- M. gastrocnemius
- M. soleus
- Mm. peronei
- M. tibialis anterior
- M. extensor digitorum
- M. articularis genus
- M. popliteus
- M. tensor fasciae latae
- M. gracilis
- M. adductor magnus

Hinzu kommen noch wichtige Nervenbahnen, von denen hier nur der N. ischiadicus als Hauptübeltäter angeführt werden soll.

Patienten, die mit Kniebeschwerden in die Praxis kommen, leiden häufig unter Übertragungsschmerzen aus der umgebenden Muskulatur. Selbst eine Läsion der Menisken muss nicht zwangsläufig schmerzhaft sein.

Einer weiteren Gruppe von Patienten kann durch Dolo-Taping gut geholfen werden. Diejenigen, die bereits eine Knieoperation hinter sich haben oder auch nur Probleme nach einer Arthroskopie aufweisen, zeigen häufig Entzündungszeichen oder einen Erguss im Knie, was wiederum mit einer Bewegungseinschränkung und mit Schmerzen einhergeht.

Es ist erstaunlich, wie viele Operationen verhindert werden können, indem „lediglich" die muskulären Strukturen wieder in ihre korrekte Statik gebracht werden und die Kräfteverteilung im Bereich des Gelenkes wiederhergestellt wird. Ganz wichtig bei dieser Betrachtung ist wiederum der Stand des Beckens. Merke: Ein falscher Stellungswinkel im Hüftgelenk zieht einen falschen Stellungswinkel in den Knie- und Sprunggelenken nach sich. Dadurch erhält man eine Fehleinwirkung auf das Kniegelenk sowohl von caudal als auch von cranial.

Somit präsentiert sich eine Behandlung im Bereich der Knie zum einen als Detektivarbeit zum Auffinden der muskulären Übeltäter über schmerzhafte Areale und Triggerpunkte, zum anderen ist es ein Therapiefeld mit immens großen Erfolgen im konservativen Rahmen.

Für die Behandlung gilt es primär, die Beckenstatik zu richten und die umgebende Muskulatur zu behandeln. Für die lokale Behandlung des Knies unterscheidet man mehrere spezielle Tape-Verbände. Für alle Tapes gilt: Da das Kniegelenk mechanisch stark beansprucht wird, dürfen die lateral und medial gesetzten Tapes nicht mit vollem Zug geklebt werden, da sie sich sonst sehr schnell lösen.

4.2.8.1 Kniegelenks-Tape

Es ist das am häufigsten verwendete Knie-Tape und kommt auch generell zur Anwendung, wenn ein Kniegelenkserguß vorliegt.

Man benötigt hierfür zwei Tape-Streifen von ca. 20 cm Länge und zwei Tape-Streifen von ca. 25 cm Länge, die an den Enden abgerundet werden. Der Patient liegt in Rückenlage auf der Behandlungsliege und das betroffene Knie wird ca. 70° flektiert.

Als Erstes werden die beiden kürzeren Tapes benötigt. Sie werden von lateral und von medial um die Patella herum geklebt. Deshalb ist es wichtig, vorher genau die Lage der Patella zu ertasten. Man beginnt an der lateralen Seite und reißt die Trägerfolie in der Mitte des Tapes auf. Das Tape wird unter 75 %igem Zug lateral der Patella aufgesetzt und bis auf ein ca. 2 cm langes Endstück an beiden Seiten unter Dehnung um die Patella herum geklebt. Auf der medialen Seite des Knies verfährt man in gleicher Weise.

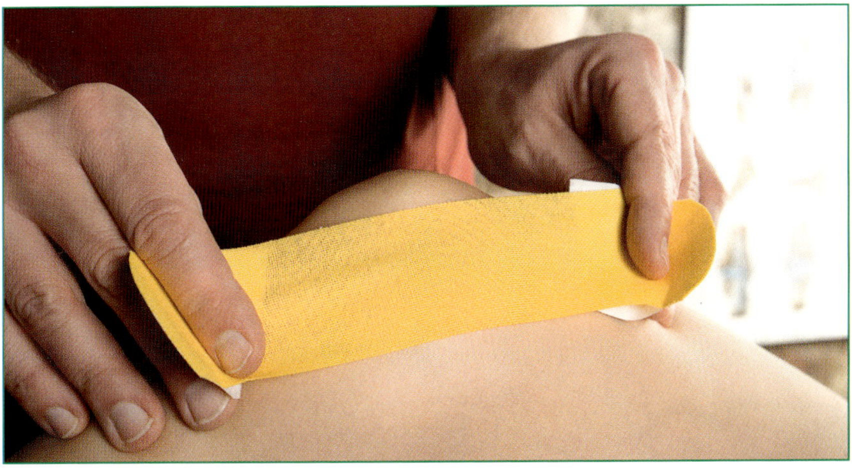

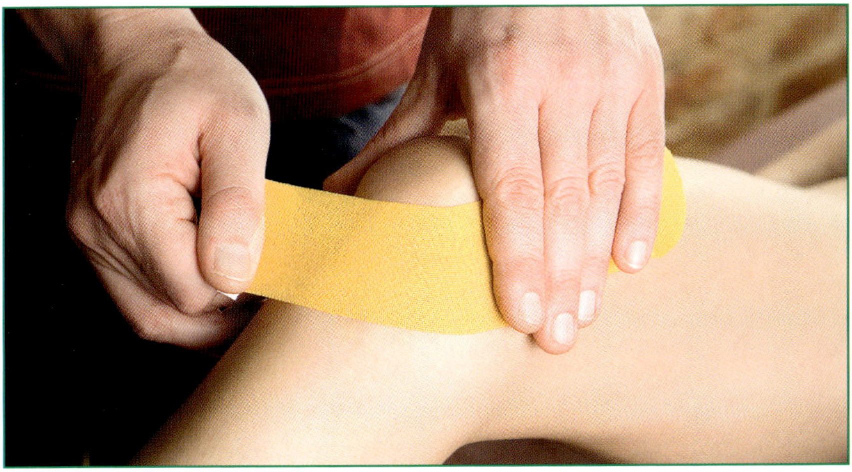

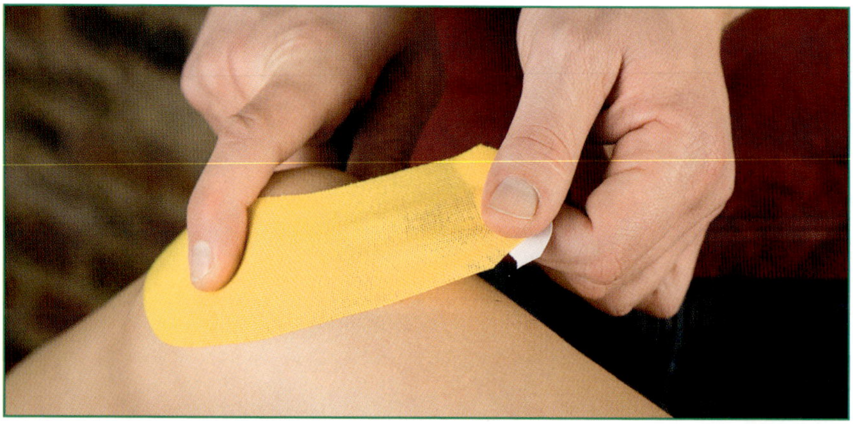

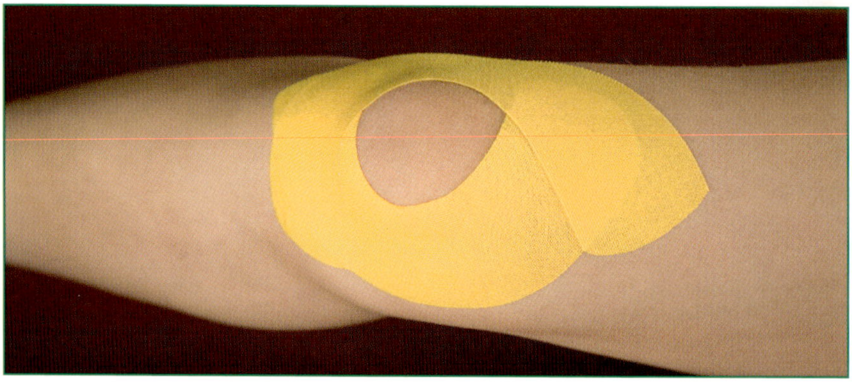

Die zwei verbleibenden Streifen werden ohne Dehnung etwas unterhalb der Patella in gleicher Ausrichtung wie die bereits geklebten Tapes um das Knie herum gesetzt. Sie dienen der Stabilisierung des Gelenkes und zur Fixierung der unter Zug stehenden Tapes. Es ist möglich, noch zwei kurze Quer-Tapes für die Befestigung oberhalb und unterhalb des Knies zu setzen, damit sich das Tape durch die starke mechanische Belastung nicht so schnell lösen kann.

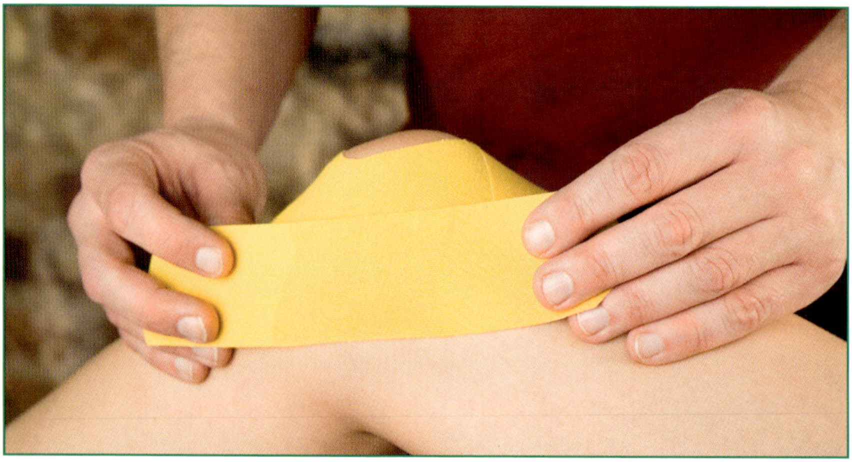

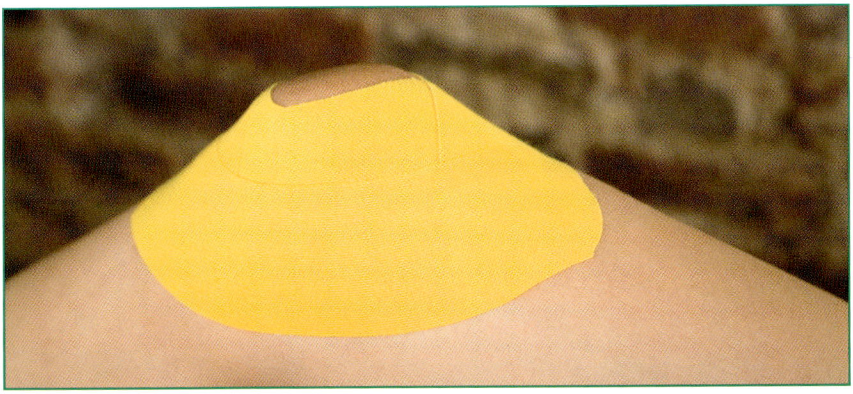

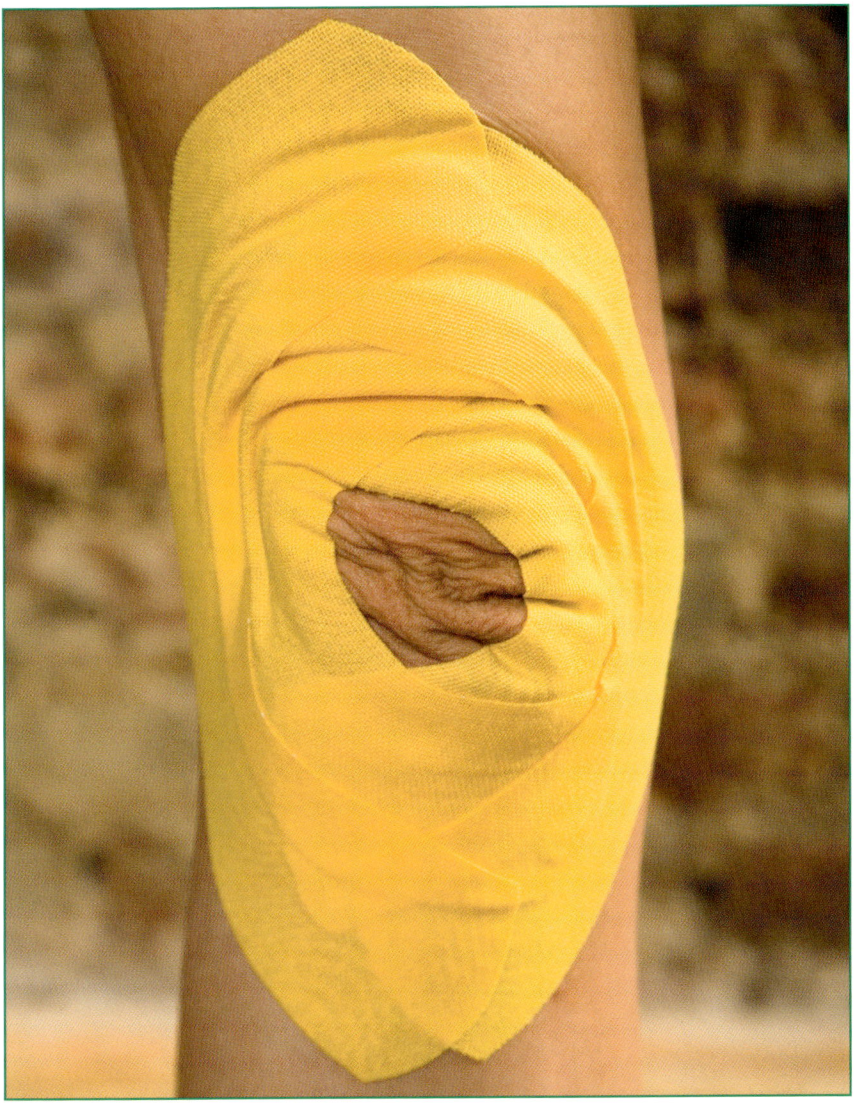

4.2.8.2 Patella-Stabilisierungs-Tape

Dieses Tape findet seine Anwendung bei Patellaluxationen oder Lateralisierungen der Patella. Hierbei ist es wichtig, die Reihenfolge der Einzel-Tapes zu beachten. Wenn die Patella leicht zur medialen Seite verschoben ist, so muss zuerst der laterale Flügel geklebt werden und umgekehrt. Das Gleiche gilt bei Verschiebungen in der horizontalen Ebene.

Man benötigt zwei Tapes von ca. 20 cm Länge und zwei Tapes von ca. 15 cm Länge. Alle vier Streifen werden zu V-Tapes auf ca. 7 cm mittig eingeschnitten und alle Enden abgerundet. Der Patient liegt in Rückenlage, das zu behandelnde Knie wird in 70° Flexion gebracht.

Bei einer Lateralverschiebung setzt man zuerst die längeren, senkrechten Tapes nach cranial und nach caudal. Man reißt die Trägerfolie am Beginn der Flügelchen auf und setzt den Anker mit vollem Zug cranial bzw. caudal der Patella, wobei die Flügelchen zur Patella zeigen, und streicht das Tape nach caudal bzw. nach cranial ohne Zug aus. Die Flügelchen werden zirkulär um die Patella mit 50 %iger Dehnung aufgeklebt.

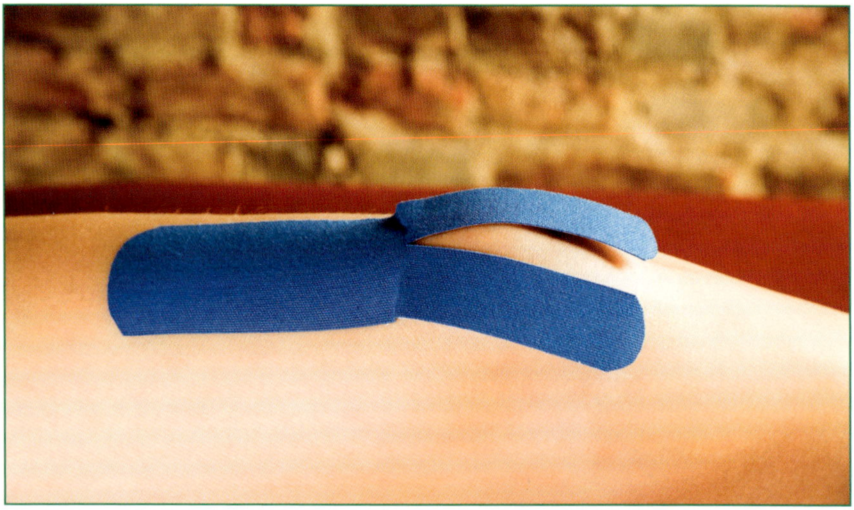

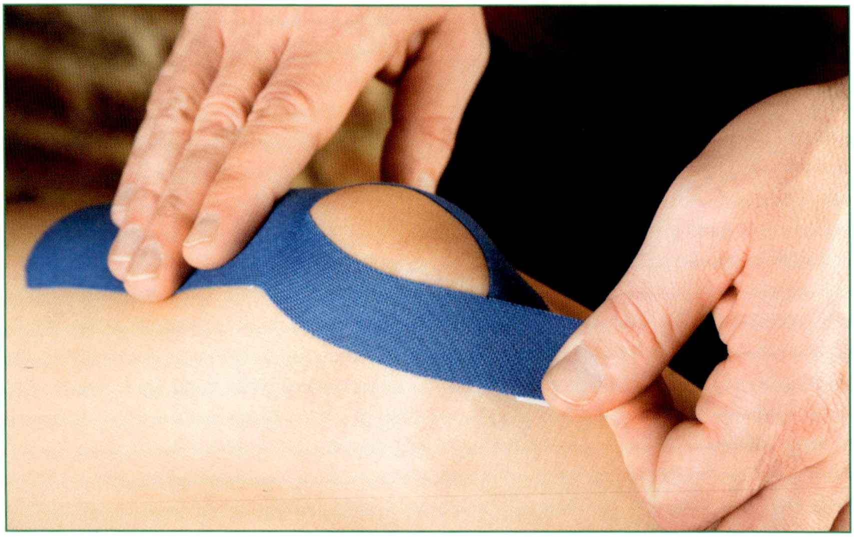

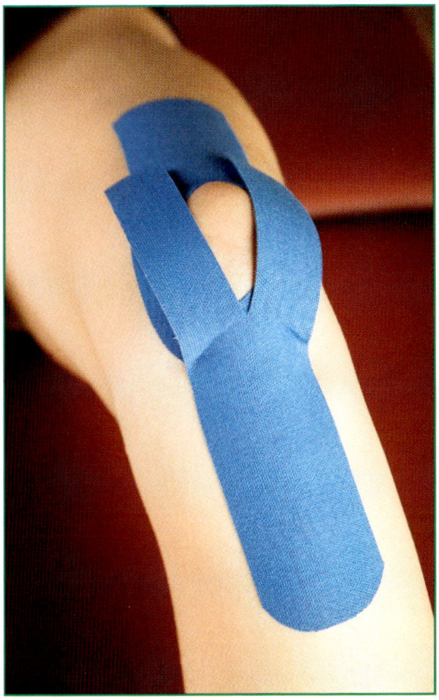

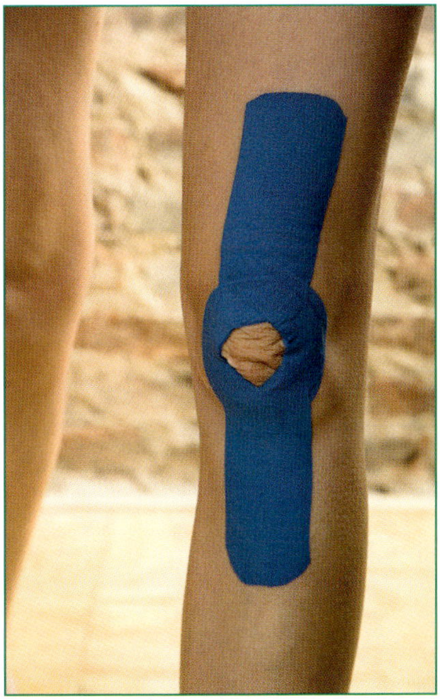

Um nun die Lateralverschiebung zu behandeln, muss das nächste Tape auf der contralateralen Seite gesetzt werden. Hierzu wird zuerst ein kurzer Anker von ca. 2 cm mit vollem Zug lateral bzw. medial neben dem Kniegelenk aufgesetzt.

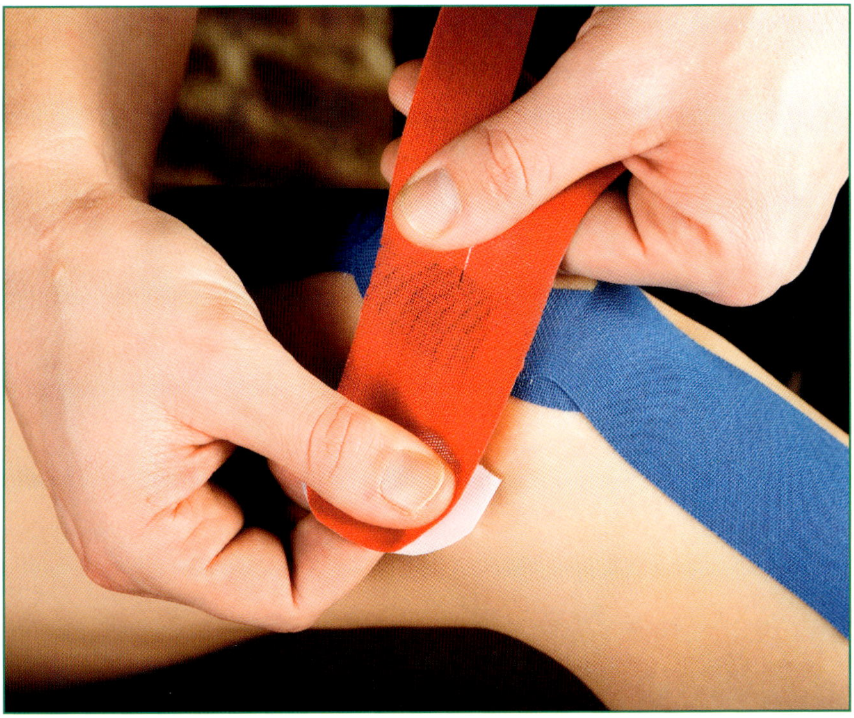

Kapitel 4

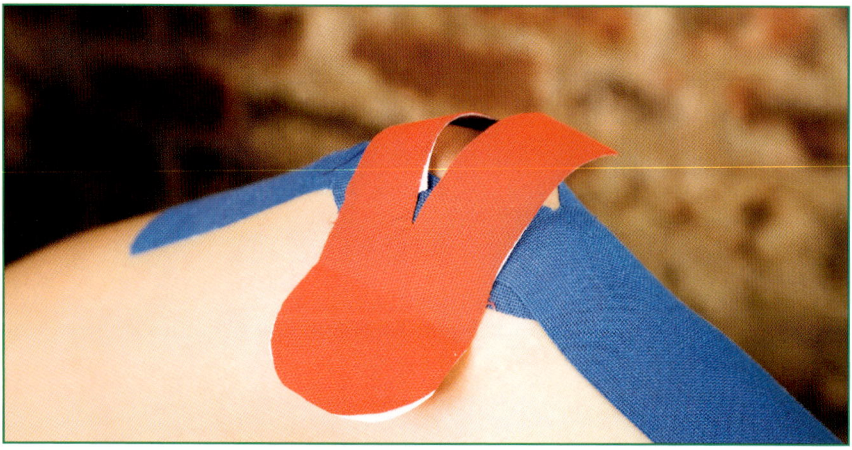

Anschließend werden die Flügelchen mit 50 %iger Dehnung zirkulär um die Patella geklebt. Erst danach wird der Rest des Ankers mit vollem Zug aufgebracht, und die letzten 2 cm des Tapes werden ausgestrichen.

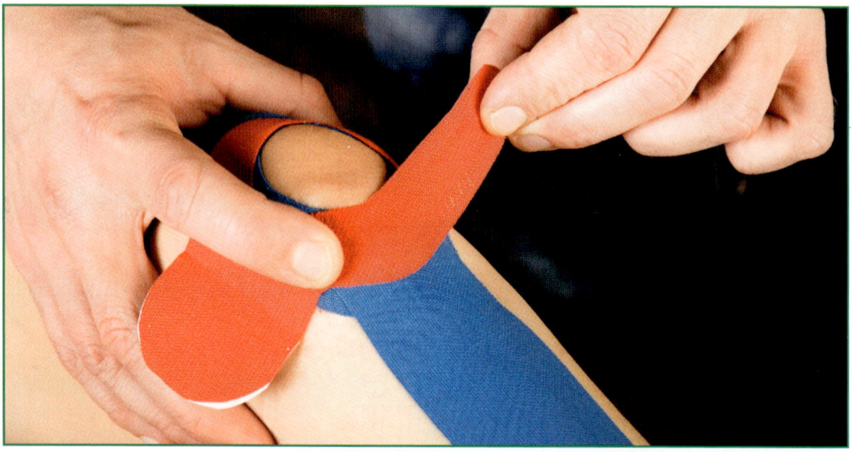

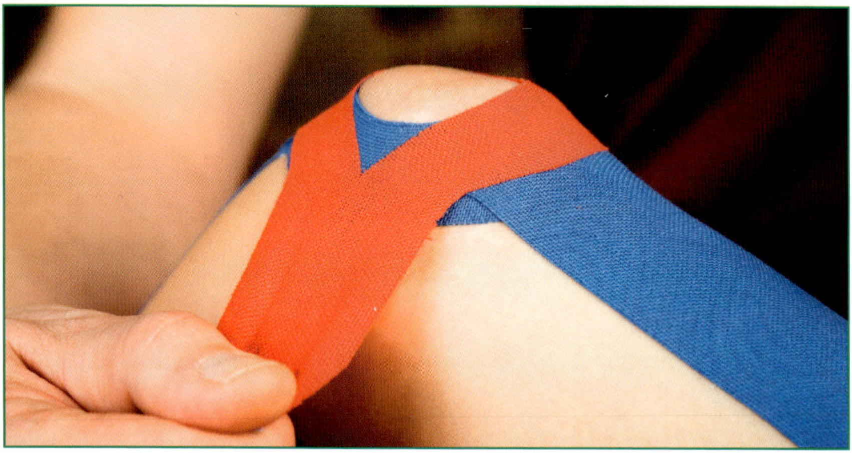

Beim Aufbringen des vierten Tapes ist darauf zu achten, dass ein nicht zu großer Gegenzug zur contralateralen Seite des dritten Tapes entsteht. Deshalb setzt man dieses Tape wieder mit dem Anker ohne Zug auf, klebt die Flügelchen ohne Zug zirkulär um die Patella und streicht den Rest ohne Zug aus. Es dient lediglich der Stabilisierung und der Fixierung.

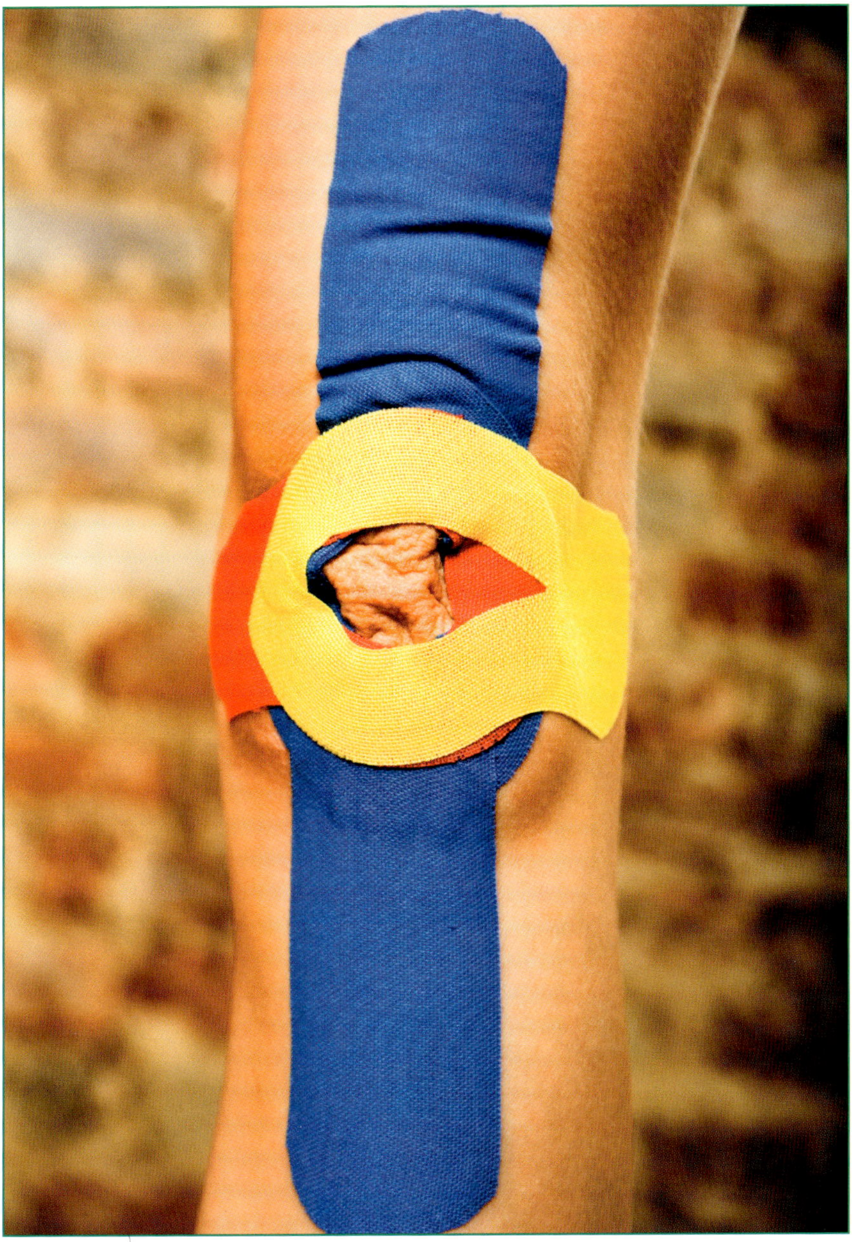

Zum besseren Verständnis wurden für die Abbildungen unterschiedliche Tape-Farben verwendet, die in der Praxis aufgrund der Farbzusammenstellung so nicht geklebt werden sollten.

4.2.8.3 Patella-Spitzensyndrom-Tape

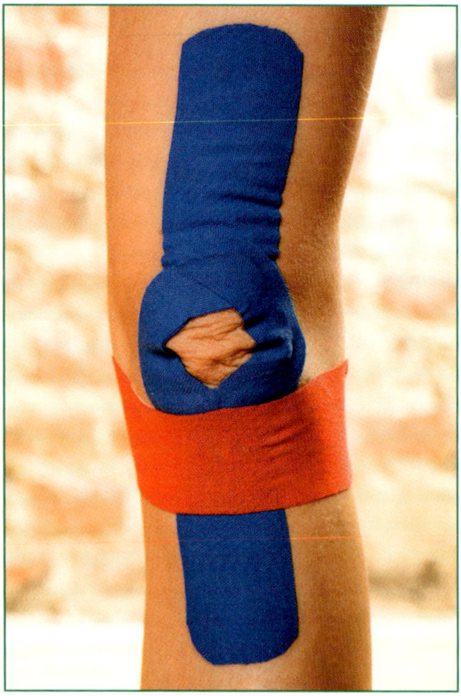

Man geht genau wie beim Stabilisierungs-Tape vor und klebt die senkrechten Tapes cranial und caudal der Patella. Seitliche Tapes werden hier nicht gesetzt. Dafür klebt man ein zusätzliches Tape von ca. 15 cm mit voller Dehnung waagerecht direkt caudal der Patella auf und streicht die Enden ohne Zug nach dorsal aus.

4.2.8.4 Patella-Entlastungs-Tape

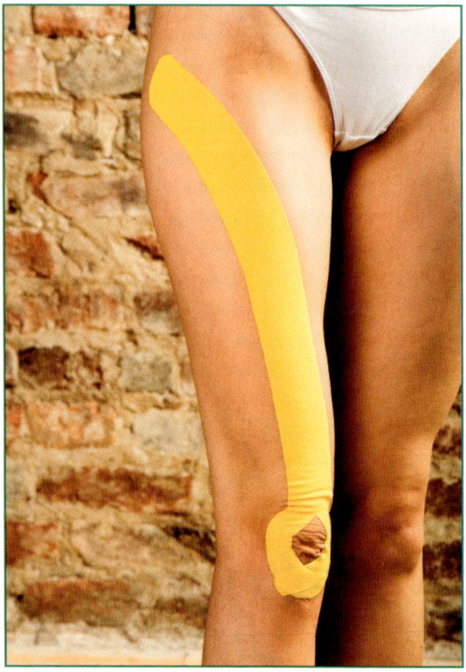

Um eine generelle Entlastung der Patella zu erreichen, wird das Quadriceps-femoris-Tape eingesetzt (siehe Kapitel 4.2.11).

4.2.9 Piriformis-Tape

Ursprung: Foramina sacralia anteriora (pelvica), Kapsel der Articulatio sacroiliaca, Ligamentum sacrospinale
Ansatz: Trochanter major
Innervation: Plexus sacralis, Nn. sacrales I und II
Funktion: Außenrotation, bei 90° Flexion abduziert er den Oberschenkel, Extension des Oberschenkels, Neigung des Beckens nach lateral und dorsal

Die Grundlage für die Behandlung dieses Muskels findet sich in dem Beschwerdebild, welches uns der Patient angibt. Es handelt sich um einen spitzen, stechenden Nervenschmerz, der häufig durch eine Kompression des N. ischiadicus ausgelöst wird. Durch den Hartspann der Muskeln M. piriformis, Mm. gemelli und der Mm. obturatorius externus et internus kommt es zu einer Kompression des Nervengewebes des Ischiasnervs, der zwischen diesen Muskeln verläuft.

Die schmerzhafte Region liegt im Iliosacralbereich, lateral über dem Gesäß und am Trochanter major, wo man auch einen schmerzhaften Triggerpunkt finden kann. Einen weiteren Triggerpunkt findet man medial oberhalb des Foramen ischiadicum majus.

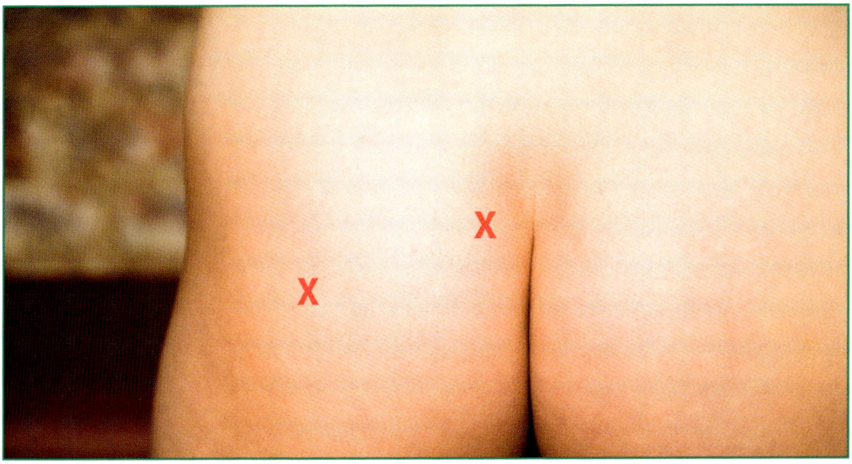

Um dem Patienten eine Schmerzlinderung zu geben, wird das Piriformis-Tape zur Entlastung dieser drei Muskeln geklebt, wobei die Kompression auf den Ischiasnerv genommen wird.

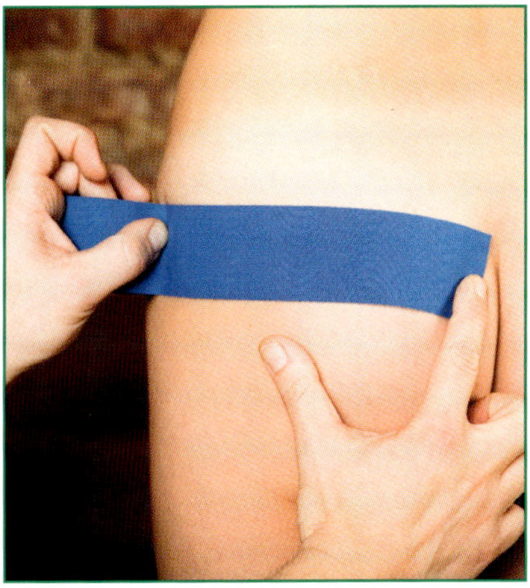

Der Patient steht aufrecht vor der Behandlungsliege. Die Tape-Länge wird waagerecht vom Trochanter major bis zur Pofalte gemessen und das Tape der Länge nach in der Mitte bis auf einen 4 cm langen Anker zu einem V-Tape aufgeschnitten. Der Anker wird mit vollem Zug cranial des Trochanter major auf den schmerzhaften Triggerpunkt aufgesetzt.

Kapitel 4

Um eine Vordehnung der Gesäßmuskeln zu erreichen, bittet man nun den Patienten, das zugehörige Bein angebeugt auf die Liege zu legen und das Knie nach medial zu drücken. Die Flügel des Tapes werden ohne Zug um den äußeren Rand der Muskelgruppe herumgeführt und ausgestrichen, sodass die Enden der Flügel sich treffen und eine Art Auge entsteht.

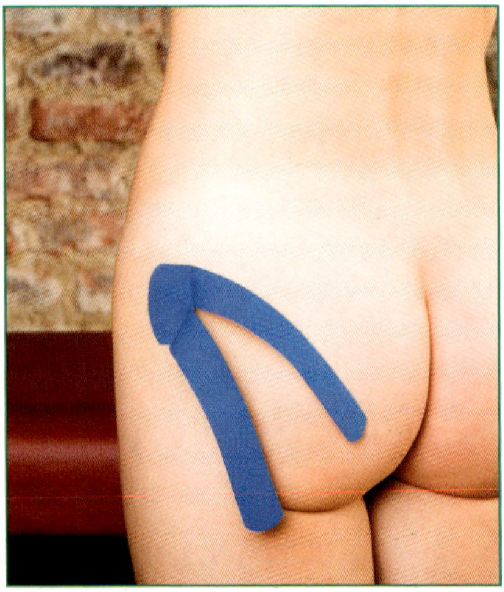

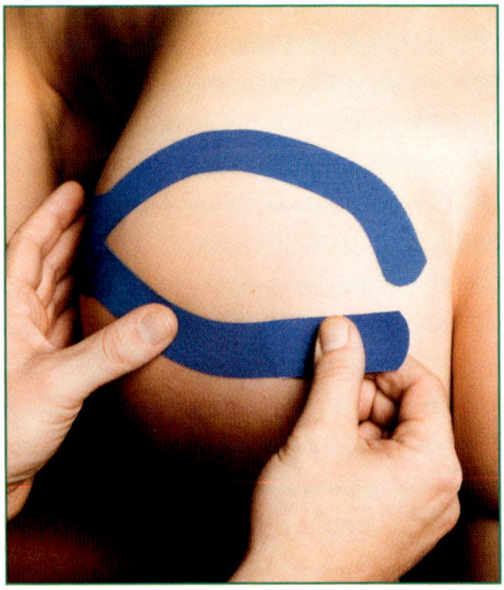

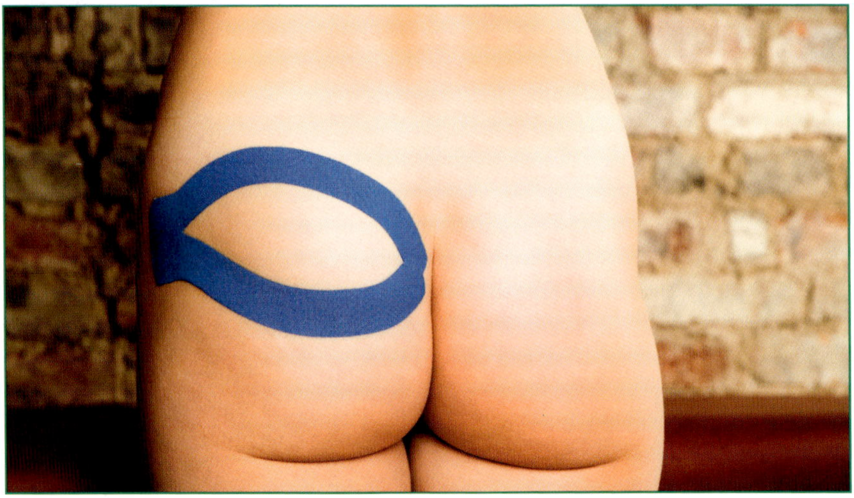

Es ist ebenfalls möglich, dieses Tape in Seitenlage mit flektiertem Oberschenkel zu kleben, da so ebenfalls eine ausreichende Vordehnung der Muskeln entsteht. Die Variante im Stehen wird allerdings bevorzugt, weil dieses Tape immer in Kombination mit dem Becken-Tape (siehe Kapitel 4.1.1) oder dem Glutaeus-Tape (siehe Kapitel 4.2.3) geklebt wird, wobei der Patient schon in stehender Haltung ist.

Wenn nach dem Aufbringen dieses Tapes weiterhin Beschwerden im Gesäßbereich auftreten, sollte unbedingt das Glutaeus-Tape (siehe Kapitel 4.2.3) geklebt werden, welches eine globalere Entspannung in den Gesäßmuskelbereich bringt und den Druck auf den N. ischiadicus verringert.

4.2.10 Quadratus-lumborum-Tape

Ursprung:	Pars dorsalis:	Crista iliaca, Ligamentum iliolumbale
	Pars ventralis:	Processus costales 1.-4. Lendenwirbel
Ansatz:	Pars dorsalis:	12. Rippe, 12. Brustwirbelkörper, Ligamentum lumbocostale
	Pars ventralis:	12. Rippe
Innervation:	N. subcostalis, Plexus lumbalis	
Funktion:	Lateralflexion des Rumpfes, zieht 12. Rippe nach caudal, bei fixiertem Thorax hebt er den seitlichen Beckenrand	

Der M. quadratus lumborum ist eine der am häufigsten übersehenen muskulären Ursachen für lumbale Rückenschmerzen. Bei Verspannungen in diesem Muskel kommt es zu Problemen bei der geraden Aufrichtung, beim Gehen oder nur beim Aufsitzen aus dem Liegen oder aber auch zur völligen Bewegungsunfähigkeit. Die Schmerzen strahlen häufig in die Regionen des Trochanter major und den Bereich des Iliosacralgelenkes aus. Sie sind meist dumpf und anhaltend und werden bei Bewegung als bohrend empfunden. Patienten kriechen auf allen Vieren, da dies eine Haltung mit den wenigsten Schmerzen ist. Dies geschieht, weil der M. quadratus lumborum in dieser Haltung die Lendenwirbelsäule nicht stabilisieren muss.

Zwei Hauptschmerzpunkte findet man oberflächlich cranial, mit Schmerzen entlang der Crista iliaca, bis zum äußeren oberen Lendenbereich und oberflächlich caudal, einhergehend mit Schmerzen zum Trochanter major bis zum äußeren oberen Oberschenkel.

Zwei weitere Triggerpunkte befinden sich zum einen tiefliegend cranial und leiten den Schmerz in den Bereich des Iliosacralgelenkes, und zum anderen tiefliegend caudal, bei denen der Schmerz bis in das untere Gesäß zieht. Patienten berichten über blitzartig einschießende Schmerzen von der Crista iliaca in die Vorderseite des Oberschenkels bzw. von der Spina iliaca posterior superior lateral bis zum Knie. Dieser Muskel wird als hauptsächlicher Ausgangspunkt für Schmerzen im Iliosacralbereich, in Hüfte oder Gesäß, Trochanter major, Abdomen und Lendenbereich gekennzeichnet. Unter Umständen können Schmerzen auch in Leiste, Hoden und Skrotum ausstrahlen oder sich ischiasartig ausbreiten.

Somit stellt dieser leider oft vergessene Muskel eine Hauptindikation bei der Behandlung lumbaler Rückenschmerzen dar. Deswegen ist es wichtig, ihn bei angegebenen Beschwerdebildern unbedingt mitzubehandeln.

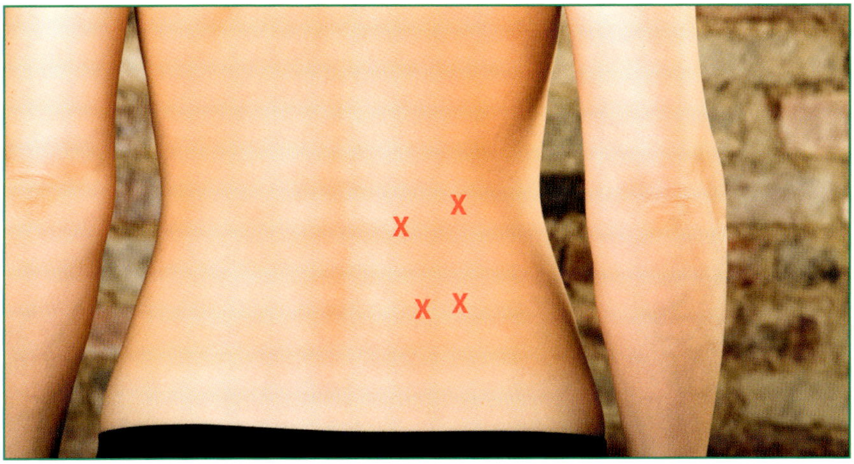

Für die Vordehnung des Muskels vollzieht der Patient eine Lateralflexion des Rumpfes zur contralateralen Seite und eine maximale Anteversion des ipsilateralen Armes. Man misst ein Tape von der unteren Brustwirbelsäule bis zu Spina iliaca anterior superior ab und setzt den Anker ohne Zug paravertebral in Höhe des BWK 12 auf den Rücken auf. Man streicht das Tape ohne Zug paravertebral nach caudal bis zur Höhe der Crista iliaca aus und klebt es über den Rand der Crista iliaca nach ventral.

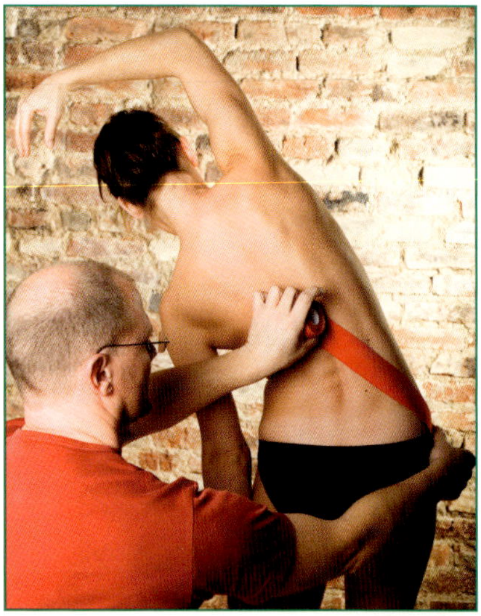

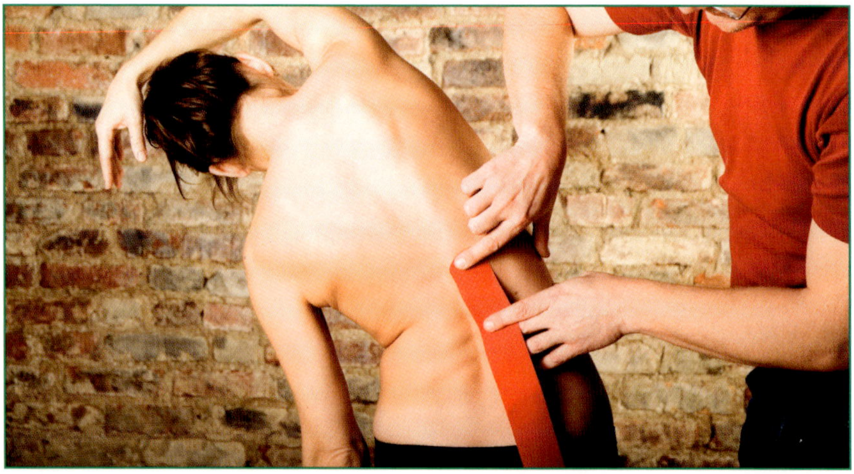

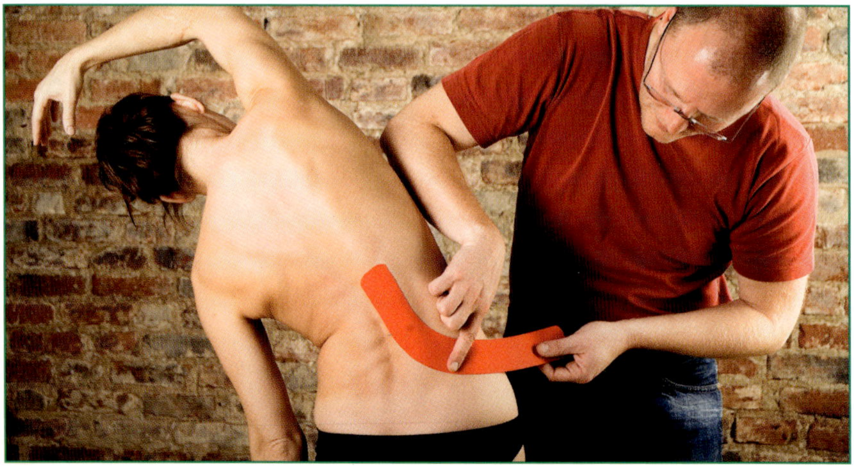

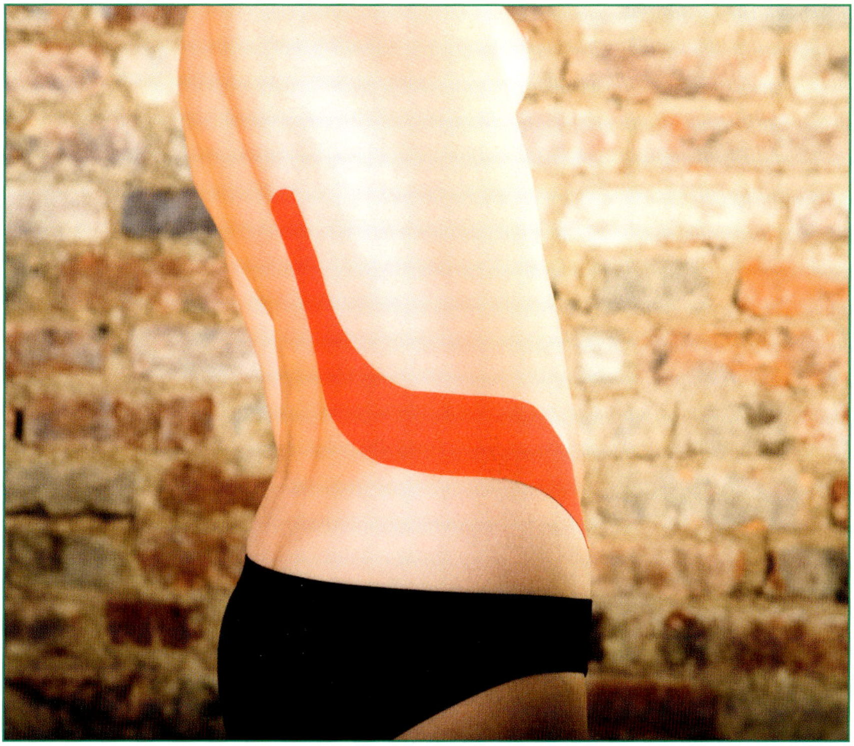

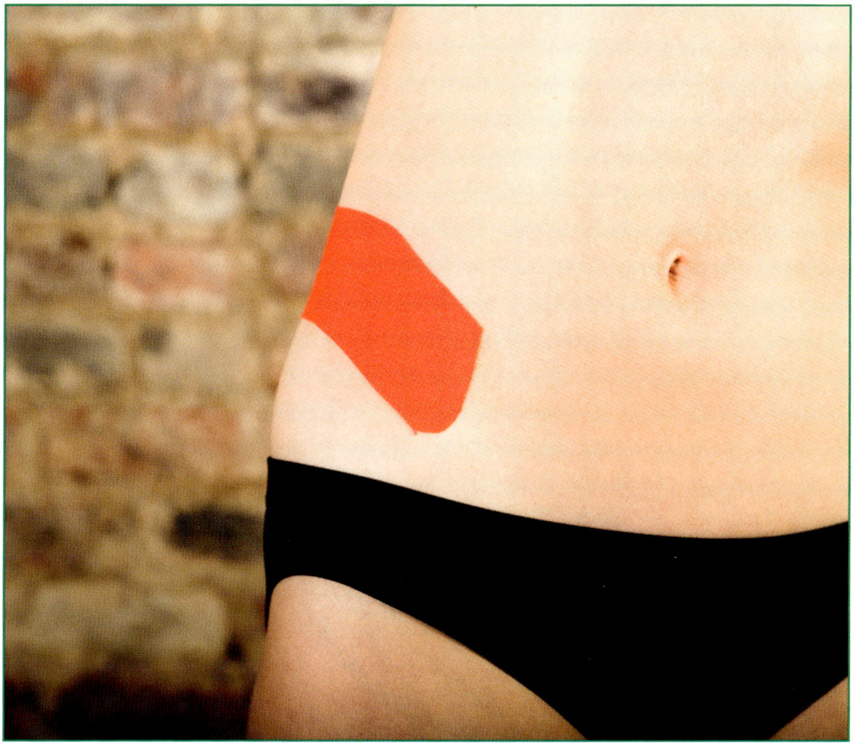

4.2.11 Quadriceps-femoris-Tape

Ursprung:	M. rectus femoris	unterhalb Spina iliaca anterior inferior, oberer Rand der Hüftgelenkspfanne
	M. vastus lateralis:	Trochanter major, Labium lateralis Linea aspera
	M. vastus medialis:	Linea intertrochanterica, Labium medialis Linea aspera
	M. vastus intermedius:	Femurschaft, Linea aspera femoris
Ansatz:	Tuberositas tibiae, Endsehne strahlt in Patella ein	
Innervation:	N. femoralis L2-L4	
Funktion:	alle Teile:	Extension und Fixation im Kniegelenk
	M. rectus femoris:	Flexion im Hüftgelenk

Es kommt nicht selten vor, dass Beschwerden im M. quadriceps femoris ihre Ursache in der ischiocruralen Muskulatur haben, denn eine Verkürzung dieser Muskelgruppe hat eine Überbelastung im M. quadriceps femoris zur Folge. Deshalb ist es notwendig, zuerst die Ischiocruralen Muskeln zu entlasten, damit der Übertragungsschmerz ausgeschaltet wird.

Die Schmerzbereiche des M. quadriceps femoris können sich an der medialen, anterioren und lateralen Seite des Oberschenkels sowie im Knie zeigen. Der Schmerzbereich des M. rectus femoris zeigt sich häufig im unteren anterioren Oberschenkel, an der Vorderseite des Knies sowie in der Umgebung der Patella. Der M. vastus medialis erzeugt Schmerzen anteromedial am Knie sowie weiter aufwärts in den anteromedialen Bereichen des Oberschenkels. Das Schmerzmuster des M. vastus intermedius erstreckt sich über den Mittelteil des anterioren Oberschenkels, und der M. vastus lateralis erzeugt Schmerzen über die gesamte Außenseite des Oberschenkels, in den Außenflächen des Knies sowie bis zur Crista iliaca und zum Trochanter major.

In der Regel ist es weniger der Oberschenkelbereich, der durch Schmerzhaftigkeit auffällt, als dies beim Knie der Fall ist. Hauptsächlich der M. vastus lateralis, als stärkster der vier Muskeln, ist für eine Blockierung im Bereich der Patella verantwortlich, die häufig mit Schmerzen am äußeren Patellarand einhergeht und sich gelegentlich nach oben über die Seitenfläche des Oberschenkels ausbreitet. Man findet meist einen Triggerpunkt an der Außenseite des Knies im Ligamentum fibulare collaterale.

Die Triggerpunkte des M. rectus femoris befinden sich auf Hüfthöhe, direkt caudal der Spina iliaca anterior superior und gelegentlich an seinem unteren Ende, direkt cranial des Knies, nahe der Patella.

Die Triggerpunkte des M. vastus medialis findet man distal, nah am medialen Muskelrand, und proximal in der Mitte des Oberschenkels, neben den Adduktoren.

Die Triggerpunkte des M. vastus intermedius befinden sich distal der Triggerpunkte des M. rectus femoris.

Beim M. vastus lateralis findet man mehrere Triggerpunkte. Zwei Triggerpunkte liegen hintereinander, am weitesten distal liegend direkt cranial der Patella. Weiter posterior, unter den ersten Triggerpunkten, befindet sich der zweite. Der dritte Triggerpunkt liegt posterolateral in der Mitte des Oberschenkels. Den nächsten Triggerpunkt findet man weiter anterior in der Mitte des Oberschenkels, wo mindestens drei Triggerpunkte hintereinander liegen, und der fünfte Triggerpunkt liegt im proximalen Ende des M. vastus lateralis.

Die Mm. vastus medialis et lateralis können zum Nachgeben des Knies führen, da nach einiger Zeit statt Schmerzen eine Schwäche des Muskels auftritt.

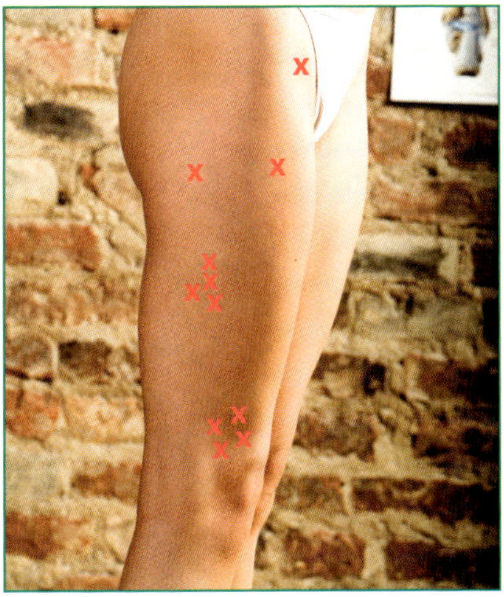

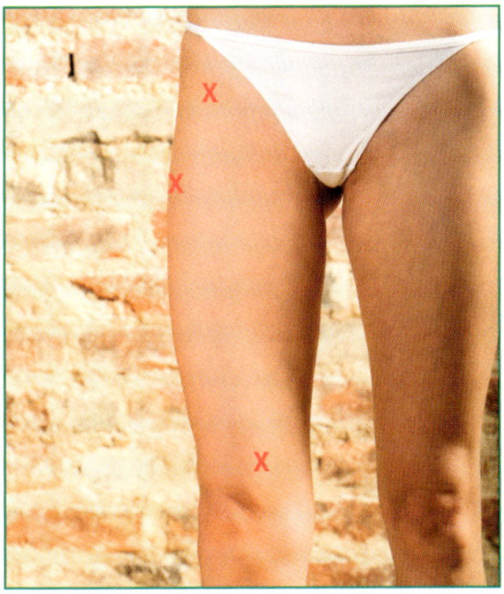

Für die Therapie heißt das, dass man meistens eine Beschwerde im Bereich des Knies vorfindet. Deshalb klebt man zur Behandlung ein Tape, welches nicht nur den Verlauf der vier Oberschenkelmuskeln abdeckt, sondern auch das Knie mitbehandelt.

Der Patient liegt in Rückenlage und das Knie wird 70° flektiert. Der Therapeut misst von caudal der Patella bis zum Trochanter major einen Tape-Streifen ab. Das Tape wird an einem Ende mittig auf ca. 10 cm eingeschnitten und alle Enden werden abgerundet.

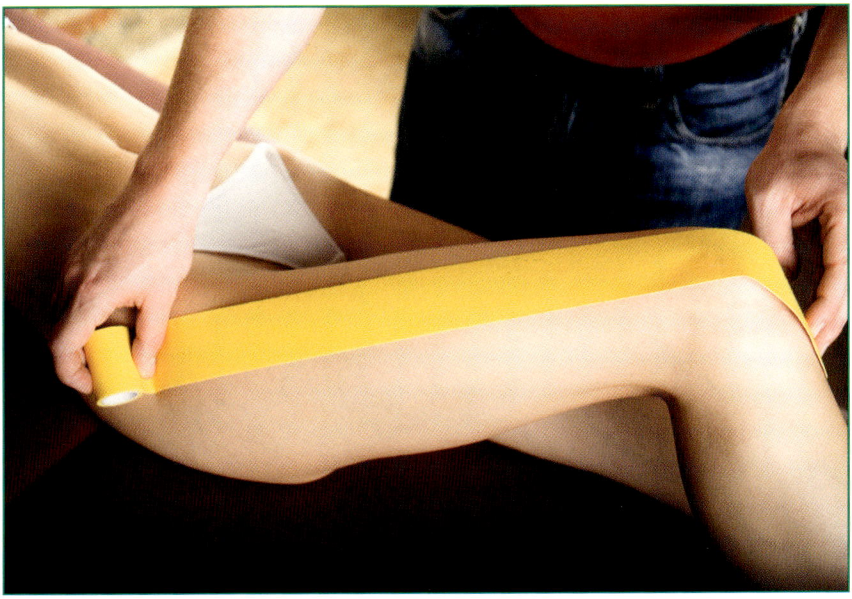

Der Therapeut reißt die Trägerfolie an den Flügeln auf und setzt den Anker ohne Zug cranial der Patella auf, wobei die Flügel zur Patella zeigen. Nun wird das Tape nach cranial ohne Zug bis zum Trochanter major auf der Mitte des Oberschenkels ausgestrichen. Anschließend werden die Flügel mit einer 50 %igen Dehnung zirkulär um die Patella herumgelegt.

Kapitel 4

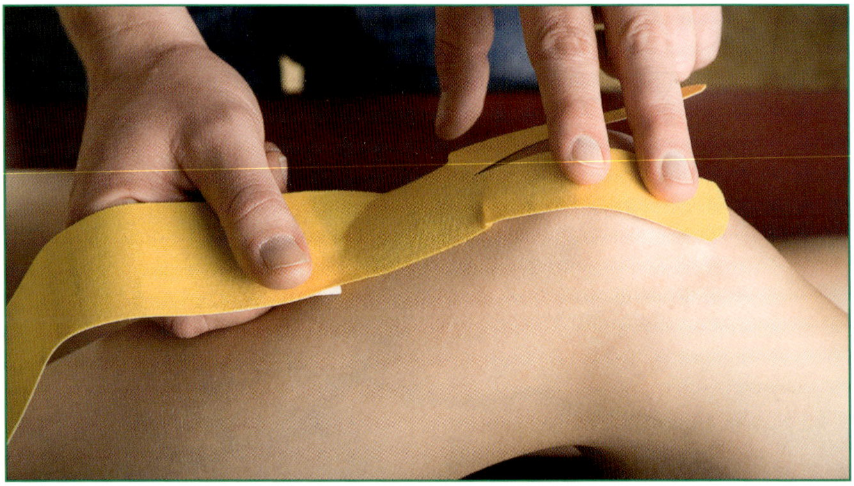

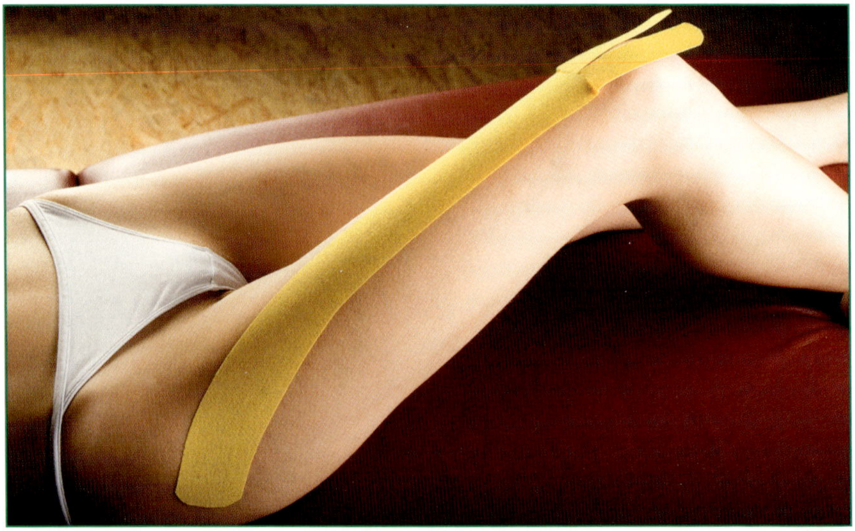

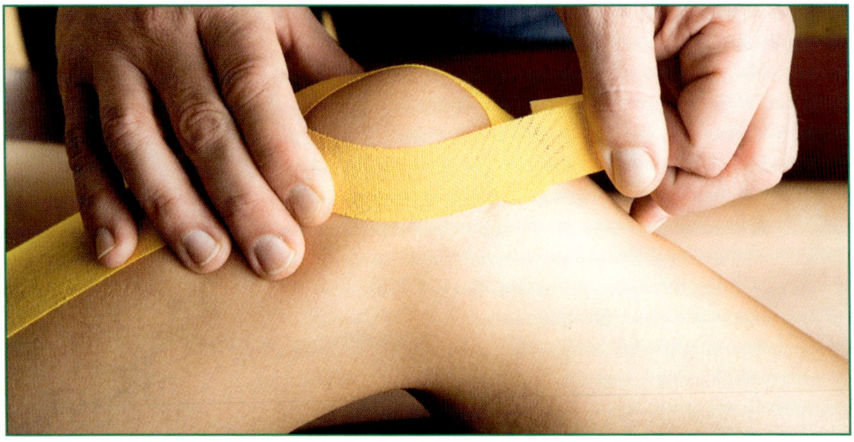

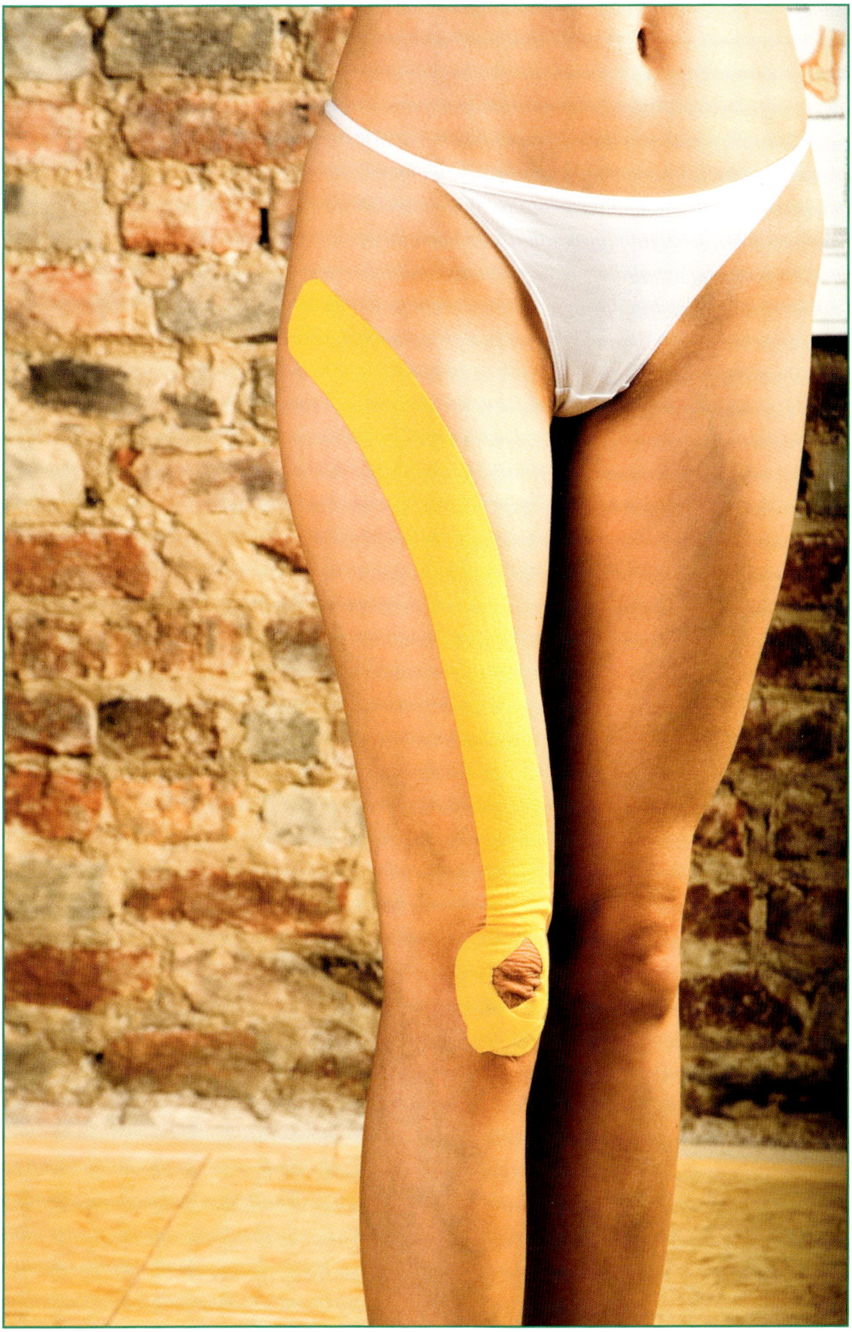

Sollten weiterhin Schmerzen im Knie auftreten, so muss nach weiteren schmerzhaften Triggern im Bereich der umgebenden Muskeln geforscht und entsprechende Tapes müssen gesetzt werden. Bei Schmerzen im Bereich des Oberschenkels kann ein zusätzliches Tape von cranial der Patella bis zur Spina iliaca anterior superior gesetzt werden, damit der gesamte Bereich des M. quadriceps femoris abgedeckt wird.

4.2.12 Sartorius-Tape

Ursprung: Spina iliaca anterior superior
Ansatz: Tuberositas tibiae (Pes anserinus)
Innervation: N. femoralis L2-L3
Funktion: Flexion, Außenrotation und Abduktion im Hüftgelenk
Flexion und Innenrotation im Kniegelenk

Die Beschwerden, die auf eine Beteiligung dieses Muskels schließen lassen, sind Schmerzen im medialen Oberschenkelbereich sowie in der Knieregion, welche oberflächlich, stechend oder kribbelnd sind. Tiefsitzende Kniegelenkschmerzen zählen allerdings nicht dazu.

Die Triggerpunkte dieses Muskels findet man proximal, medial und distal in seinem Verlauf direkt unter der Oberfläche der Haut. Sie lassen sich bei flächiger Palpation quer zum Faserverlauf ertasten. Man findet sie allerdings häufig erst, wenn Problematiken in den funktionell verwandten Muskeln eliminiert sind. Oft ist auch die Ansatzstelle an der Tibia wegen des dort herrschenden Zuges druckschmerzhaft.

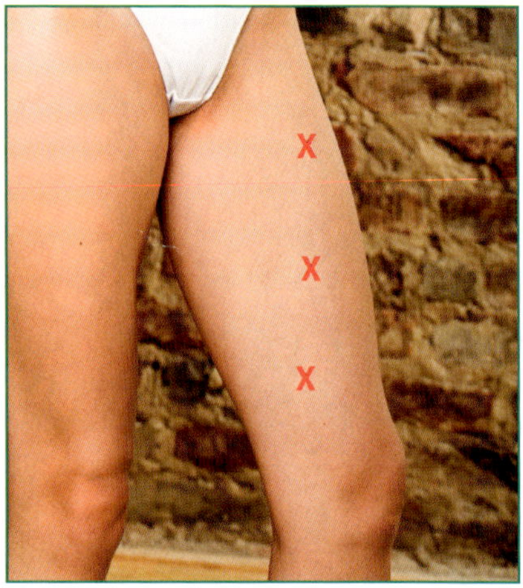

Dieses Tape ist bei allen Kniebeschwerden an der Innenseite dieses Gelenkes Pflicht. Es hat sich gezeigt, dass viele Patienten mit einer Meniskus-Diagnose gänzlich von ihren Schmerzen befreit werden und so auf diese Operation verzichten konnten. Wer ein Kniegelenks-Tape setzt, sollte den Tape-Streifen, der den M. sartorius betrifft, einfach bis zur Spina iliaca anterior superior verlängern.

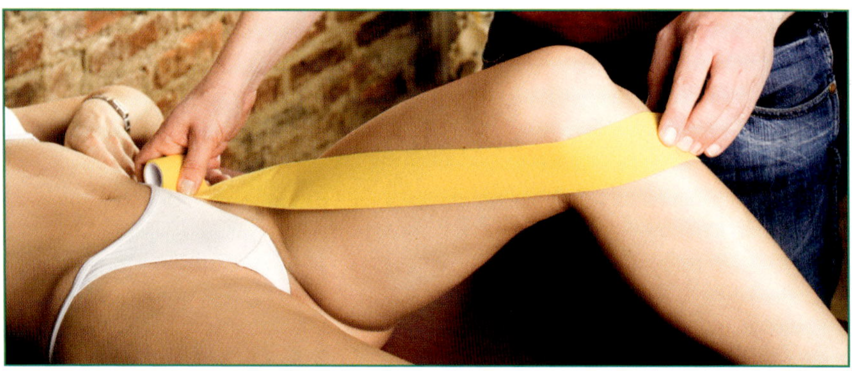

Der Patient liegt in Rückenlage auf der Behandlungsliege und das Knie wird 70° flektiert. Die Länge des Tapes bemisst sich von cranial der Spina iliaca anterior superior bis caudal des Kniegelenkes, der Anker wird ohne Zug auf den Muskelansatz (Pes anserinus) aufgeklebt. Anschließend zieht man das Tape ohne Dehnung über den medialen Gelenkspalt in Richtung des Oberschenkels und streicht es bis zur Spina iliaca anterior superior aus, damit auch die Triggerpunkte im oberen Anteil des Muskels abgedeckt werden.

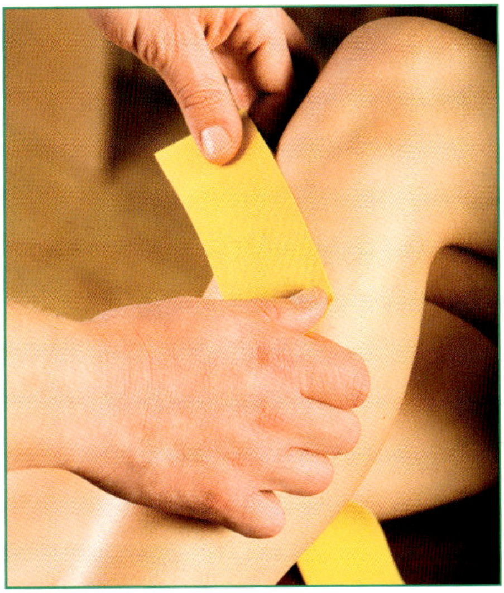

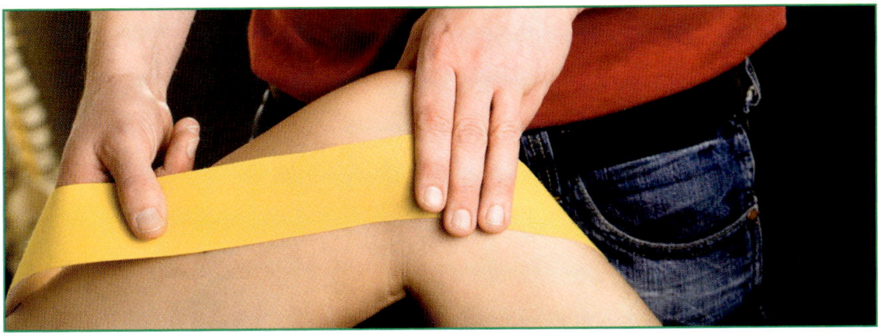

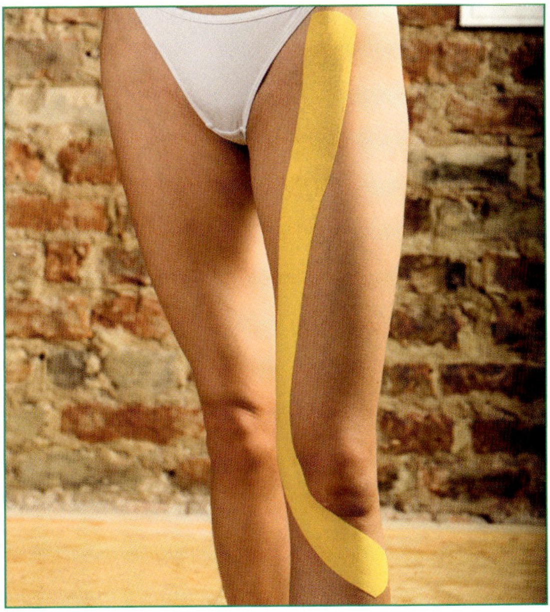

4.2.13 Tensor-fasciae-latae-Tape

Ursprung: Spina iliaca anterior superior
Ansatz: Tractus iliotibialis, Fascia lata
Innervation: N. glutaeus superior L4-S1
Funktion: Spannung der Fascia lata, Innenrotation des Oberschenkels, Flexion Abduktion mit gestrecktem Kniegelenk, leichte Außenrotation der Tibia bei gebeugtem Kniegelenk bei Verkürzung auf beiden Seiten: Beckenkippung, verstärkte Lendenlordose

Die Patienten geben häufig Beschwerden und Schmerzen im Bereich des Hüftgelenkes, über dem Trochanter major und auf der anterolateralen Seite des Oberschenkels an, die gelegentlich bis zum Knie oder sogar bis in die Wade ausstrahlen und sich durch Bewegung des Hüftgelenkes verstärken. Dieses Beschwerdebild kann irrtümlich dazu führen, dass eine Bursitis trochanterica diagnostiziert wird.

Man findet schmerzhafte Triggerpunkte etwas ventral des Trochanter major und im proximalen Drittel des Muskels durch flächige Palpation.

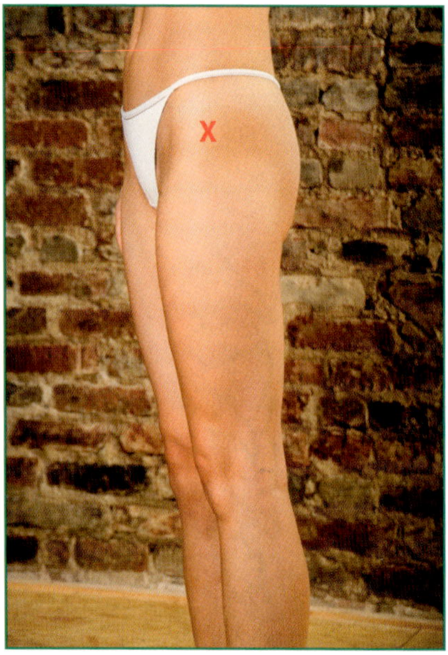

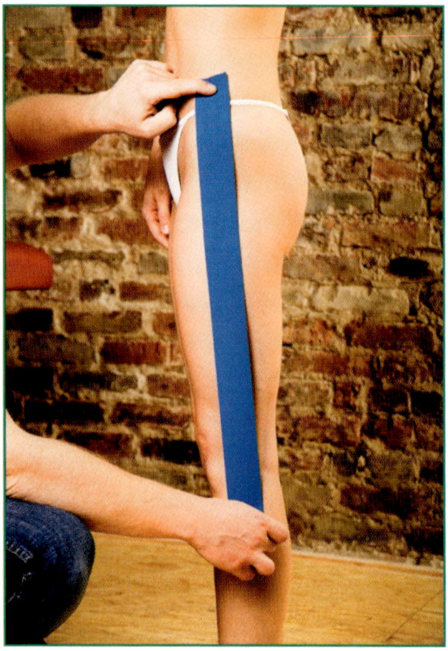

Der Patient liegt in Rückenlage oder steht aufrecht vor der Behandlungsliege. Die Tape-Länge wird von cranial der Spina iliaca anterior superior bis ca. 5 cm caudal (wichtig!) des Kniegelenkes gemessen. Den Anker setzt man mit vollem Zug cranial der Spina iliaca anterior superior auf, und das Tape wird mit 50 %igem Zug ventral des Trochanter major bis caudal des Kniegelenkes aufgebracht. Es ist angeraten, aufgrund einer größeren mechanischen Belastung im Knie zum Abschluss ein kurzes Quer-Tape zur Fixierung zu setzen.

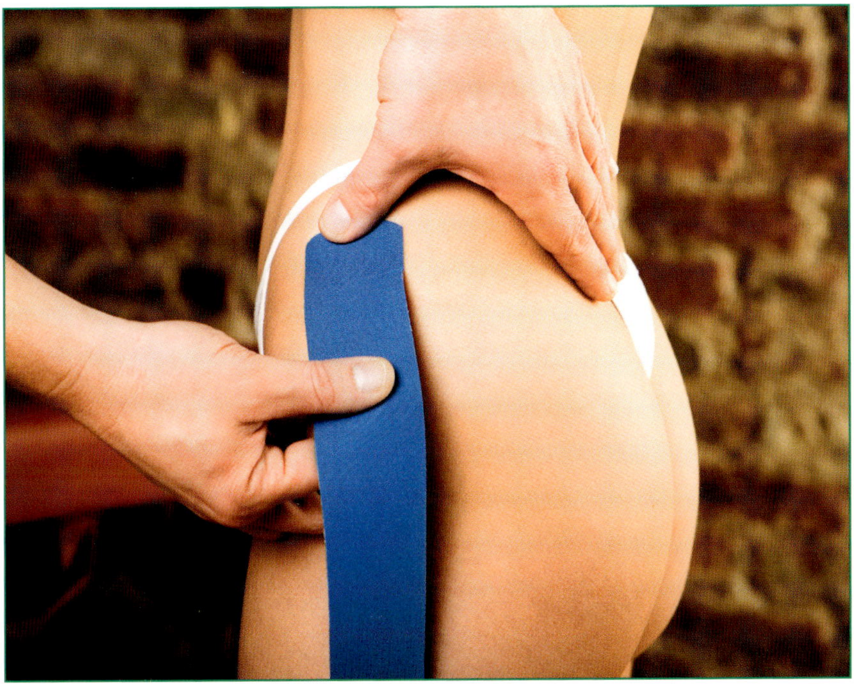

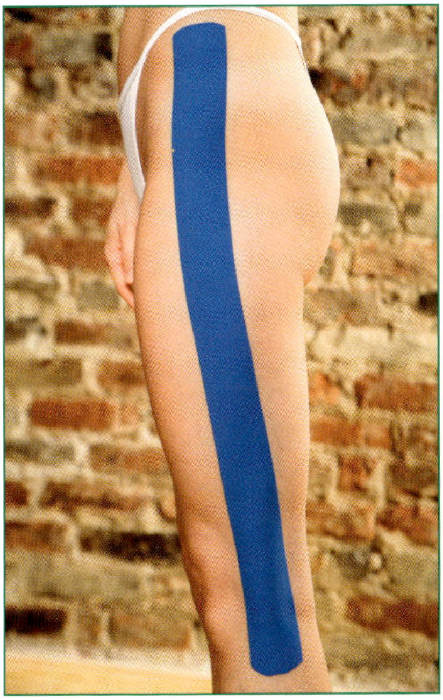

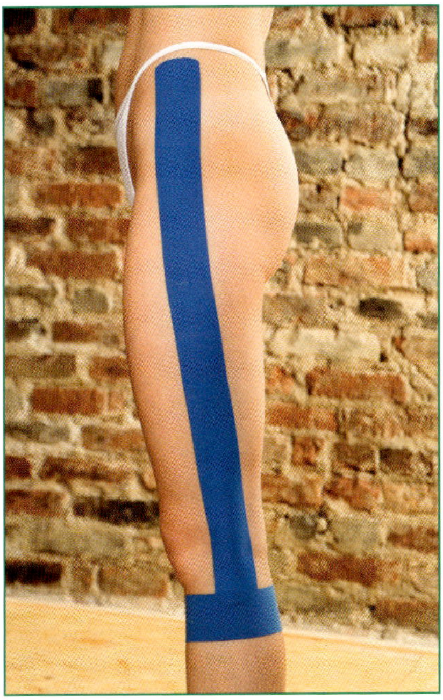

Wenn nach dem Aufbringen des Tensor-fasciae-latae-Tapes noch Schmerzen im Bereich des Hüftgelenkes auftreten, sollten weitere, diesen Bereich betreffende Tapes (siehe Kapitel 4.2.3: „Glutaeus-Tape", Kapitel 4.2.9: „Piriformis-Tape", Kapitel 4.2.10: „Quadratus-lumborum-Tape", Kapitel 4.2.5: „Iliopsoas-Tape") gesetzt werden.

4.2.14 Tibialis-anterior-Tape

Ursprung: Condylus und Fascies lateralis tibiae, Membrana interossea
Ansatz: plantare Fläche des Os cuneiforme medialis, Basis Ossis metatarsalis I, zieht mit seiner langen Sehne zum medialen Fußrand
Innervation: N. fibularis profundus L4-S1
Funktion: Dorsalextension, Supination und Adduktion des Fußes, Fixation der Sprunggelenke, stützt das Quergewölbe, führt den Unterschenkel nach ventral (bei der Kniebeuge)

Die Schmerzen dieses Muskels zeigen sich meist an der anterioren Fläche des Malleolus medialis sowie auf der dorsalen und medialen Fläche der Großzehe. Es können aber auch Schmerzen über das Schienbein bis in das Sprunggelenk und in den Fuß auftreten. Man kann eine eingeschränkte Dorsalflexion und ein Nachziehen des Fußes beobachten, und es liegt meist eine Sprunggelenksinstabilität vor. Dieser Bereich kann durchaus Schmerzen bereiten, obgleich dort keinerlei Verletzung vorliegt.

Der Triggerpunkt befindet sich im proximalen Teil des Muskels, direkt neben dem Margo anterior tibiae.

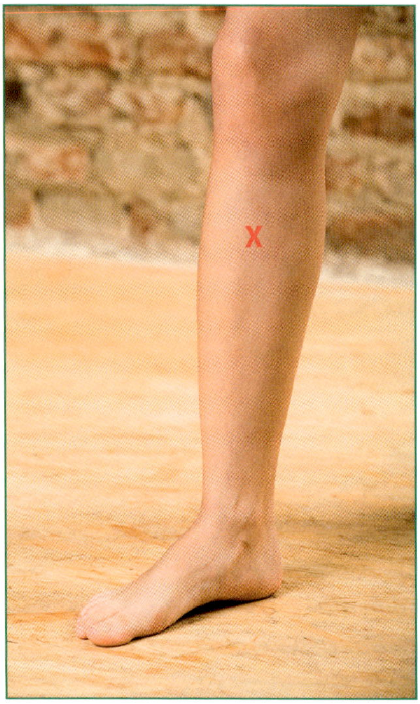

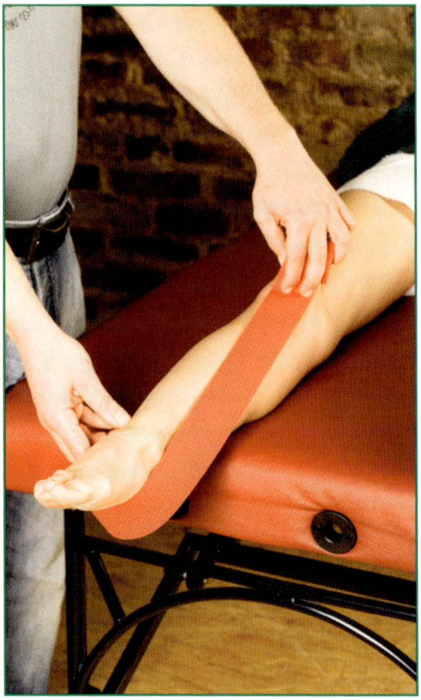

Der Patient befindet sich in Rückenlage auf der Behandlungsliege und der zu behandelnde Fuß ist in Plantarflexion. Die Tape-Länge bemisst sich von cranial des Malleolus lateralis, unter der Ferse entlang, über den Malleolus medialis bis unterhalb der lateralen Seite des Kniegelenkes. Zusätzlich schneidet man ein Quer-Tape von ca. 20 cm Länge.

Der Anker wird mit vollem Zug auf den Malleolus lateralis gesetzt und das Tape mit vollem Zug unter der Ferse bis zum Malleolus medialis geklebt. Ab dann wird das Tape ohne Zug an der Schienbeinkante entlang bis zur lateralen Seite des Kniegelenkes ausgestrichen.

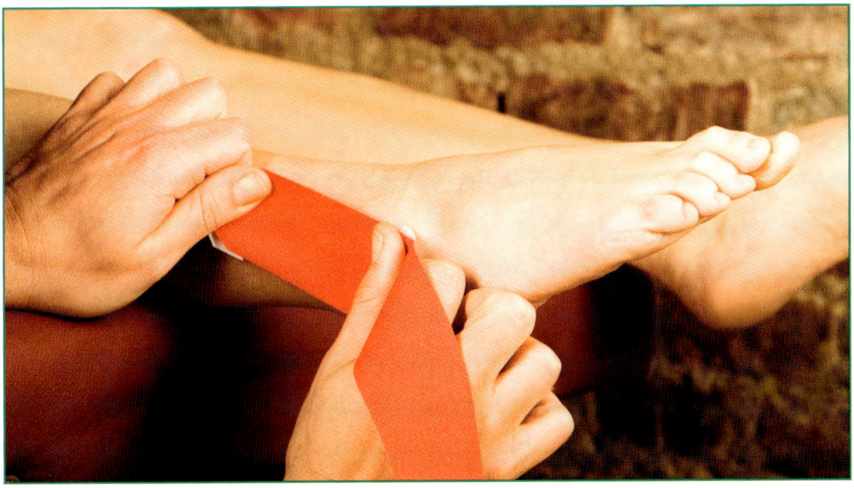

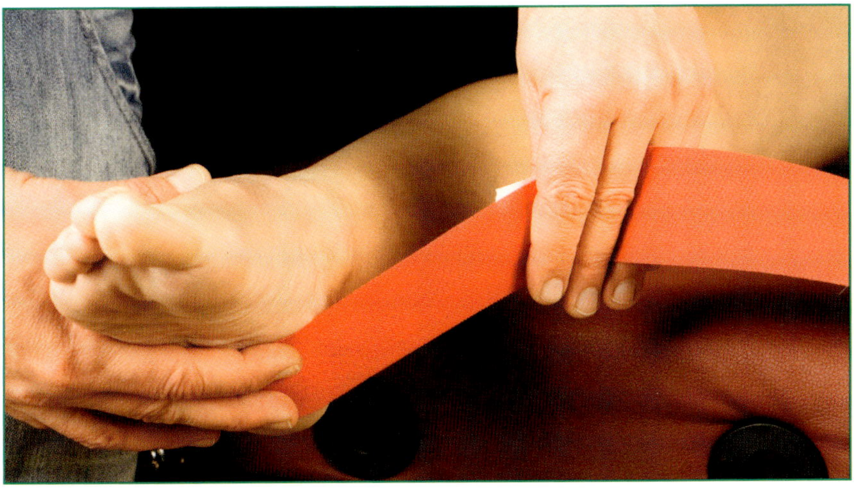

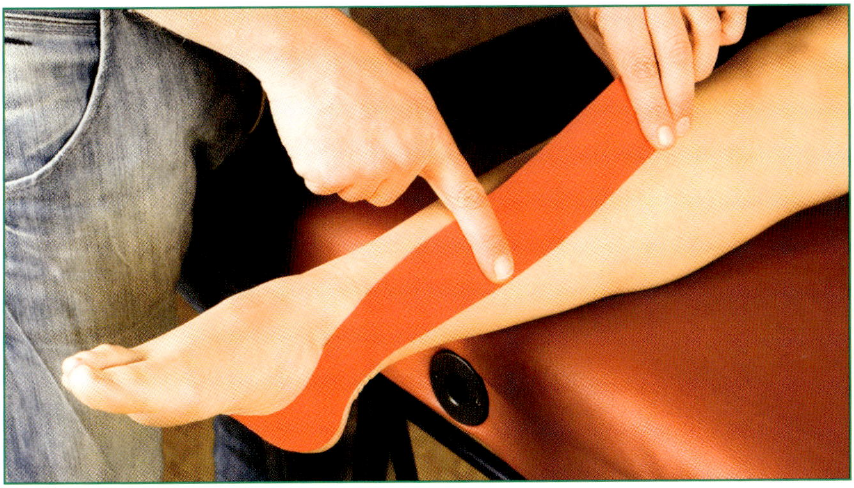

Das Quer-Tape wird mittig mit vollem Zug auf den Malleolus medialis aufgesetzt und zirkulär zum Malleolus lateralis ohne Zug ausgestrichen.

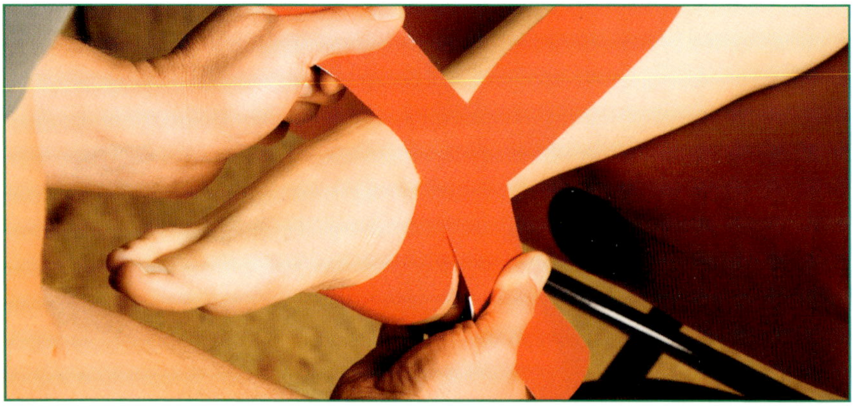

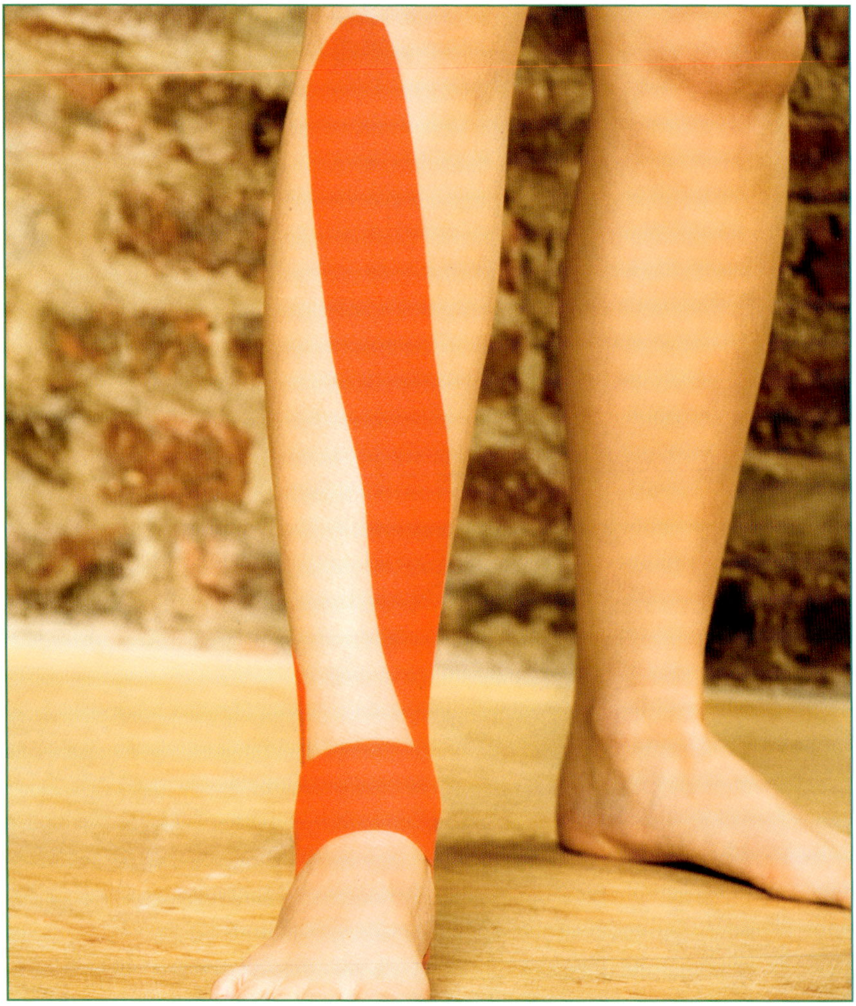

4.2.15 Tibialis-posterior-Tape

Ursprung: Membrana interossea, Fascies posterior tibiae, Fascies med. fibulae
Ansatz: Tuberositas des Os navikulare, Os cuneiforme I-III, Os metatarsale I-IV
Innervation: N. tibialis L5-S1
Funktion: Supination, Adduktion, Plantarflexion des Fußes, verspannt das Quergewölbe

Die Schmerzen bei einer Belastung dieses Muskels treten im Bereich der Achillessehne und, ausgehend von der Wade, bis nach distal zur Ferse und über die gesamte Plantarfläche des Fußes und der Zehen auf. Der Schmerz tritt häufig nur beim Gehen und Laufen auf. Besonders beim Laufen auf unebenem Gelände, wenn der Fuß eine zusätzliche Stabilisation benötigt, macht sich dies deutlich bemerkbar.

Man findet einen schmerzhaften Triggerpunkt im proximalen Anteil des Muskels im Bereich der Wade.

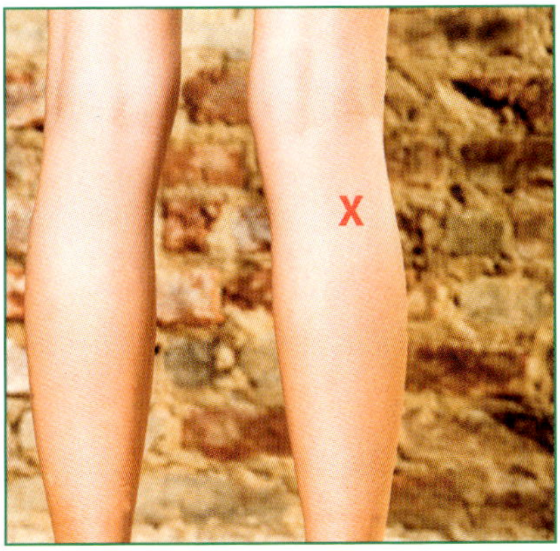

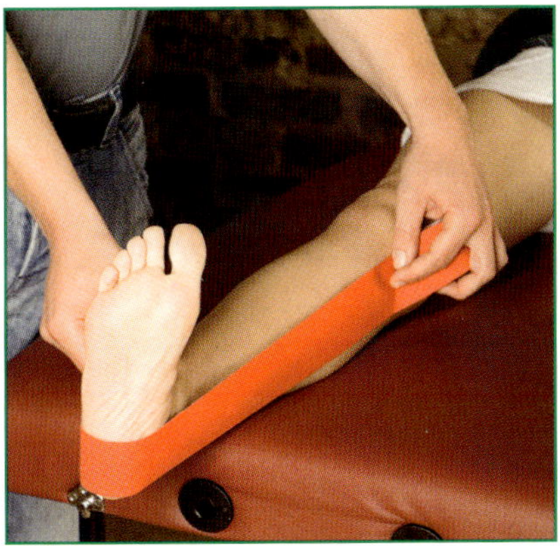

Der Patient liegt in Rückenlage und geht in die Vordehnung des Muskels. Hierzu wird der Fuß supiniert und dorsalextendiert. Die Tape-Länge bemisst sich vom Malleolus lateralis, unter der Ferse entlang und über den Malleolus medialis im Verlauf des Muskels bis zur Kniekehle. Ein weiteres Quer-Tape von ca. 20 cm wird ebenfalls benötigt.

Man setzt den Anker mit vollem Zug auf den lateralen Malleolus und geht mit voller Dehnung unter der Ferse entlang bis über den medialen Malleolus.

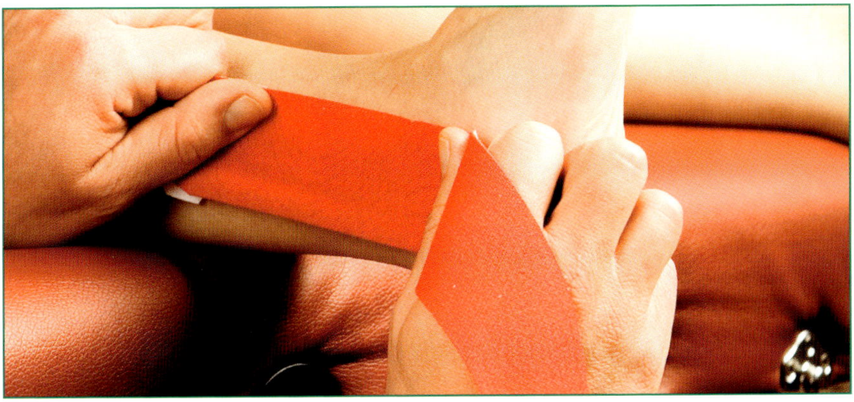

Der Rest des Tapes wird in dem Verlauf des Muskels bis zur Kniekehle ohne Zug ausgestrichen.

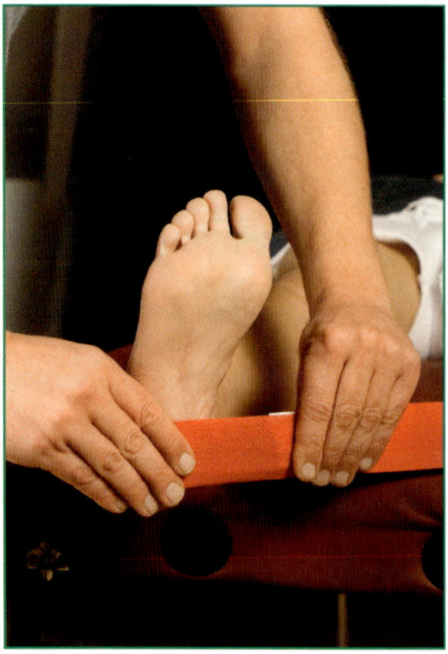

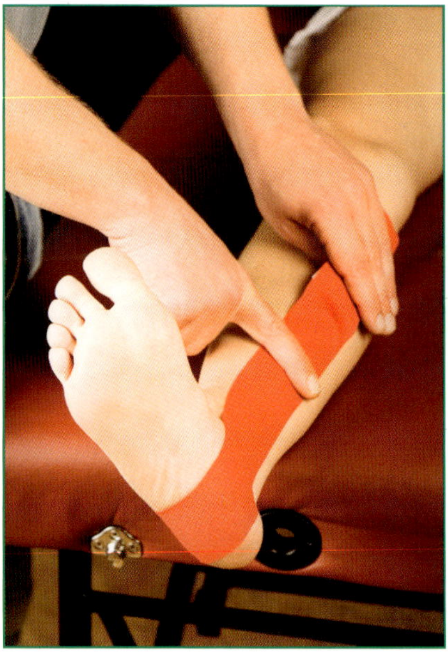

Anschließend wird das Quer-Tape mit vollem Zug unter der Ferse aufgesetzt, weiter mit vollem Zug über beide Malleolen geklebt und die Enden werden ohne Zug ausgestrichen.

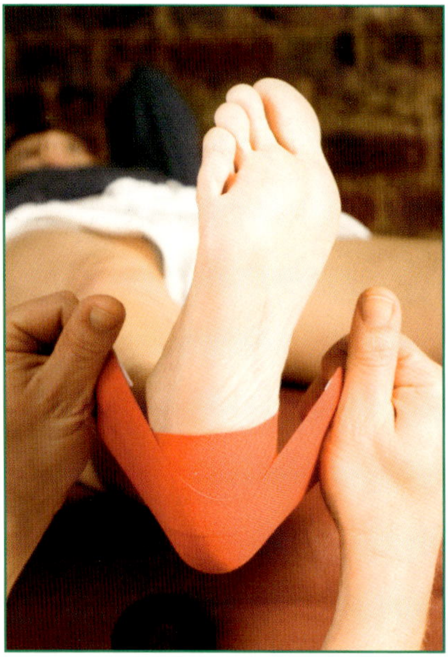

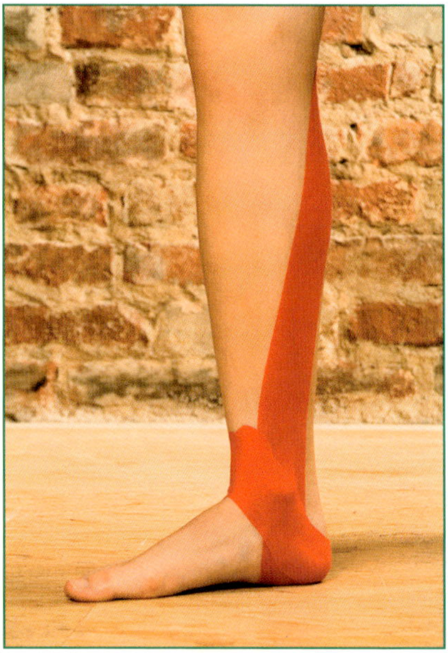

Dieses Tape wird in erweiterter Form bei Sprunggelenksdistorsionen eingesetzt (siehe Kapitel 5.34: „Sprunggelenksdistorsion").

4.2.16 Triceps-surae-Tape

M. Gastrocnemius

Ursprung: Caput mediale: Condylus medialis femoris
Caput laterale: Condylus lateralis femoris
Ansatz: Tuber calcanei
Innervation: N. tibialis
Funktion: Plantarflexion, Supination und Adduktion des Fußes
geringe Beugung des Unterschenkels

M. soleus

Ursprung: Caput, Facies und Margo posterior fibulae, Facies posterior tibiae
Ansatz: Tuber calcanei
Innervation: N. tibialis
Funktion: Plantarflexion, Supination und Adduktion des Fußes

Dies sind zwei Muskeln, die es in sich haben. Die Reihe an Schmerzen, die durch diese beiden Muskeln hervorgerufen werden, ist lang. Da beide Muskeln in der Achillessehne zusammenlaufen, soll diese auch als Erste genannt werden. Durch zu starke Belastung, Verkürzung oder Verhärtung kommt es zu einer Straffung oder sogar Entzündung im Bereich der Sehne. Dies äußert sich als Fersenschmerzen beim Gehen und auch in Ruhe. Der M. gastrocnemius überträgt Schmerzen vom Spann über die posteriomediale Fläche des Sprunggelenks, über die Kniekehle bis zum unteren posterioren Oberschenkel. Nächtliche Wadenkrämpfe sind ein Hauptsymptom für einen überlasteten M. gastrocnemius.

Weiterhin kann der M. soleus aufgrund einer Belastung seiner Tätigkeit als Muskelpumpe nicht nachkommen, was zu Schmerzen in Wade und Fuß sowie zu einer Ödembildung im Fuß und im oberen Sprunggelenk führt. Durch eine Einschränkung der Dorsalflexion im oberen Sprunggelenk können einige Patienten nur schwer Gegenstände vom Boden aufheben, ohne ihre aufrechte Rumpfhaltung zu verlieren, weil dafür eine uneingeschränkte Dorsalfexion des Fußes und Knieflexion erforderlich sind. Ebenso ist es möglich, dass es durch eine Belastung des M. soleus zu Schmerzen im ipsilateralen Iliosacralgelenk kommt.

Den ersten Triggerpunkt des M. soleus findet man ca. 3 cm distal des Gastrocnemiusbauches unmittelbar medial der Mittellinie, während man den zweiten Triggerpunkt etwas weiter proximal und lateral davon findet. Der dritte Triggerpunkt befindet sich cranial an der lateralen Seite der Wade.

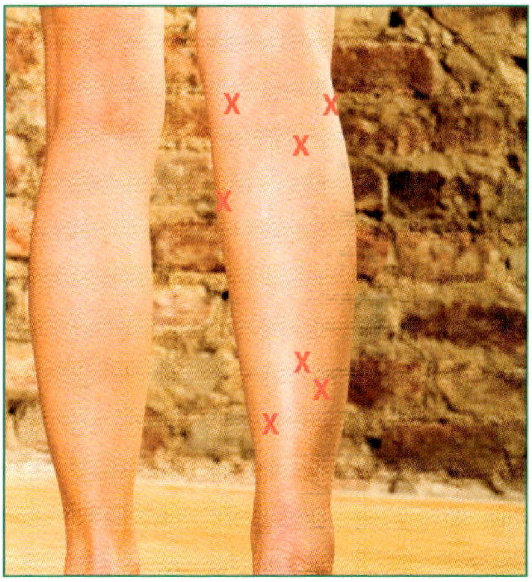

Die Triggerpunkte des M. gastrocnemius findet man proximal der mittleren Ebene des medialen bzw. lateralen Muskelbauches und in der Kniekehle, nahe des Ansatzes des medialen und lateralen Muskelbauches am Epicondylus medialis femoris und Epicondylus lateralis femoris.

Mit einem Tape für beide Muskeln kann man sehr erfolgreich die Beschwerden im posterioren Bereich des Ober- und Unterschenkels auflösen. Achillessehnenprobleme oder Fersensporn sind gute Einsatzgebiete für dieses Tape.

Man benötigt für dieses Tape neben zwei ca. 20 cm langen Quer-Tapes und einem Mittel-Tape von halber Breite für die mediale Rinne zwischen den beiden Gastrocnemius-Muskelbäuchen im Bereich der Wade ein Tape von der Länge vom Großzehenballen unter der Fußsohle bis zur Kniekehle. Man schneidet diesen Tape-Streifen mittig bis auf die Länge der Fußsohle zu einem V-Tape auf und rundet alle Enden ab.

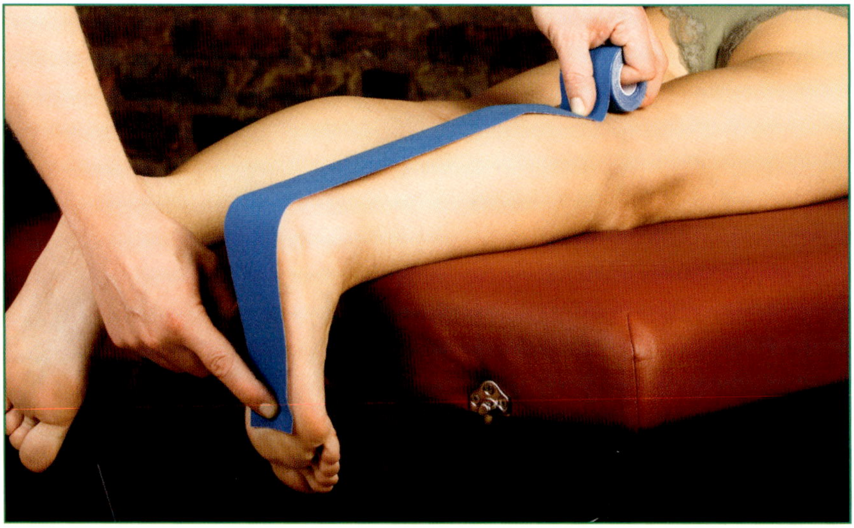

Der Patient liegt in Bauchlage, lässt die Füße über den Liegenrand hängen und zieht den zu behandelnden Fuß in eine Dorsalextension, damit beide Muskeln angespannt sind.

Der Therapeut trennt die Trägerfolie am Übergang der Flügel auf, setzt den Anker mit vollem Zug auf die Ferse und streicht den restlichen breiten Tape-Anteil ohne Zug unter der Fußsohle aus. Die beiden Flügel werden medial und lateral entlang der Achillessehne mit vollem Zug aufgesetzt und ohne Zug um den lateralen und medialen Anteil des M. gastrocnemius herumgeführt. Die Enden laufen seitlich am Kniegelenk vorbei, entlang des Muskelverlaufes zu den Condylen lateralis und medialis femoris.

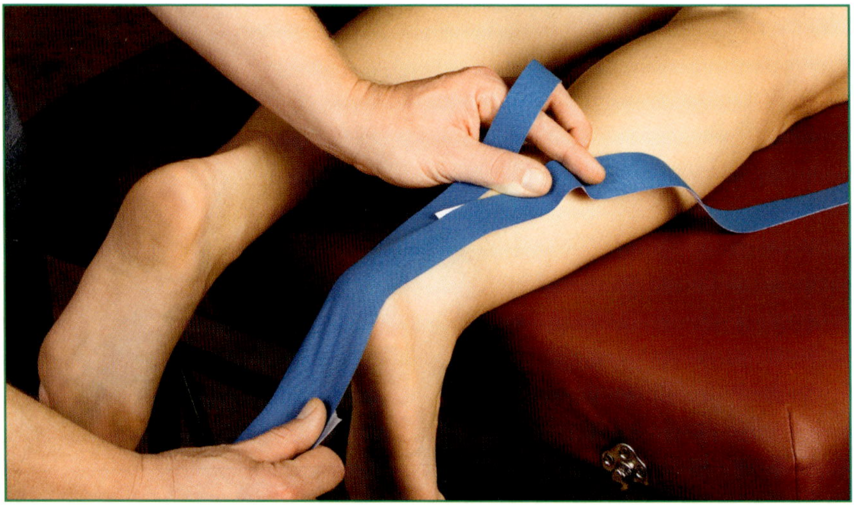

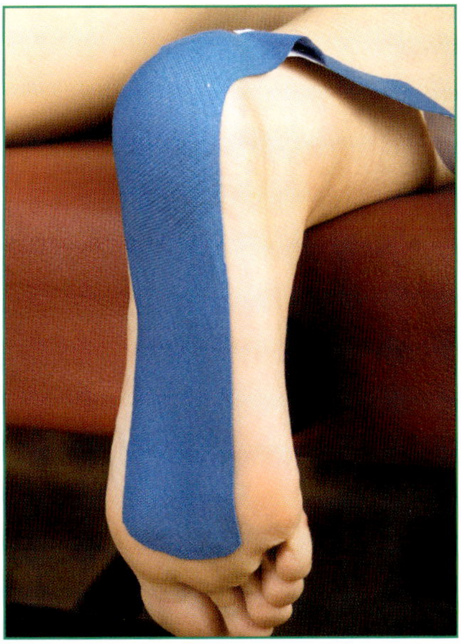

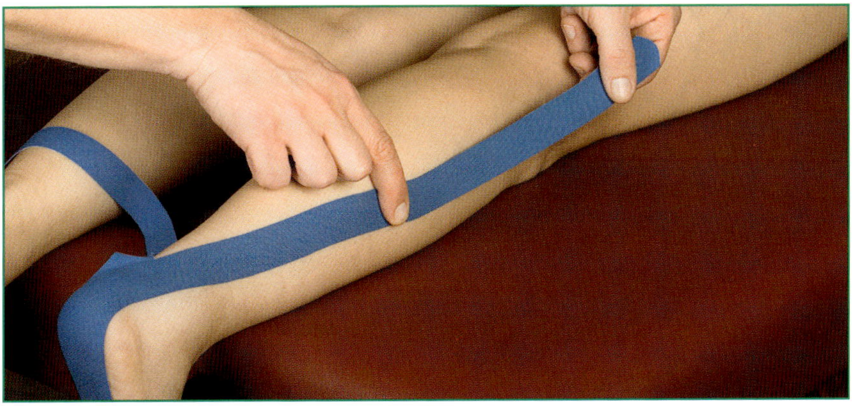

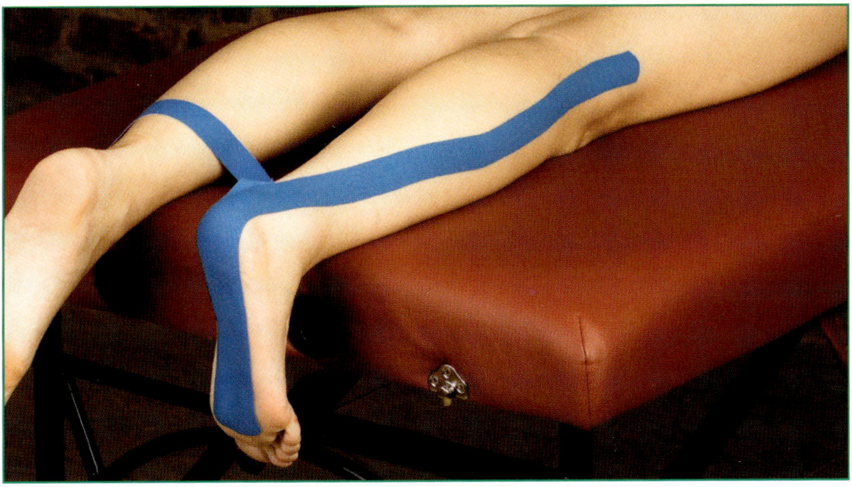

Anschließend wird der halbe Tape-Streifen mit vollem Zug auf die Achillessehne gesetzt und bis zur Kniekehle auf der Rinne zwischen den beiden Anteilen des M. gastrocnemius ohne Zug ausgestrichen.

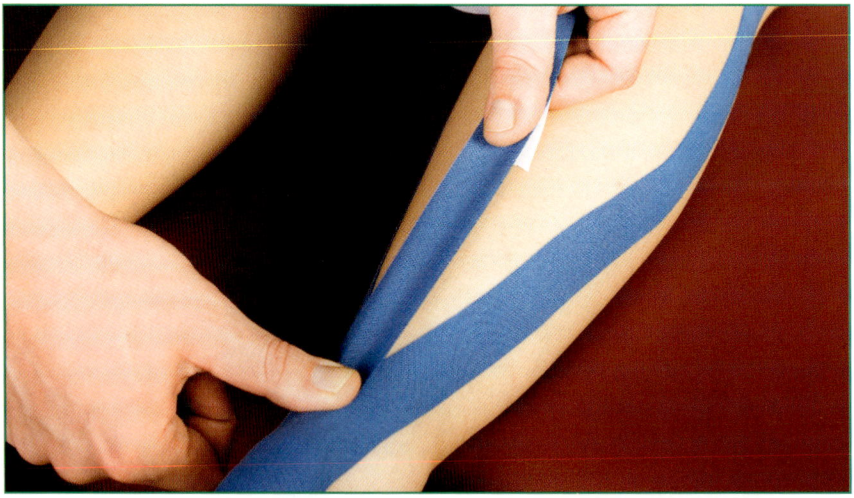

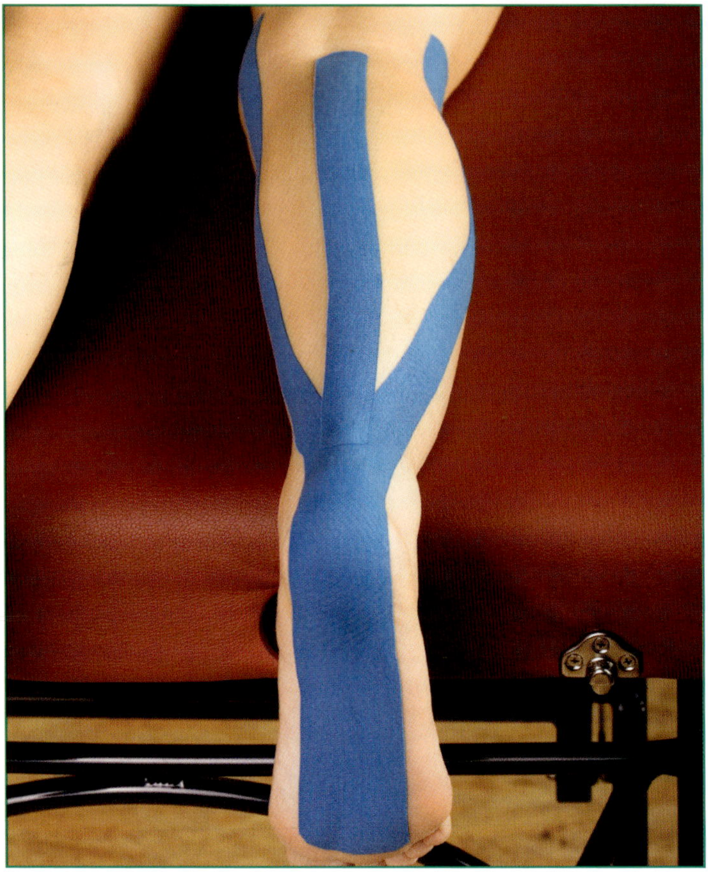

Zum Schluss werden die beiden Quer-Tapes gesetzt. Das erste Tape wird mit voller Dehnung von dorsal auf die Achillessehne geklebt und über die Malleolen ohne Zug nach ventral ausgestrichen. Das zweite Quer-Tape wird im Sinne eines Befestigungs-Tapes unter die Fußsohle in Höhe des Akupunkturpunktes Niere 1 (Ni 1) gesetzt, um die mechanisch stark belastete Stelle zu fixieren und Ni 1 gleichzeitig positiv zu beeinflussen. Es wird mit Zug aufgesetzt und ohne Zug zum Fußrücken ausgestrichen. Zusätzlich können zum Zwecke der Fixierung noch zwei weitere Quer-Tapes cranial und caudal des Kniegelenkes gesetzt werden.

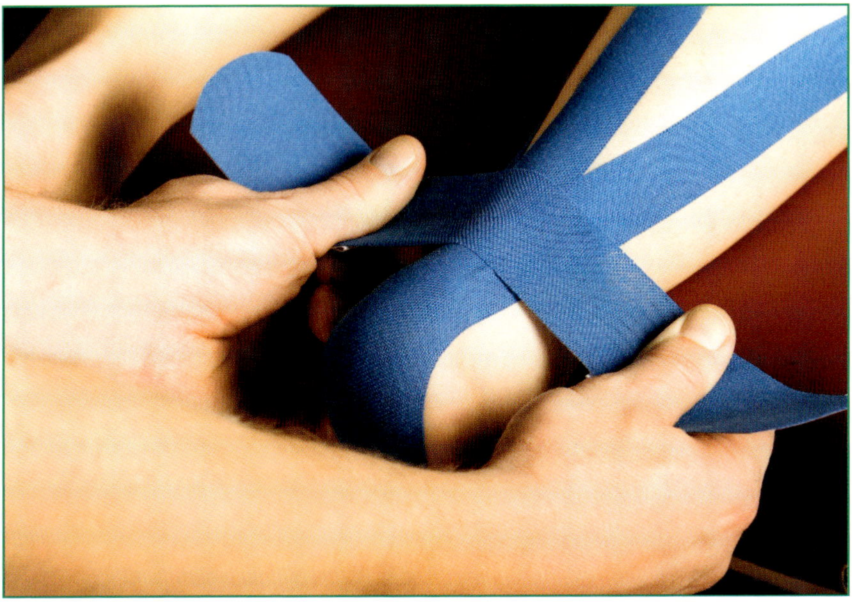

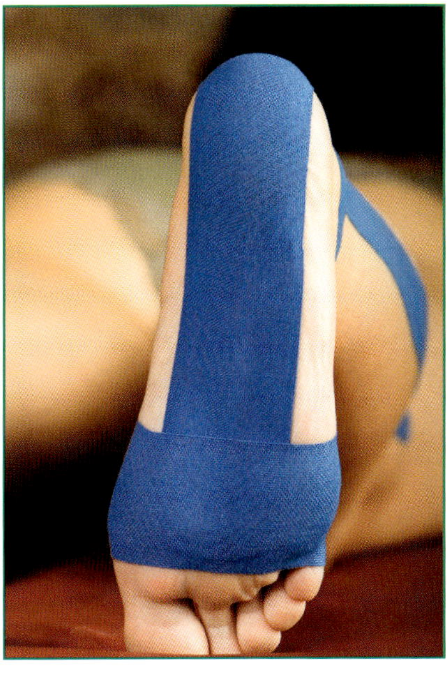

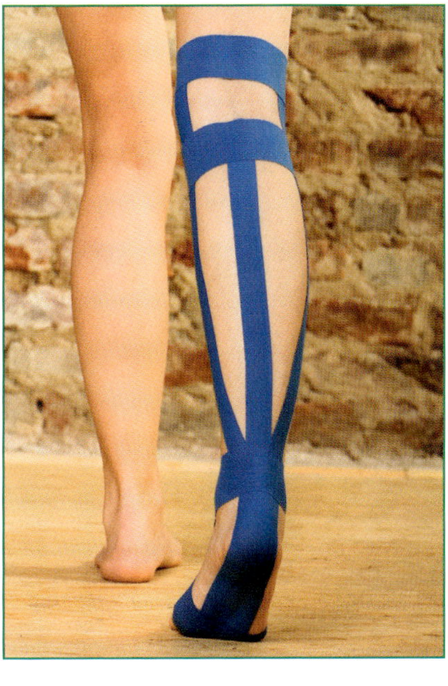

4.3 Die Tapes der oberen Extremitäten und des Schultergürtels

4.3.1 Aufrichtungs-Tape

Schlechte Haltung im Oberkörperbereich ist ein verbreitetes Phänomen. Häufig ist es bedingt durch eine Verkürzung des M. pectoralis in Verbindung mit einer schwachen Muskulatur auf der Rückenseite.

Patienten mit leicht vorgebeugtem Körper schauen mehr auf ihre Füße als in die Ferne. Dies findet auch im übertragenen Sinne seine Anwendung. Oft haben diese Menschen eine fehlende Weitsicht und sind von vielerlei Ängsten geplagt und introvertiert. Man findet dies gerade bei pubertierenden Mädchen, die aufgrund des beginnenden Brustwachstums den Oberkörper beugen.

Mit dem Aufrichtungs-Tape erreicht man eine Entlastung des M. pectoralis bei gleichzeitiger Spannung im gesamten Schultergürtel. Dies führt dazu, dass der Patient sich fühlt, als wäre er an Marionettenfäden aufgehängt oder als ob der Schultergürtel schweben würde.

Der Patient sitzt oder steht in aufrechter Haltung. Man misst ein Tape vom M. pectoralis über die Schulter bis zur Mitte des Schulterblattes. Es ist wichtig, dieses Tape immer auf beiden Seiten zu kleben, damit es zu keiner Unsymmetrie und lateraler Schiefhaltung des Oberkörpers kommt. Der Anker wird in der Mitte des M. pectoralis aufgesetzt und in Zickzacklinie (Richtungswechsel alle 3-5 cm) mit vollem Zug über die Schulter geführt. Ab dem höchsten Schulterpunkt wird der Tape-Streifen ohne Zug bis auf das Schulterblatt ausgestrichen.

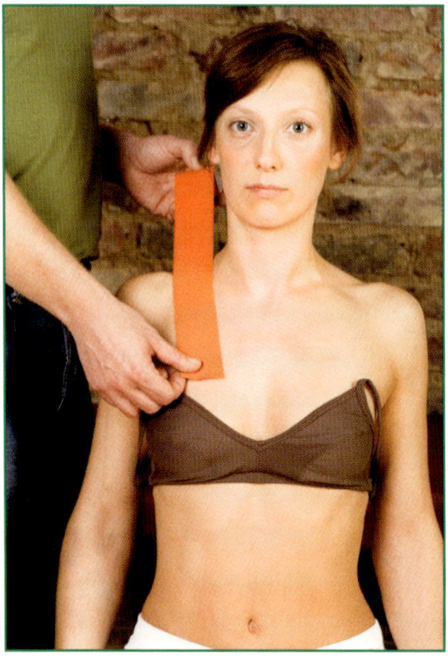

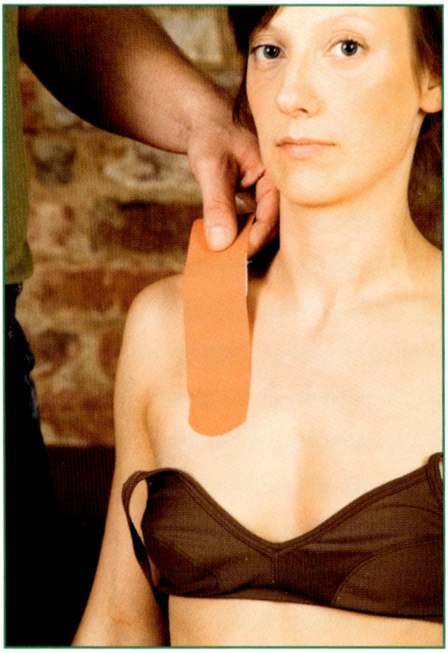

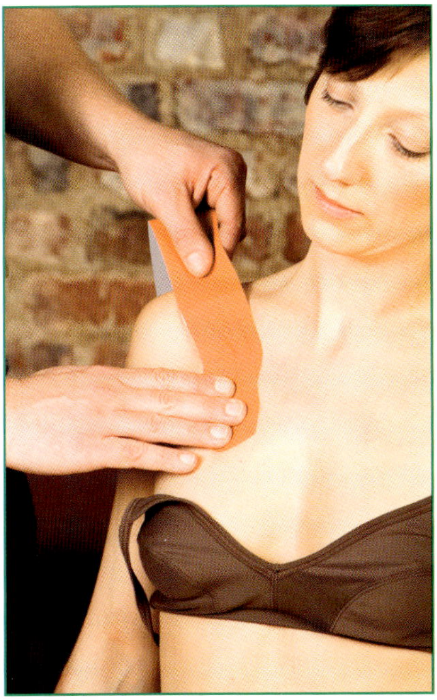

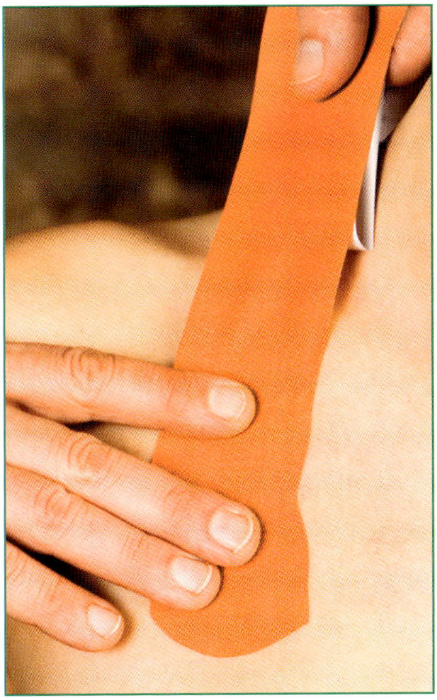

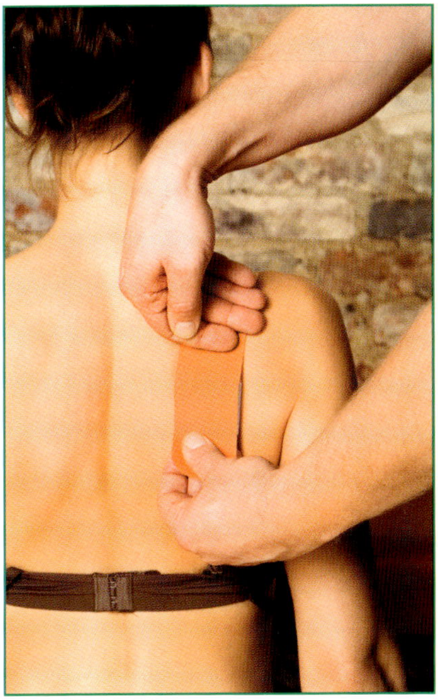

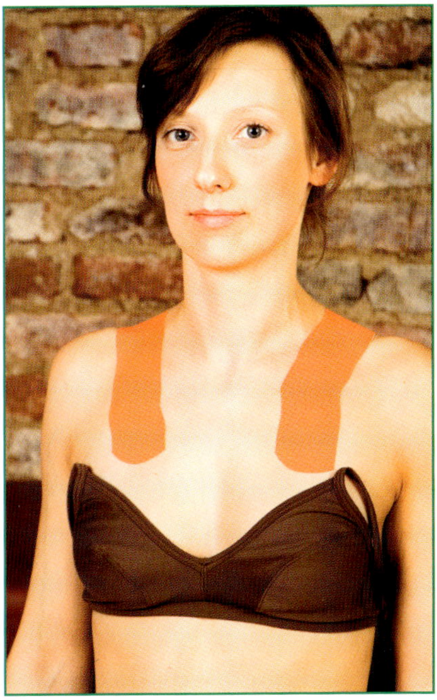

4.3.2 Biceps-brachii-Tape

Ursprung: Caput longum: Tuberculum supraglenoidale scapulae
Caput breve: Processus coracoideus
Ansatz: beide Köpfe ziehen über eine gemeinsame Endsehne zur Tuberositas radii
Innervation: N. musculocutaneus C5-C6
Funktion: wird im Schulter- und Ellenbogengelenk wirksam
Caput longum: Abduktion, Anteversion
Caput breve: Adduktion, Anteversion
Flexion und Supination im Ellenbogengelenk, fixiert den Ellenbogen in allen Beugestellungen

Bei einer Belastung dieses Muskels kommt es hauptsächlich zu oberflächlichen Schmerzen im Bereich der vorderen Schulter. Sie treten bei einer Anteversion und einer Abduktion des Armes über Schulterhöhe auf. Darüber hinaus findet man eine Druckschmerzhaftigkeit der Bizepssehne und an deren Ursprung am Schultergelenk. Der M. biceps brachii verursacht keine tief sitzenden Schmerzen im Schulterbereich. Hier muss man eher an den M. supraspinatus oder den M. deltoideus denken. Selten findet sich noch ein ausstrahlendes Schmerzmuster im Bereich der Ellenbeuge.

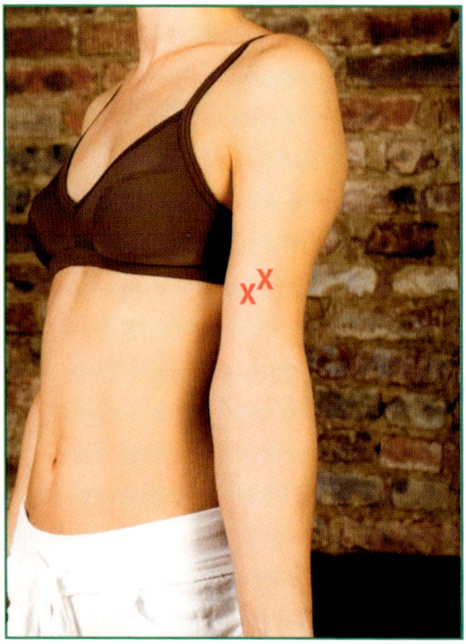

Die Triggerpunkte befinden sich im distalen Drittel des Muskels, welche man aber auch der Länge nach im gesamten Muskel ertasten kann. Darüber hinaus findet man Druckschmerzhaftigkeit auf der Bizepssehne am Caput longum.

Der Patient sitzt, und der zu behandelnde Arm hängt locker lateral neben dem Körper. Der Therapeut bemisst die Länge des Tapes von der Schulterkapsel bis knapp über die Ellenbeuge. Der Anker wird ohne Zug auf die Schulterkapsel aufgesetzt. Anschließend bewegt der Patient den Arm in eine maximale Retroversion und eine maximale Außenrotation im Sinne der Vordehnung des Muskels. Das Tape wird ohne Zug auf den Verlauf des Muskels aufgeklebt bis über die Ellenbeuge.

Durch seinen Einfluss auf das Schultergelenk ist der M. biceps brachii, durch das Mitwirken der Sehne des Caput longum, am Impingement-Syndrom beteiligt. Es kommt zu einer Reizung und Schwellung der Sehne und zu Schmerzen bei der Abduktion bei gleichzeitiger Retroversion. Dieser Muskel sollte bei Schulterschmerzen immer überprüft werden.

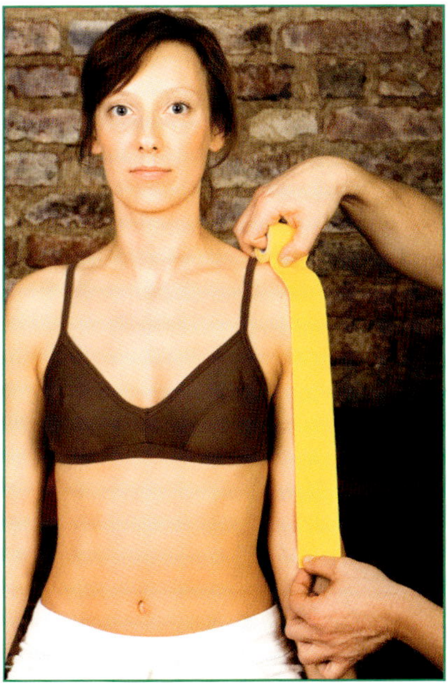

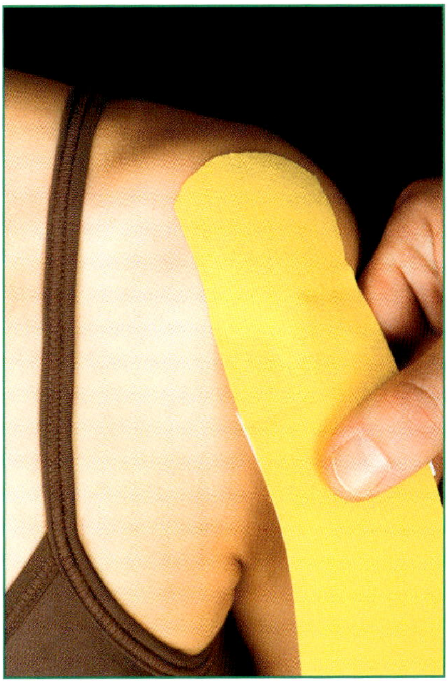

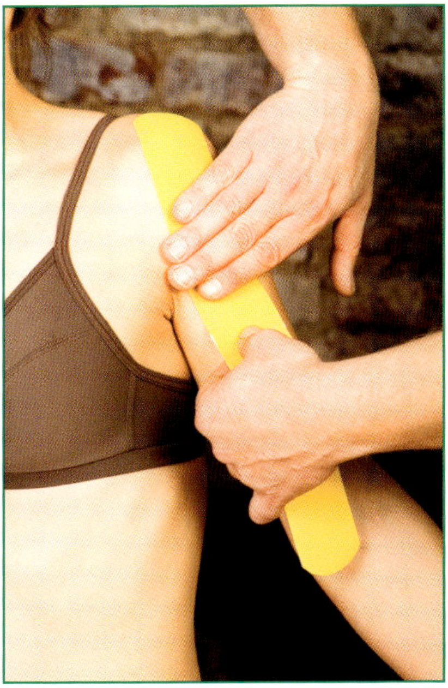

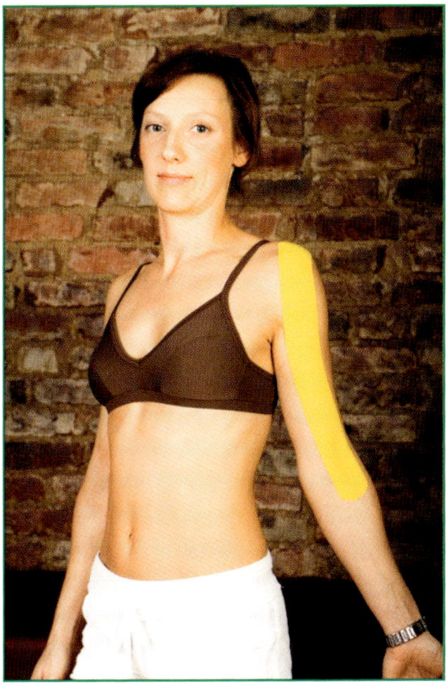

4.3.3 Deltoideus-Tape

Ursprung: Pars clavicularis: am lateralen Drittel der Clavicula
Pars acromialis: Acromion
Pars spinalis: unterer Rand der Spina scapulae
Ansatz: Tuberositas deltoidea humeri
Innervation: N. axillaris C5-C6
Funktion: Pars clavicularis: Adduktion, Innenrotation, Anteversion
Pars acromialis: Abduktion
Pars spinalis: Adduktion, Außenrotation, Retroversion
bei Abduktion über 60° sind alle Muskelteile mitbeteiligt

Der Patient klagt über Schmerzen in der Schulter bei Bewegung, fast nie in Ruhe. Oft ist ein Anheben des Armes auf 90° schmerzbedingt nicht möglich. Bei der Palpation des Muskels findet man in der Regel viele schmerzhafte Triggerpunkte medial in allen drei Anteilen.

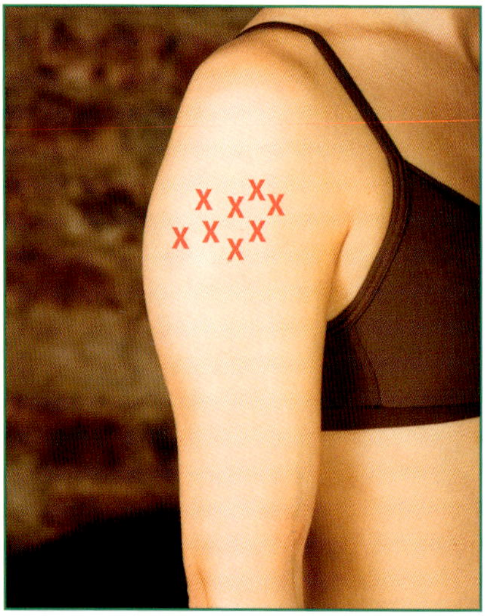

Entgegen vielen anderen Muskeln liegen die Schmerzbereiche des M. deltoideus eng begrenzt am Muskel selbst. In vielen Fällen geht einer Beschwerde des M. deltoideus ein Problem des M. supraspinatus voraus. Deshalb beinhaltet das Supraspinatus-Tape (siehe Kapitel 4.3.20) auch einen Anteil zur Entlastung des Deltamuskels.

Bei einer Belastung des Muskels findet man fast immer einen schmerzhaften Druckpunkt an seiner Ansatzsehne am Oberarmknochen.

Der Therapeut misst die Tape-Länge vom Sehnenansatz am Oberarm bis zur Schultergelenkskapsel, schneidet es mittig im Sinne eines V-Tapes bis auf einen Anker von ca. 4 cm ein und rundet alle Enden ab.

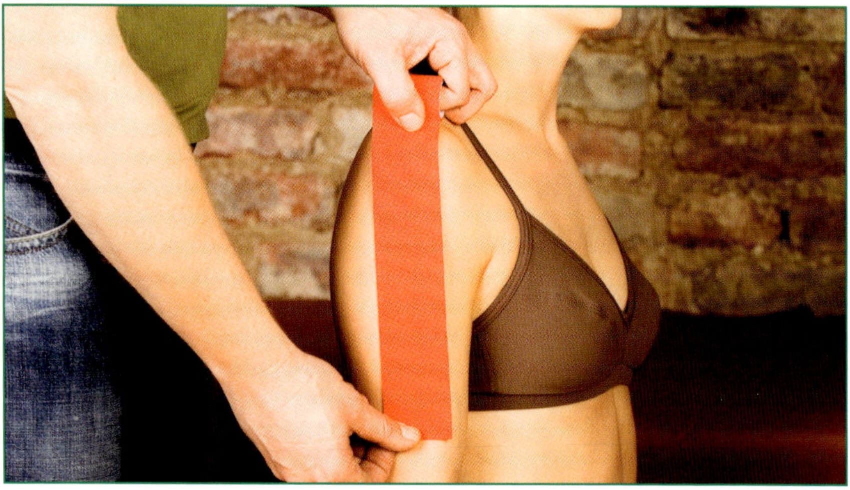

Der Patient sitzt, und der zu behandelnde Arm hängt locker herab. Die Trägerfolie wird am Beginn der Flügelchen aufgerissen und der Anker mit vollem Zug auf den druckschmerzhaften Punkt der Ansatzsehne lateral auf den Oberarm aufgeklebt, wobei die Flügelchen in Richtung des Schultergelenkes zeigen. Anschließend wird die Hand des Patienten auf die contralaterale Schulter gelegt und der nach dorsal gerichtete Tapestreifen um den Muskelbauch des Pars spinalis herum ohne Zug bis zur Gelenkkapsel der Schulter geführt. Danach retrovertiert der Patient den Arm, und der ventrale Tape-Streifen wird ebenfalls ohne Zug um den Muskelbauch des Pars clavicularis herum geklebt, so dass sich die Tape-Enden treffen.

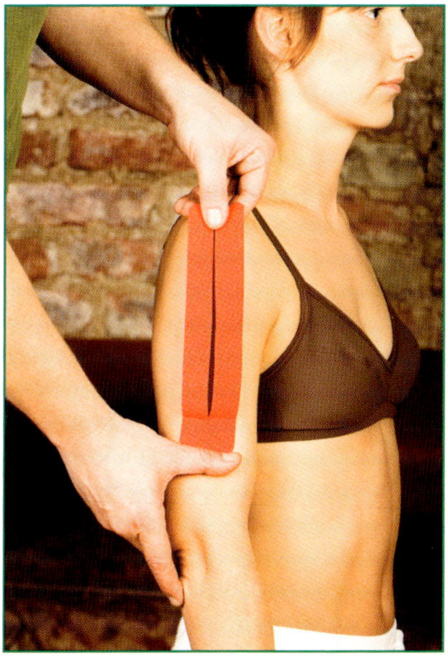

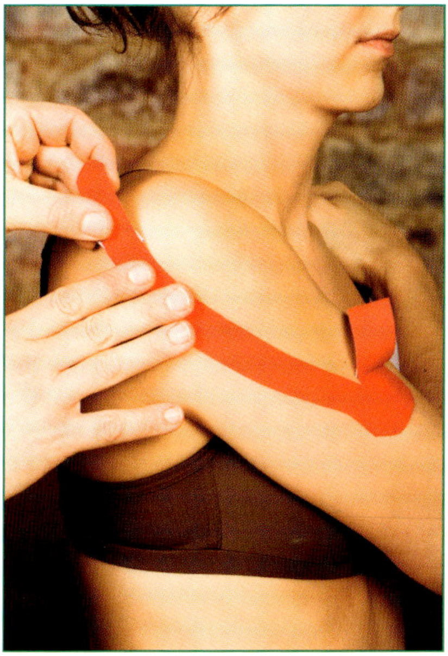

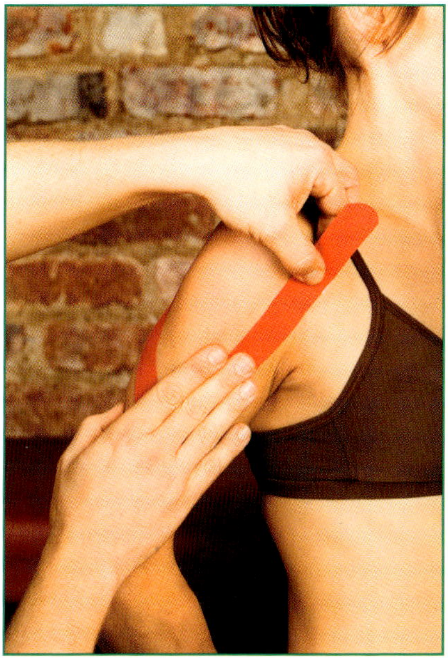

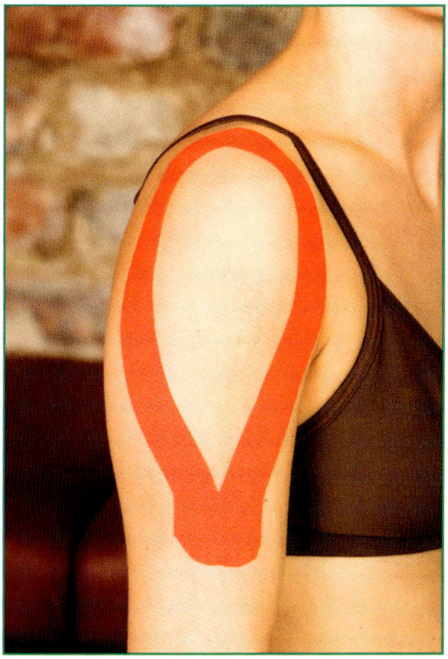

4.3.4 Extensor-digitorum-Tape

Ursprung: Epicondylus lateralis humeri
Ansatz: Dorsalapponeurose des 2.-5. Fingers
Innervation: N. radialis C6-C8
Funktion: Dorsalextension im Handgelenk, Extension 2.-5. Finger

Die Schmerzen des Muskels verlaufen vom Unterarm zum Handrücken und den Mittel- und Ringfinger, wobei der Extensor des Mittelfingers am häufigsten betroffen ist. Er verläuft über die Rückseite des Unterarmes, Handgelenkes und die Hand bis zum Grundgelenk und proximalen Interphalangealgelenk des Mittelfingers. Der Extensor des Ringfingers überträgt Schmerzen in ähnlicher Form in den Ringfinger.

Vermeintlich werden diese Schmerzen als Tennisellenbogen oder Arthritis der Finger gedeutet. Wenn es durch einen festen Händedruck zu Schmerzen im Bereich des Ellenbogens kommt, sind häufig Triggerpunkte der Extensoren vom Ring- und Kleinfinger verantwortlich. Wenn bei einem Patienten eine Belastung des Mittelfingerextensors vorliegt, besteht eine gewisse Kraftlosigkeit beim Greifen von Gegenständen, ohne dass ein direkter Schmerz besteht.

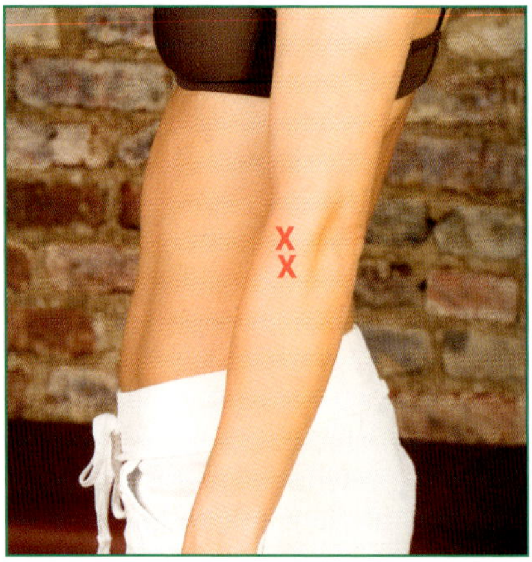

Die Triggerpunkte des Extensors des Mittelfingers befinden sich ca. einen Querfinger breit distal des Epicondylus lateralis im medialen Teil des Muskels, und die Triggerpunkte des Extensors des Ringfingers findet man ca. zwei Querfinger breit distal des Epicondylus lateralis am lateralen Rand des Muskels.

Der Patient sitzt aufrecht, der zu behandelnde Arm ist im Ellenbogen extendiert und die Hand befindet sich in Nullstellung. Die Länge des Tapes wird von den Fingerspitzen bis proximal der Ellenbeuge gemessen. Man benötigt weiterhin zwei Quer-Tapes von ca. 20 cm Länge. Das lange Tape wird an einem Ende mittig zu einem V-Tape auf 10 cm aufgeschnitten. Die Flügelchen werden wiederum mittig aufgeschnitten, sodass man ein vierfingeriges Tape (Strahlen-Tape) erhält. Alle Enden des Tapes werden abgerundet. Der Patient geht in eine Vordehnung, indem er die Hand maximal in eine Palmarflexion bringt.

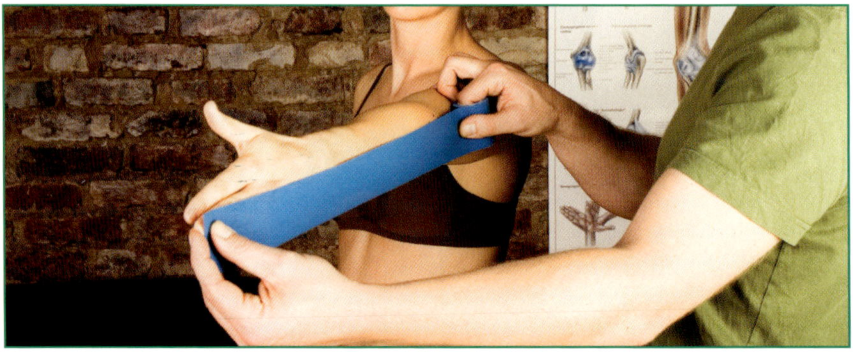

Die Trägerfolie wird am Übergang der Flügelchen aufgerissen und der Anker im Bereich der Fingergelenke ohne Zug auf den Handrücken gesetzt. Das Tape wird über den Unterarm in Richtung des Epicondylus lateralis humeri und darüber hinaus ohne Zug ausgestrichen. Danach kann die Hand des Patienten wieder in die Nullstellung gebracht werden. Die Flügelchen werden zirkulär im Achterkreis jeweils einzeln um Zeige-, Mittel-, Ring- und Kleinfinger geklebt.

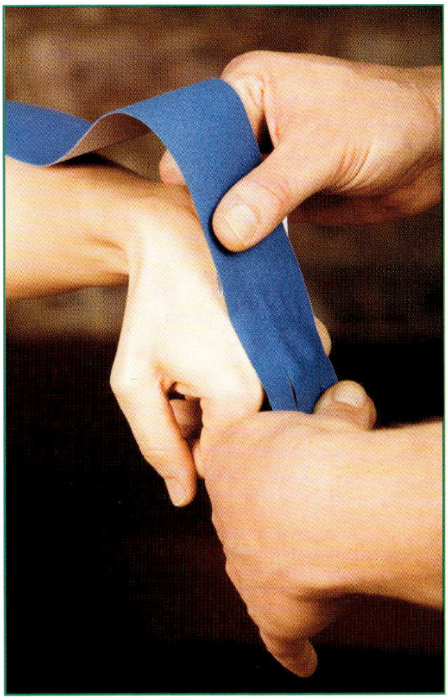

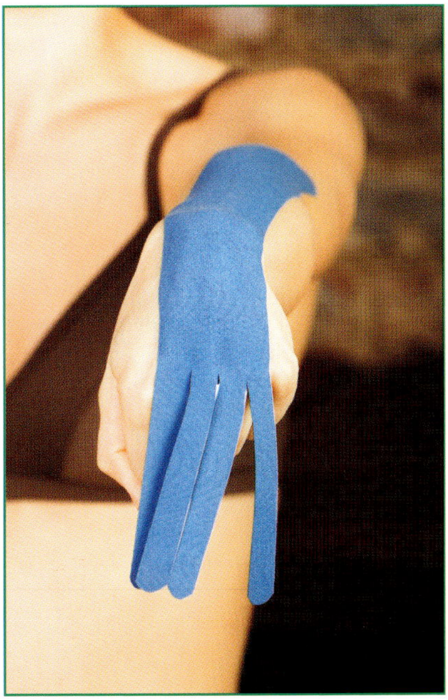

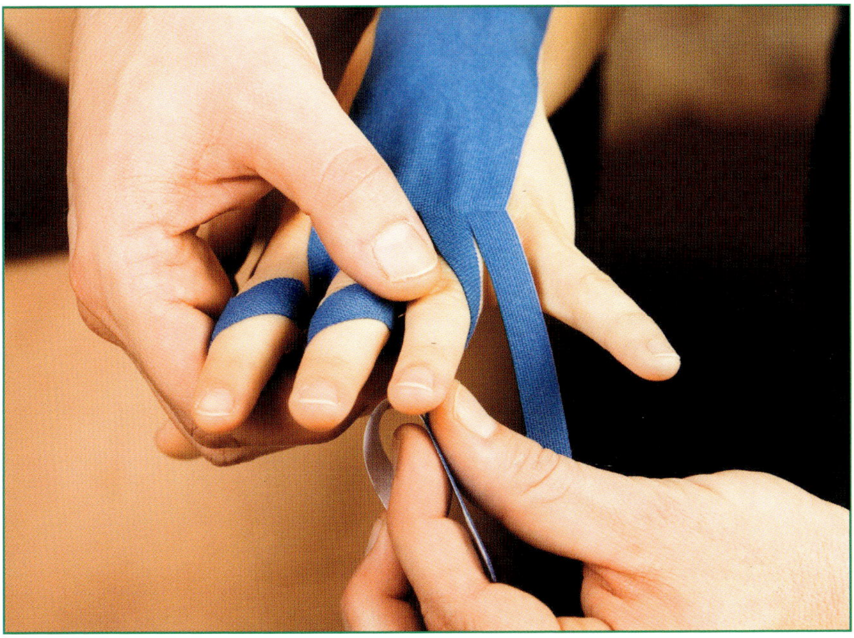

Das erste Quer-Tape findet seinen Ansatz an der dorsalen Seite des Handgelenkes und wird unter maximalem Zug auf das palmarflektierte Gelenk aufgesetzt. Die Enden werden zirkulär ohne Zug ausgestrichen. Das zweite Quer-Tape setzt man ohne Zug auf den Handrücken und streicht es zirkulär aus. Es dient der Fixierung des Haupt-Tapes.

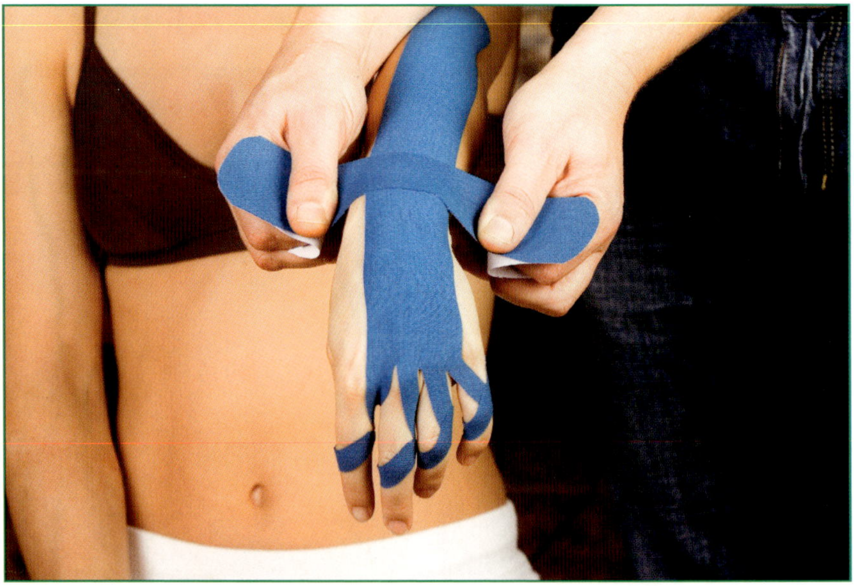

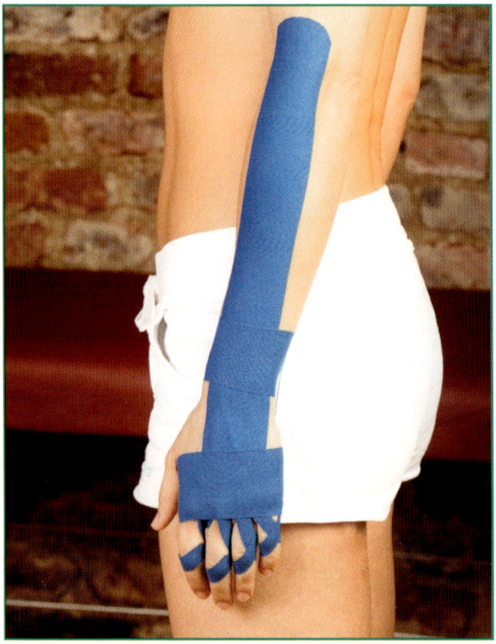

Es bietet sich häufig an, bei Problematiken der Finger sowohl das Extensor-digitorum-Tape als auch das Flexor-digitorum-Tape (siehe Kapitel 4.3.5) zu kleben.

4.3.5 Flexor-digitorum-Tape

M. flexor digitorum profundus

Ursprung:	Membrana interossea, proximales Zweidrittel der Fascies anterior ulnae
Ansatz:	Basis der Endphalangen des 2.-5. Fingers
Innervation:	N. medianus, N. ulnaris C7-Th1
Funktion:	Flexion und ulnare Abduktion der Hand, gemeinsam mit dem M. flexor digitorum superficialis macht er eine Flexion der Grund-, Mittel- und Endphalangen des 2.-5. Fingers

M. flexor digitorum superficialis

Ursprung:	Caput humerale:	Epicondylus medialis humeri, Septum intermuscularia
	Caput ulnare:	Processus coronoideus ulnae
	Caput radiale:	Facies und Margo anterior radii
Ansatz:	Mittelphalangen des 2.-5. Fingers	
Innervation:	N. medianus C7-Th1	
Funktion:	Flexion der Mittel- und Grundphalangen des 2.-5. Fingers Adduktion der Finger, Palmarflexion der Hand, Flexion im Ellenbogengelenk	

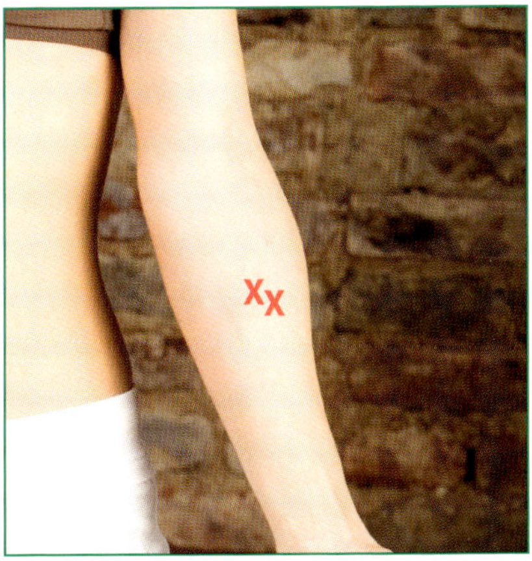

Die Schmerzbereiche dieser Fingerflexoren zeigen sich jeweils in den von ihnen bewegten Fingern. Die Schmerzqualität ist explosionsartig und einschießend bis in die Fingerspitzen. Hier liegt eine Unterscheidung zu den Schmerzen der Extensoren der Finger, die keine Belastung in den Fingerspitzen haben.

Der Patient sitzt aufrecht, der zu behandelnde Arm ist im Ellenbogengelenk extendiert, und die Hand ist in Nullstellung. Die Länge des Tapes wird von den Fingerspitzen bis proximal der Ellenbeuge gemessen. Man benötigt weiterhin zwei Quer-Tapes von ca. 20 cm Länge. Das lange Tape wird an einem Ende mittig zu einem V-Tape auf 10 cm aufgeschnitten und die Flügelchen wiederum werden mittig aufgeschnitten, so dass man ein vierfingeriges Tape (Strahlen-Tape) erhält. Alle Enden des Tapes werden abgerundet. Die Vordehnung der Muskeln erhält man, indem der Patient eine maximale Dorsalflexion ausführt.

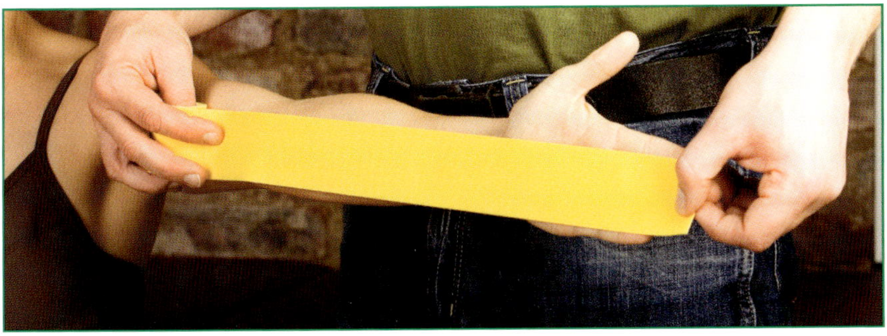

Die Trägerfolie wird am Übergang der Flügelchen aufgerissen und der Anker im Bereich der Fingerballen ohne Zug in die Handfläche gesetzt. Das Tape wird über den Unterarm in Richtung des Epicondylus medialis humeri und darüber hinaus ohne Zug ausgestrichen. Danach kann die Hand des Patienten wieder in die Nullstellung gebracht werden. Die Flügelchen werden zirkulär im Achterkreis jeweils einzeln um Zeige-, Mittel-, Ring- und Kleinfinger geklebt.

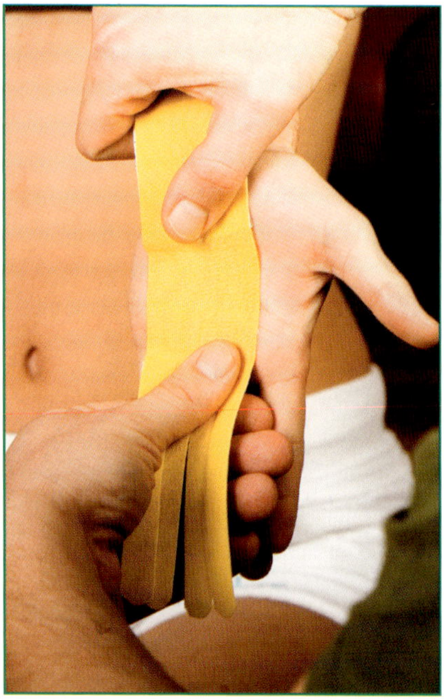

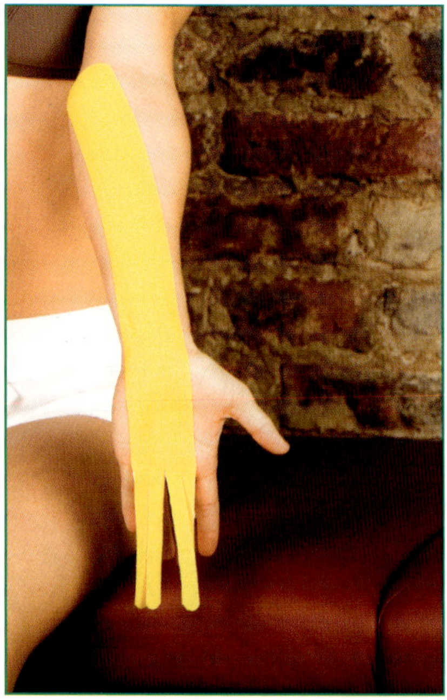

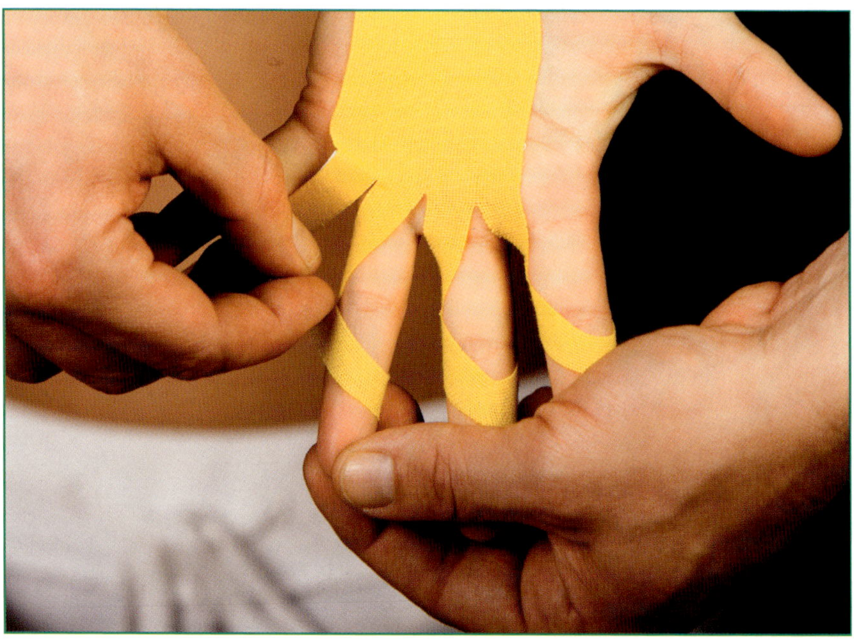

Das erste Quer-Tape findet seinen Ansatz an der volaren Seite des Handgelenkes und wird unter maximalem Zug auf das dorsalflektierte Gelenk aufgesetzt. Die Enden werden zirkulär ohne Zug ausgestrichen. Das zweite Quer-Tape setzt man ohne Zug auf die Handinnenfläche und streicht es zirkulär aus. Es dient der Fixierung des Haupt-Tapes.

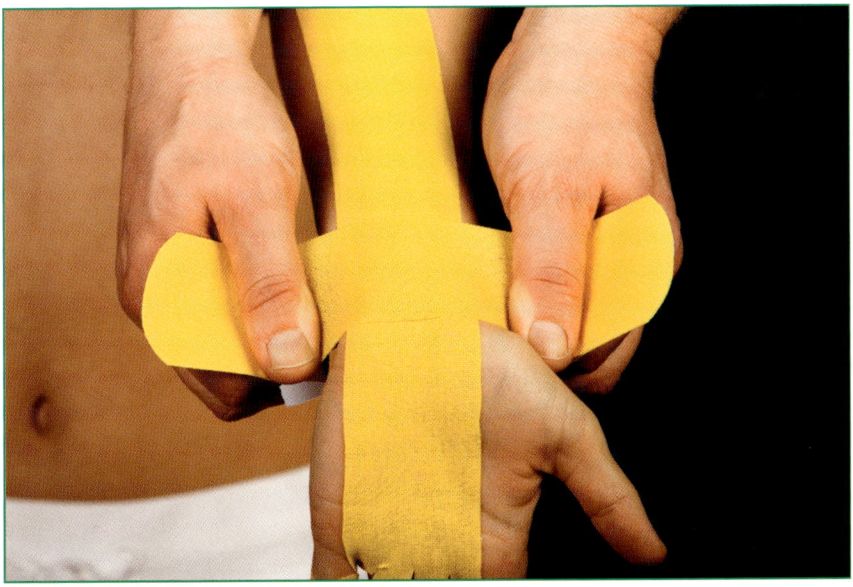

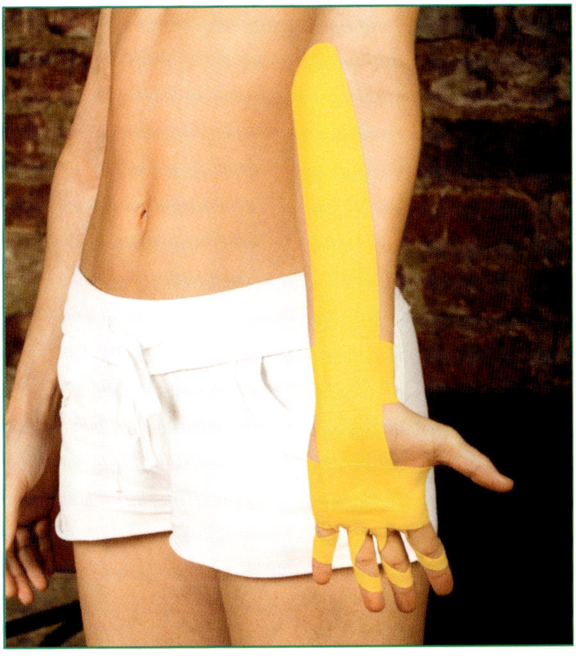

Es bietet sich häufig an, bei Problematiken der Finger sowohl das Flexor-digitorum-Tape als auch das Extensor-digitorum-Tape (siehe Kapitel 4.3.4) zu kleben.

4.3.6 Flexor-pollicis-Tape

M. flexor pollicis longus

Ursprung:	Facies anterior radii, Membrana interossea
Ansatz:	Basis der Endphalanx des Daumens
Innervation:	N. medianus, C7-Th1
Funktion:	Palmarflexion und radiale Abduktion der Hand, Flexion der Endphalanx des Daumens

M. flexor pollicis brevis

Ursprung:	Caput superficiale:	Retinaculum flexorum
	Caput profundum:	Ossa trapezium, trapezoideum, capitatum
Ansatz:	laterales Sesambein des Daumengrundgelenkes	
Innervation:	Caput superficiale:	N. medianus C6-Th1
	Caput profundum:	N. ulnaris C8-Th1
Funktion:	Flexion der Grundphalanx, geringe Adduktion	

Diese beiden Flexoren bedienen den Daumen und erzeugen Schmerzen an der volaren Seite bis in die Fingerspitze. Diese Symptomatik kommt eher selten vor. Vielmehr bringt dieses Tape Nutzen im Bereich des Daumensattel- und Daumengrundgelenkes. Patienten, die bei der Arbeit viel Belastung auf diesen Gelenken haben, wie Friseure, Masseure oder Physiotherapeuten, zeigen Veränderungen in der Gelenkstatik und in aller Regel auch Schmerzen in Bewegung.

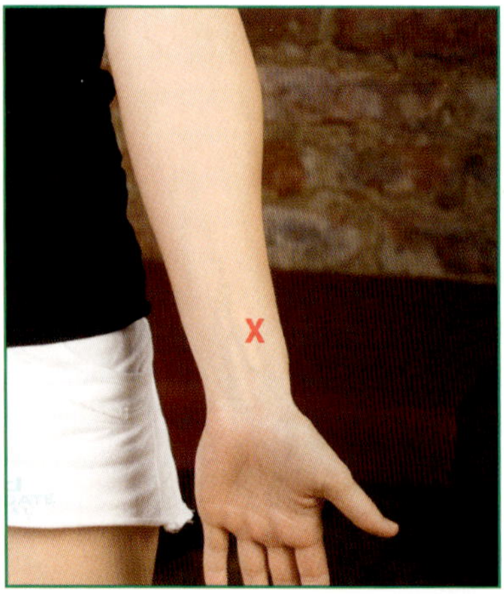

Die Triggerpunkte dieser Muskeln findet man im distalen Teil des Muskelbauches. Das Tape sorgt für eine leichte Stabilisierung des Gelenkes und – was wesentlich entscheidender ist – für eine gesteigerte Stoffwechseltätigkeit und eine Entspannung der Mm. flexor pollicis.

Der Patient sitzt aufrecht und legt den flektierten Unterarm auf die Behandlungsliege, sodass der Daumen nach oben zeigt. Man schneidet ein Tape von den Fingerspitzen bis zur Ellenbeuge und ein Quer-Tape von ca. 15 cm Länge, schneidet das Haupt-Tape mittig auf einer Länge von ca. 20 cm zu einem V-Tape auf und rundet alle Enden ab.

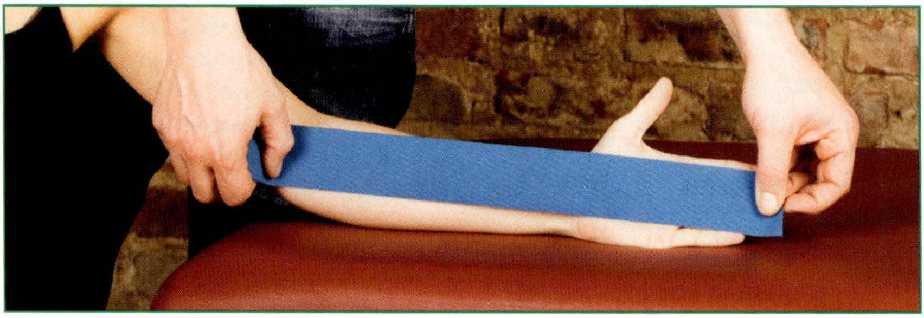

Am Übergang der Flügelchen wird die Trägerfolie aufgerissen, der Anker mit maximaler Dehnung über der schmerzhaften Stelle am Daumensattelgelenk platziert und auf dem ventralen Unterarm zur Ellenbeuge hin ohne Zug ausgestrichen. Die Flügelchen werden um den Daumen herum mit 50 %igem Zug aufgeklebt und die Enden in Richtung des Handgelenkes ohne Zug ausgestrichen.

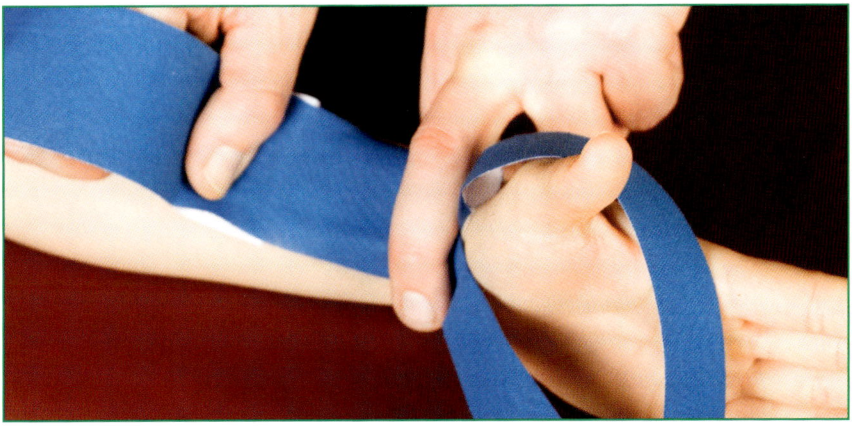

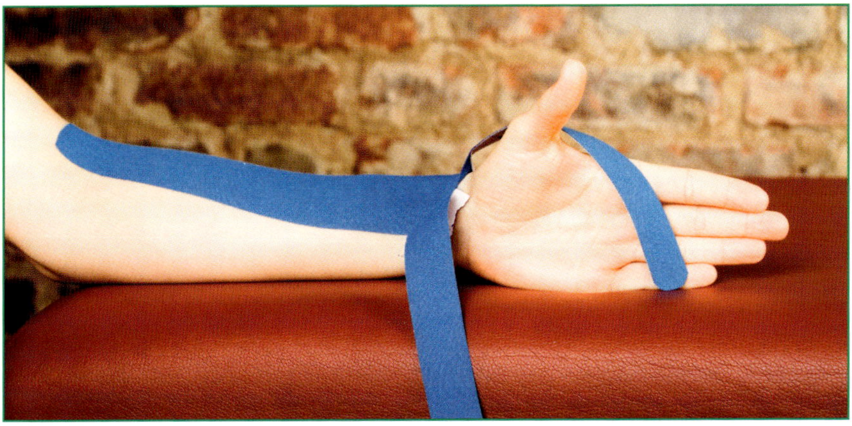

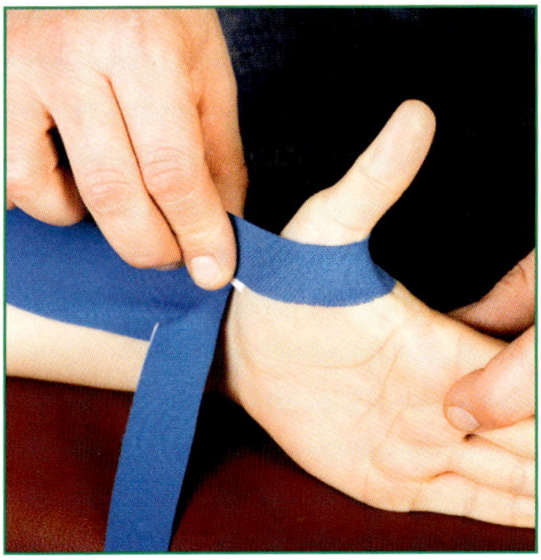

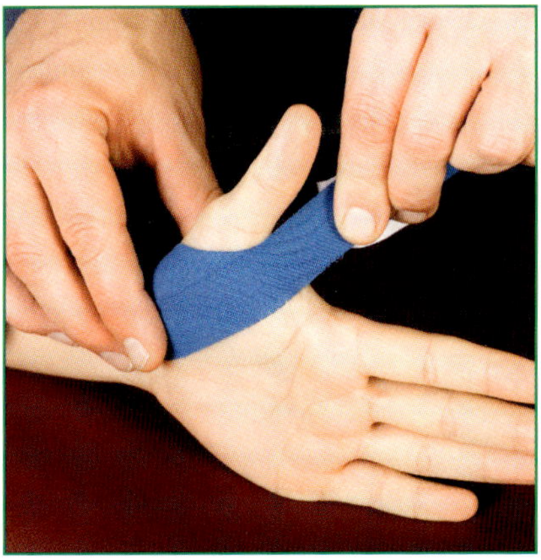

Zum Schluss wird noch das Quer-Tape mit vollem Zug auf die volare Seite des Handgelenkes geklebt und dann zirkulär ohne Zug um das Handgelenk ausgestrichen.

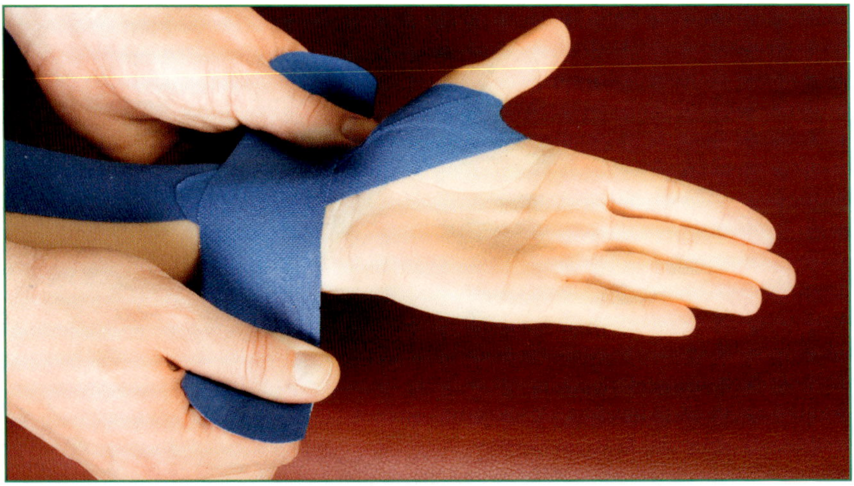

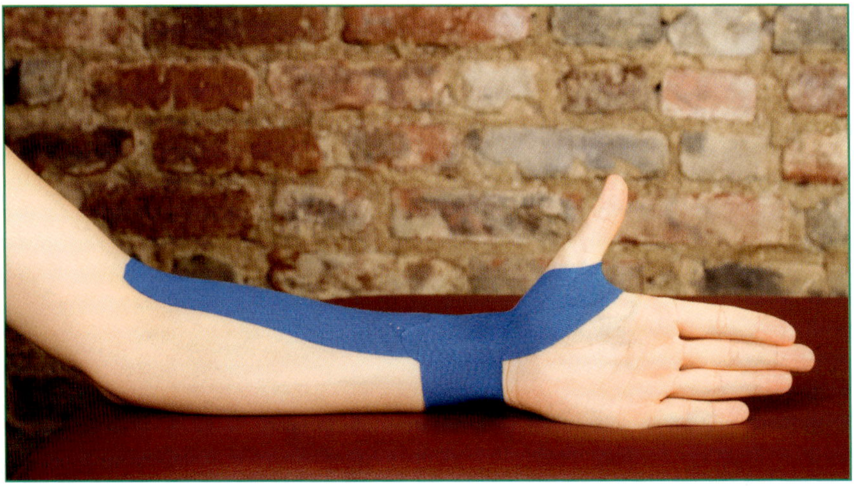

4.3.7 Infraspinatus-Tape

Ursprung: Fossa infraspinata, Fascia infraspinata
Ansatz: Tuberculum majus humeri
Innervation: N. suprascapularis C5-C6
Funktion: Außenrotation, Adduktion und Retroversion, geringe Abduktion des Oberarmes, Schultergelenksfixation

Wenn der Arm im Schultergelenk nicht gleichzeitig innenrotiert und adduziert werden kann, ist dies ein eindeutiges Zeichen für Beschwerden des M. infraspinatus. Der Patient kann nicht zur Gesäßtasche oder zum BH-Verschluss greifen. Des Weiteren ist die Anteversion im Schultergelenk eingeschränkt, sodass der Patient z. B. Probleme beim Haarewaschen bzw. Kämmen hat. Ein Teil der bei Hemiplegie auftretenden Schmerzen im Schultergürtel findet seine Ursache im M. infraspinatus. Man findet eine enge Beziehung zum M. supraspinatus, M. subscapularis, M. trapecius und Mm. scaleni.

Auftretende Schmerzen dieses Muskels zeigen sich im Schultergelenk und tief in der vorderen Deltoideusregion. Sie dehnen sich über die Vorder- und Seitenflächen des Ober- und Unterarmes und zur Radialseite der Hand bis in die Finger aus. Zusätzlich kann es zu Schmerzen im Nacken und am unteren Occiputrand sowie am M. rhomboideus kommen.

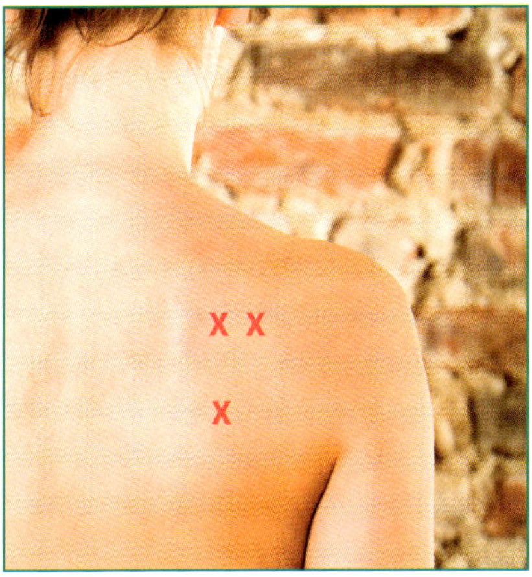

Der erste Triggerpunkt liegt nahe des Margo medialis scapulae im medialen Teil des Muskels. Der zweite Triggerpunkt liegt ca. einen Querfinger breit caudal der Mitte der Spina scapulae und der dritte Triggerpunkt liegt ca. einen Querfinger breit medial des zweiten Triggerpunktes.

Der Patient sitzt aufrecht, die Arme hängen locker neben dem Körper. Die Tape-Länge bemisst sich vom Tuberculum majus humeri über die Scapula bis zur Wirbelsäule. Man schneidet das Tape bis auf einen Anker von 4 cm mittig im Sinne eines V-Tapes ein und rundet alle Ecken ab.

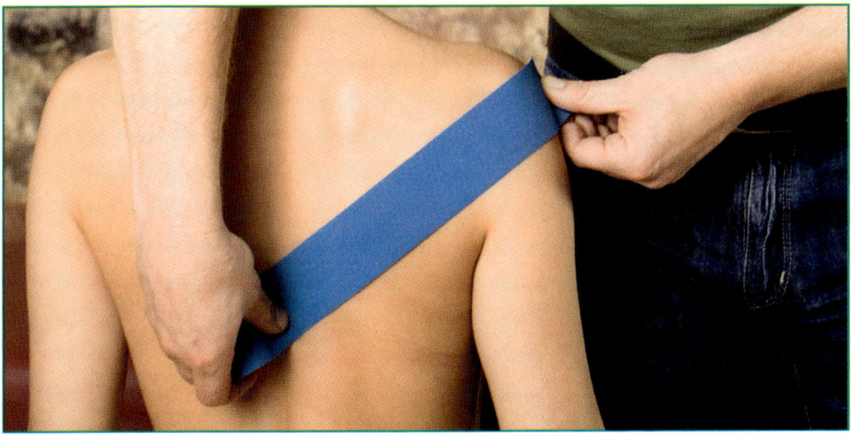

Der Patient geht in die Vordehnung, indem er die Hand der betroffenen Seite auf die contralaterale Schulter legt. Man setzt den Anker mit vollem Zug auf dem Tuberculum majus humeri auf.

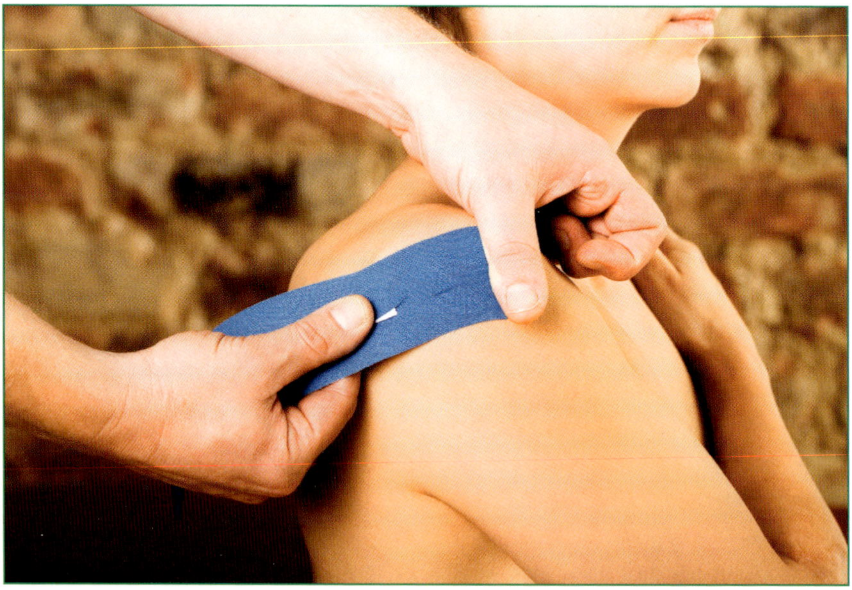

Der craniale Flügel wird ohne Zug caudal der Spina scapulae zur Wirbelsäule hin ausgestrichen, und der caudale Flügel wird ebenfalls ohne Zug schräg über das Schulterblatt zum Angulus inferior scapulae ausgestrichen.

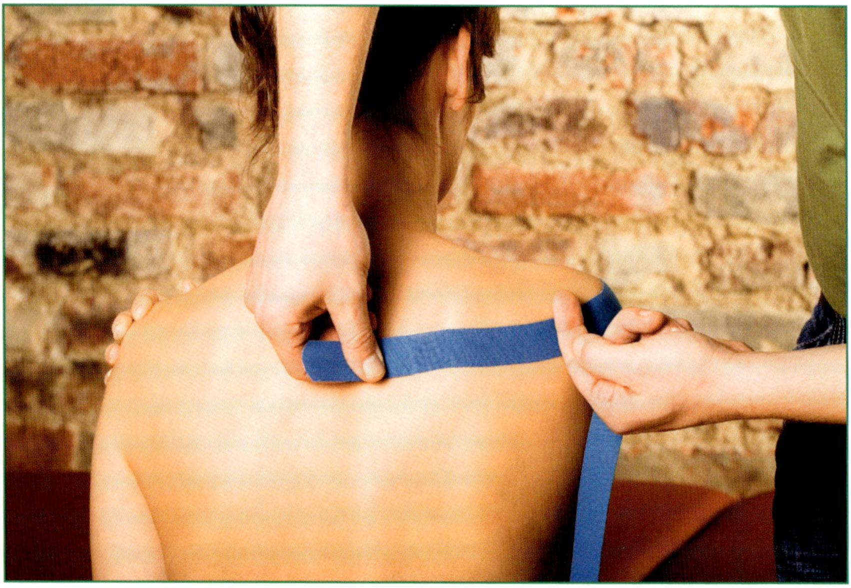

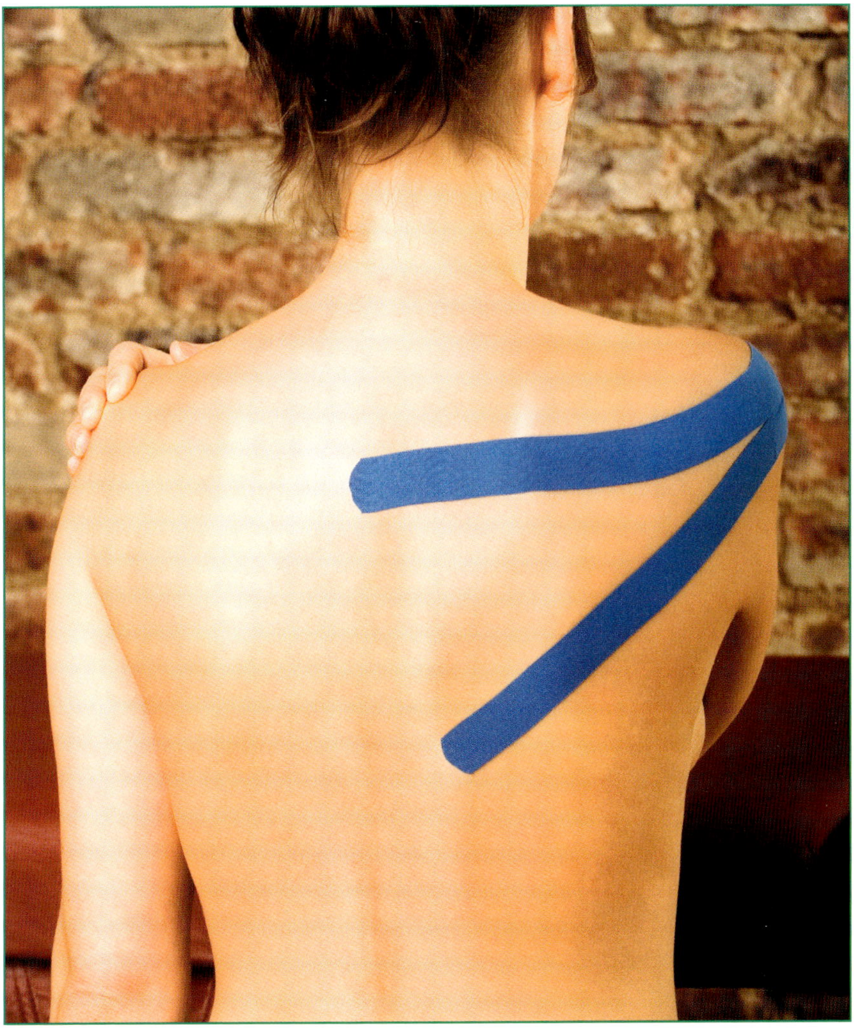

4.3.8 Latissimus-dorsi-Tape

Ursprung: Dornfortsätze Th7-L5, Crista iliaca, 9. – 12. Rippe
Ansatz: Crista tuberculi minoris humeri
Innervation: N. thoracodorsalis C6-C8
Funktion: Adduktion, Innenrotation und Retroversion des Armes, expiratorischer Hilfsmuskel, zieht die Scapula nach posterior-inferior

Es kommt zu Schmerzen am Angulus inferior scapulae und in der benachbarten mittleren Thoraxregion. Oft kann der Schmerz nicht genau vom Patienten lokalisiert werden, weil eine diffuse Empfindung, das genaue Gebiet betreffend, vorliegt. Beim Greifen nach weit oben oder weit unten kommt es zu nicht zuordnungsfähigen Schmerzen in der Thoraxregion. Ausstrahlende Schmerzen können sich zur Rückseite der Schulter, über die Innenseite des Ober- und Unterarmes und der Hand bis in den Ring- und Kleinfinger ausdehnen.

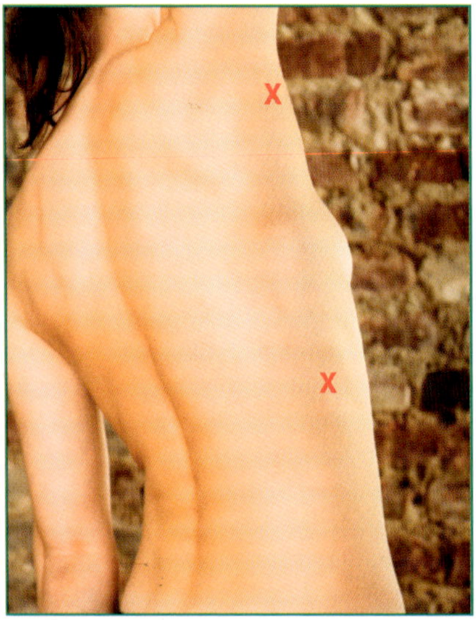

Die Triggerpunkte befinden sich in der hinteren Achselfalte in mittlerer Scapulahöhe und lateral auf Höhe der 11. Rippe.

Einige Sportarten (z. B. Handball, Speerwurf, Kugelstoßen) oder Handwerkertätigkeiten, bei denen über Kopf gearbeitet wird (z. B. Maler) sind prädestiniert für Beschwerden im M. latissimus dorsi.

Man misst die Tape-Länge in vorgedehnter Position. Der Patient steht aufrecht und geht erst in eine maximale Anteversion des Armes im Schultergelenk und dann in eine Lateralflexion des Rumpfes. Das ipsilaterale Bein wird nach vorne gesetzt. Man misst von der Mitte des Oberarmes über das Schulterblatt, entlang der Wirbelsäule bis zur Höhe der Crista iliaca.

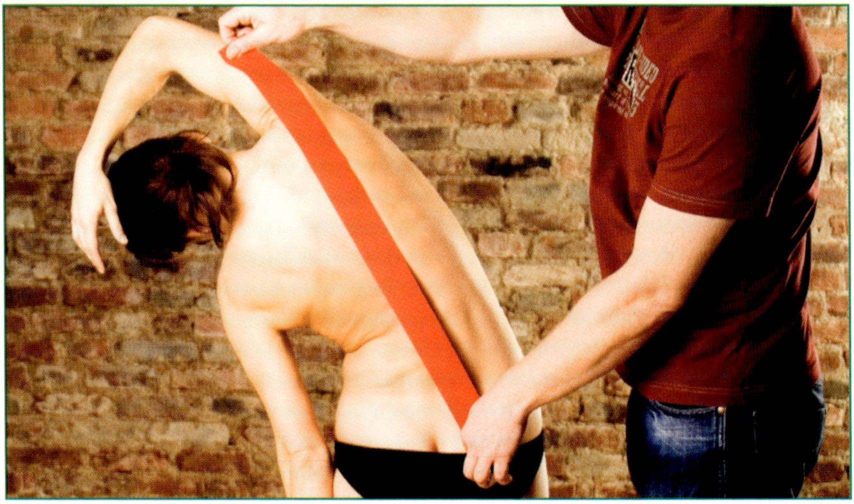

Kapitel 4

Der Anker wird mit vollem Zug auf den mittleren Oberarm gesetzt und in Richtung des oben beschriebenen axillar gelegenen Triggerpunktes geklebt. Das Tape verläuft entlang des Margo lateralis scapulae über den Angulus inferior scapulae bis zur Wirbelsäule und dann parallel der Dornfortsätze nach caudal bis auf das Os sacrum. Aufgrund der Vordehnung des Muskels wird das Tape ohne Zug aufgesetzt.

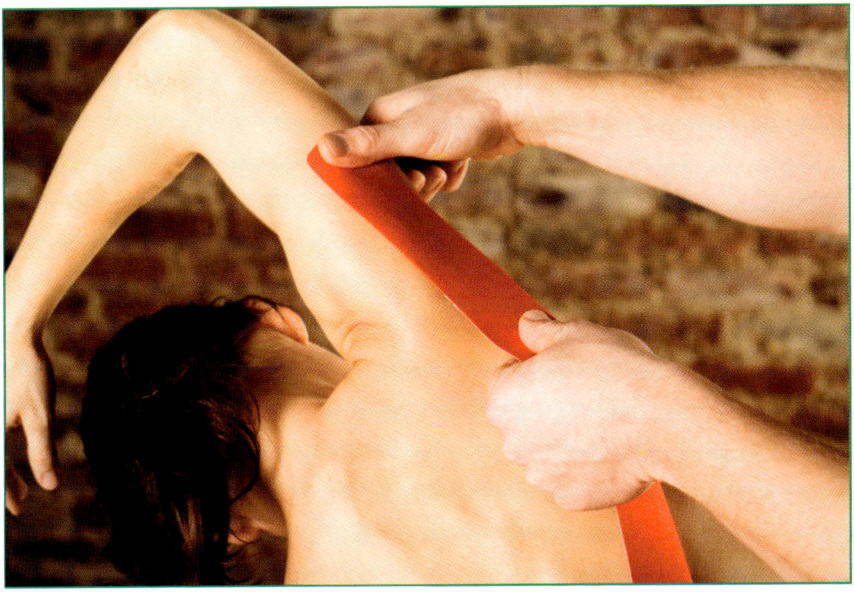

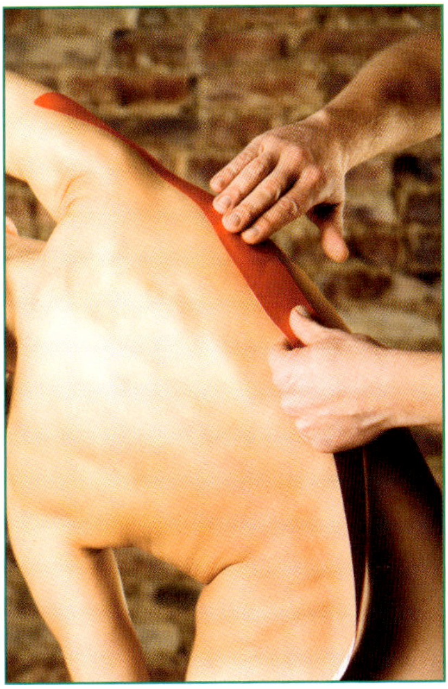

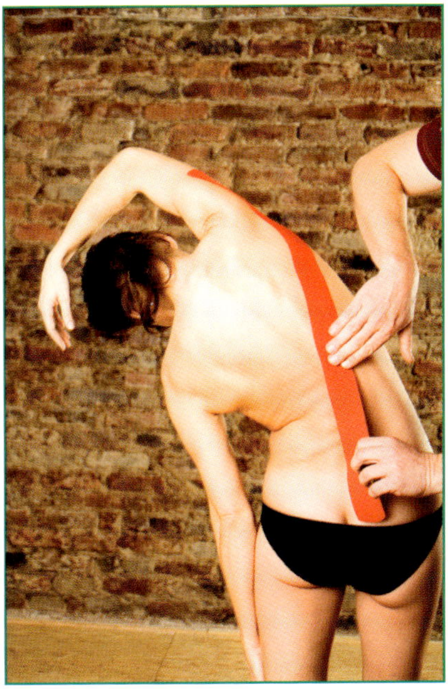

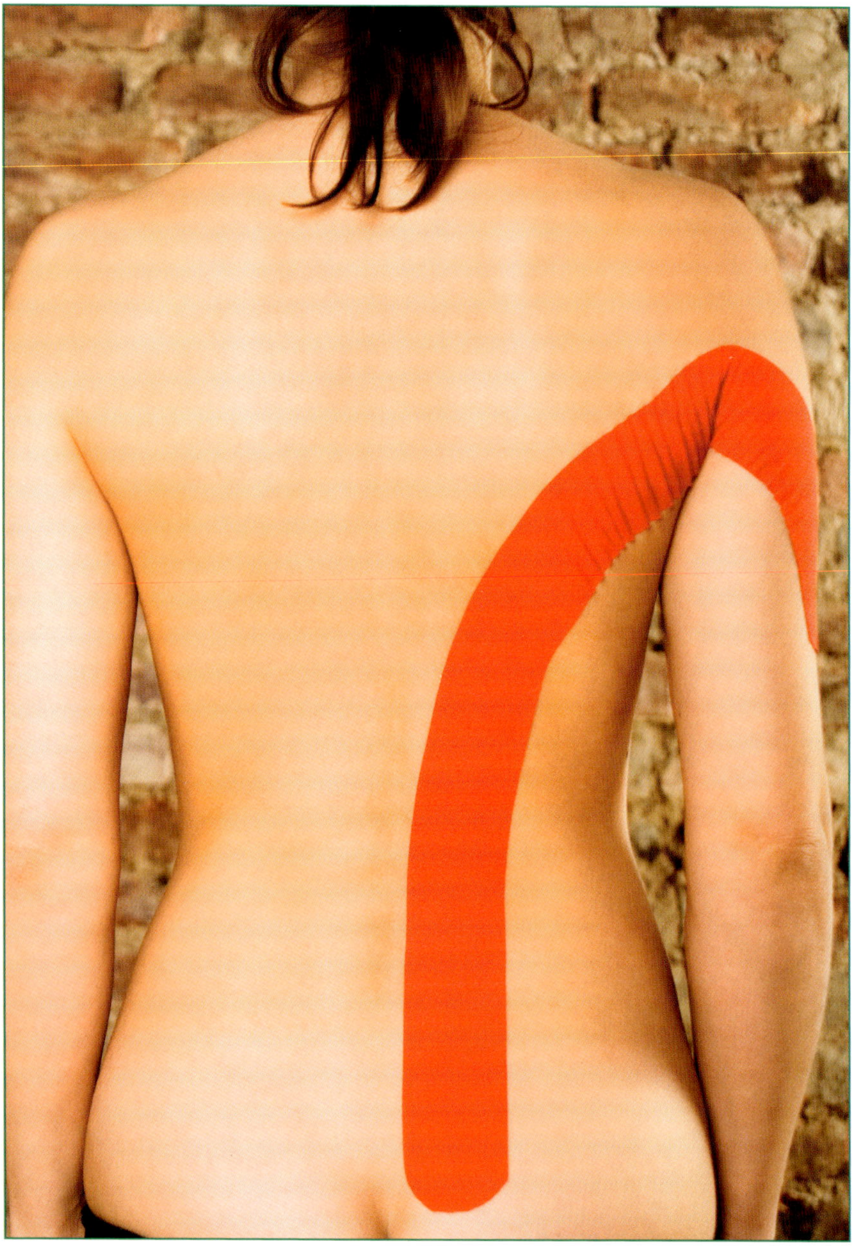

4.3.9 Levator-scapulae-Tape

Ursprung: Querfortsätze C1-C4
Ansatz: Angulus superior scapulae
Innervation: N. dorsalis scapulae C4-C5
Plexus cervicalis C3-C4
Funktion: Heben der Scapula nach medial-cranial, Dorsalflexion der HWS, dadurch kommt es zu einer Verstärkung der Halslordose, dieser Muskel hebt und fixiert den Schultergürtel

Der Mensch benötigt diesen Muskel in der alltäglichen Bewegung eigentlich nicht wirklich, und doch ist er der am häufigsten verspannte Muskel unseres Körpers. In der heutigen Gesellschaft sind Stress, Anspannung und Ängste an der Tagesordnung. Diese psychischen Komponenten wirken sich extrem in diesen Muskel aus. Evolutionsgeschichtlich bedingt ist der Muskel bei Fluchtverhalten in Anspannung. Die Schultern werden hochgezogen in Richtung des Kopfes und der Kopf in Richtung der Schultern gestaucht. Das Fatale an dieser Bewegung ist, dass sie unbewusst geschieht und der Mensch somit keine Kontrolle über sie hat. Erst wenn man bewusst den Befehl zum Senken der Schultern gibt, merkt man überhaupt, dass sie angezogen waren.

Ein Muskel, der über einen längeren Zeitraum kontrahiert ist, verhärtet und verkürzt sich. Wenn man bedenkt, wo der M. levator scapulae seinen Ursprung hat, ist es nicht weiter verwunderlich, dass er bei Überlastung Kopfschmerzen, Tinnitus, Rotationseinschränkungen und Schwindel verursachen kann. Die Hauptschmerzbereiche befinden sich im Winkel zwischen Hals und Schulter sowie am Margo medialis scapulae. Es können ausstrahlende Schmerzen im dorsalen Bereich des Schultergelenkes auftreten.

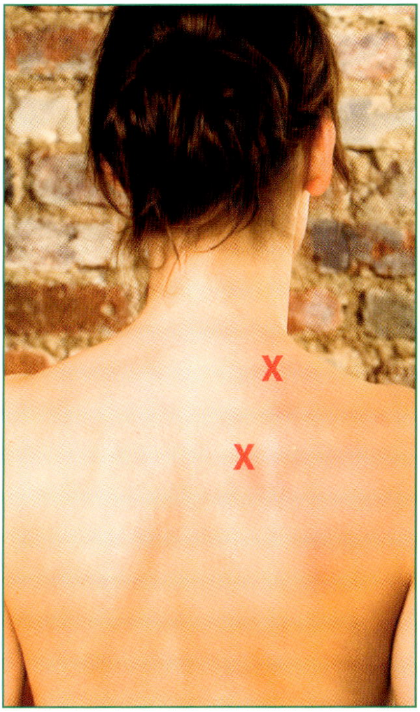

Die beiden stark druckschmerzhaften Triggerpunkte befinden sich zum einen im medialen Muskelverlauf auf Höhe C7, wo der Muskel unter dem anterioren Rand des M. trapecius, Pars descendens, hervortritt und zum anderen direkt oberhalb des Angulus superior scapulae.

Die Praxis zeigt, dass über 95 % aller Patienten, und zwar jeden Alters, eine Belastung dieses Muskels aufweisen. Diese in der Regel durch unbewusstes Verhalten aufgebaute Muskelverspannung kann nur dann sinnvoll therapiert werden, wenn die Ursache (Anspannung) beseitigt wird. Das bedeutet für die Praxis, dass der Patient sich dieses Verhalten bewusst machen muss und es aktiv über den Verstand korrigiert bzw. belastende Einflüsse von außen eliminiert.

Meist ist der M. levator scapulae nicht allein betroffen. Häufig finden sich Verspannungen in den Mm. scaleni und im M. sternocleidomastoideus.

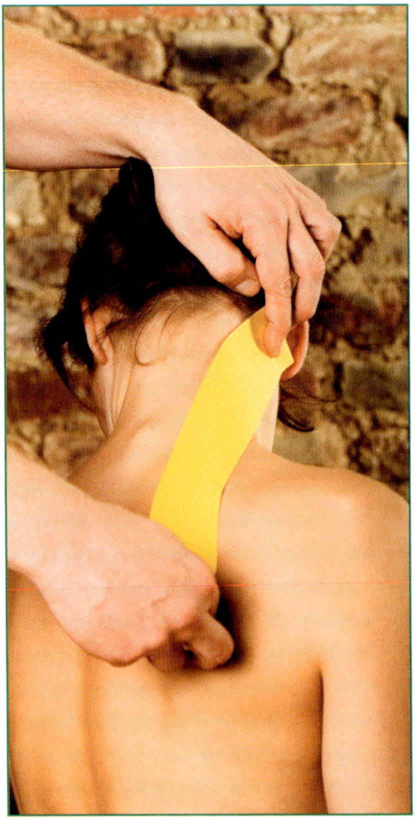

Der Patient sitzt aufrecht und geht in die Vordehnung, indem er den Kopf zur contralateralen Seite dreht und nach caudal-ventral neigt. Die Länge des Tapes wird vom Processus mastoideus bis zur Mitte des Schulterblattes bemessen. Es empfiehlt sich, einen halben Tape-Streifen zu verwenden, wenn die Mm. scaleni und der M. sternocleidomastoideus ebenfalls geklebt werden sollen. Ansonsten sollte das Tape in dem Bereich hinter dem Ohr schmal angeschnitten werden.

Der Therapeut setzt den Anker ohne jeglichen Zug auf den Akupunkturpunkt Gallenblase 12 (GB 12, Wangu), der sich in der Mulde posterior und inferior des Processus mastoideus befindet. Dieser Punkt implementiert eine Erleichterung der Schmerzen im Halsbereich, Kopfschmerz, Unfähigkeit, den Kopf zu drehen, Steifigkeit, Stauungssyndrom im Hals und Hemiplegie.

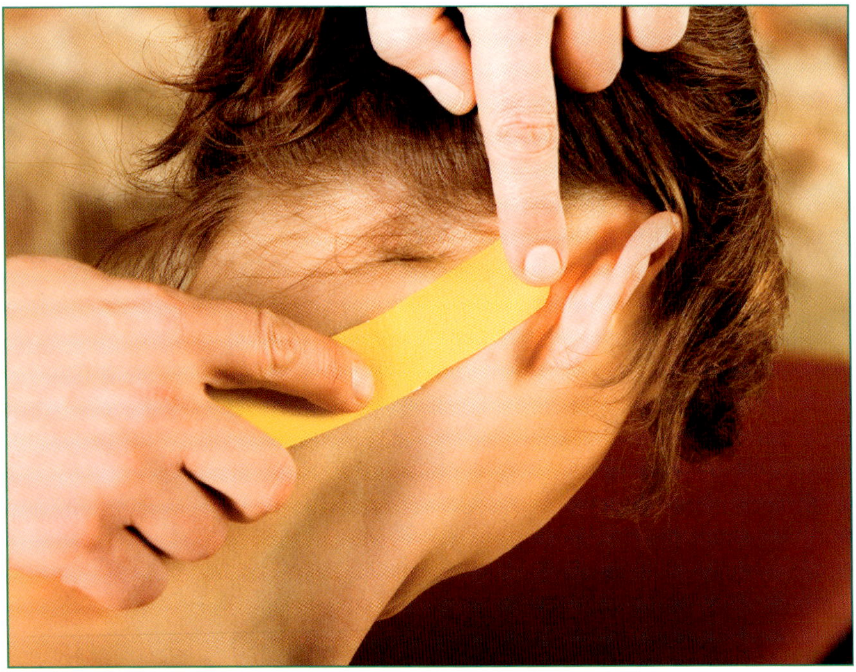

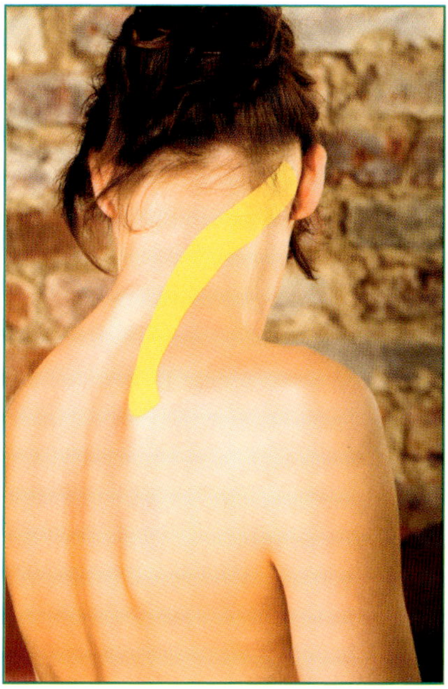

Das Tape wird entlang des Muskelverlaufes zum Angulus superior scapulae ausgestrichen. Dies muss unbedingt – wie immer im Bereich des Halses – ohne Zug des Tapes erfolgen, da es bei nur einseitiger Anwendung zusätzlich zu Spannungen im Halswirbelsäulenbereich kommen kann. Die Tape-Länge sollte unbedingt über den Angulus superior scapulae hinausreichen, damit der Ansatz des Muskels abgedeckt ist.

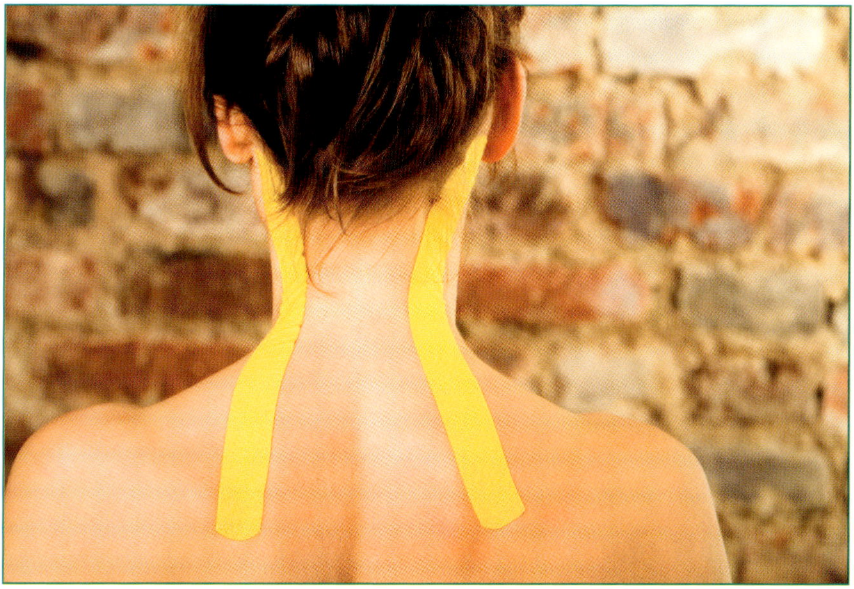

4.3.10 Medianus-Nerv-Tape

Der Nervus medianus ist ein gemischt motorischer und sensibler Nerv des Armes. Er entspringt aus dem Fasciculus lateralis und dem Fasciculus medialis des Plexus brachialis und enthält Faseranteile aus den Segmenten C6 bis Th1. Seine beiden Ursprungsarme umschlingen die A. axillaris und laufen lateral der A. brachialis nach distal. Etwa auf der Höhe der Insertionsstelle des M. coracobrachialis über- oder unterkreuzt er die A. brachialis und liegt dann medial des Gefäßes.

Über die mediale Seite der Ellenbeuge zieht der Nerv weiter zum Unterarm. Dort findet man ihn zunächst zwischen den beiden Köpfen des M. pronator teres und im weiteren Verlauf kreuzt er die A. ulnaris, von der er durch den tiefen Kopf des M. pronator teres getrennt ist. Zwischen den Mm. flexor digitorum superficialis und profundus steigt er weiter zum Handgelenk ab. 4-5 cm vor dem Retinaculum flexorum steigt der Nerv aus der Tiefe des Unterarms auf und liegt dann zwischen den Sehnen des M. flexor digitorum superficialis und des M. flexor carpi radialis, teilweise überlagert von der Sehne des M. palmaris longus. An dieser Stelle ist er nur noch von Fascien und Haut bedeckt. Unter dem Retinaculum flexorum zieht er schließlich in die Hohlhand.

Mit Ausnahme eines Astes zum M. pronator teres, der manchmal proximal des Ellenbogens abgeht, gibt der Nervus medianus am Oberarm keine Äste ab. Am Unterarm besitzt er folgende Verzweigungen:

- Rami musculares
- Nervus interosseus (antebrachii) anterior
- Ramus cutaneus palmaris

In der Hohlhand teilt sich der Nervus medianus in einen lateralen und einen medialen Ast auf, die folgende Nerven zu den Fingern entsenden:

- Nervi digitales palmares proprii
- Nervi digitales palmares communes

Der Nervus medianus innerviert motorisch, mit Ausnahme des M. flexor carpi ulnaris, fast alle Flexoren der Unterarmmuskulatur. Darüber hinaus versorgt er Teile der Muskulatur des Daumenballens und zwei der kurzen Muskeln der Mittelhand.

Unterarm:

- M. flexor carpi radialis
- M. flexor digitorum profundus, radiale Hälfte
- M. flexor digitorum superficialis
- M. flexor pollicis longus
- M. palmaris longus
- M. pronator quadratus
- M. pronator teres

Hand:

- M. abductor pollicis brevis
- M. flexor pollicis brevis, Caput superficiale
- M. opponens pollicis
- Mm. lumbricales I und II

Auf der Volarseite der Hand versorgt der Nerv sensibel die Haut über dem Daumenballen, die radiale Hälfte der Hohlhand, die Haut des Zeige- und Mittelfingers sowie die radiale Hälfte des Ringfingers. Auf der Dorsalseite der Hand versorgt er die distalen Enden des 1. bis 3. Fingers ab etwa der Hälfte der Phalanx media sowie die radiale Hälfte des Ringfingerendgliedes.

Bei einer Lähmung der Nervus medianus ist der Faustschluss nicht mehr möglich. Beim Versuch, die Faust zu schließen, können Daumen, Zeige- und Mittelfinger nicht mehr vollständig gebeugt werden (Schwurhand). Es kommt zu einem Sensibilitätsausfall in den oben beschriebenen Versorgungsgebieten.

Eine häufige Erkrankung des Nervus medianus ist das Carpaltunnel-Syndrom mit Parästhesien im Bereich der Hand und bei längerem Bestehen mit einer Atrophie des Daumenballens.

Ähnlich wie beim Ulnaris-Nerv-Tape (siehe Kapitel 4.3.24) wird auch bei diesem Nerv der gesamte Verlauf getaped. Man misst die Länge von der Mitte des volaren Handgelenkes, entlang des Epicondylus medialis über den medialen Oberarm und die Clavicula zur Halswirbelsäule. Es empfiehlt sich, nur einen halben Tape-Streifen zu verwenden. Dies setzt allerdings ein exaktes Kleben in den Verlauf des Nervs voraus.

Der Patient sitzt oder steht aufrecht, und der zu behandelnde Arm wird 90° abduziert und außenrotiert, im Ellenbogengelenk extendiert und im Handgelenk dorsalflektiert. Der Anker wird ohne Zug auf die mediale Fläche des volaren Handgelenkes aufgesetzt.

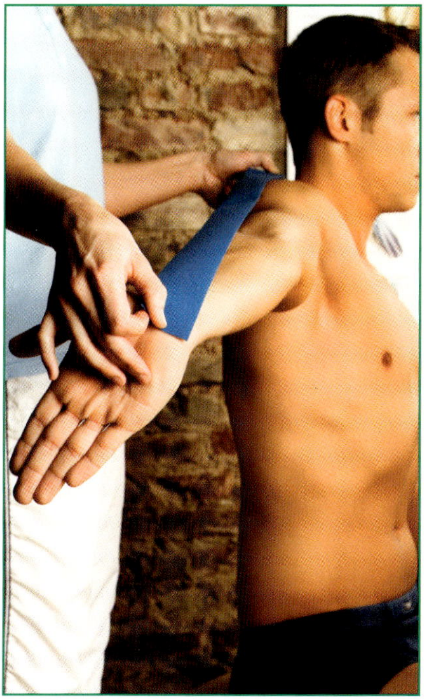

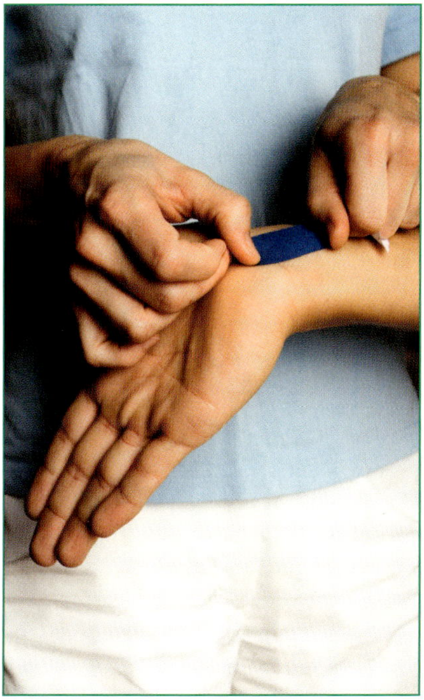

Das gesamte Tape wird in seinem Verlauf ohne (!) Zug aufgeklebt. Man folgt dem Weg des Nervs über den medialen Unterarm zum Epicondylus medialis und von dort medial über den Oberarm, entlang des Muskelbauches des M. biceps brachii (Caput breve), über die Clavicula zur unteren Halswirbelsäule hin.

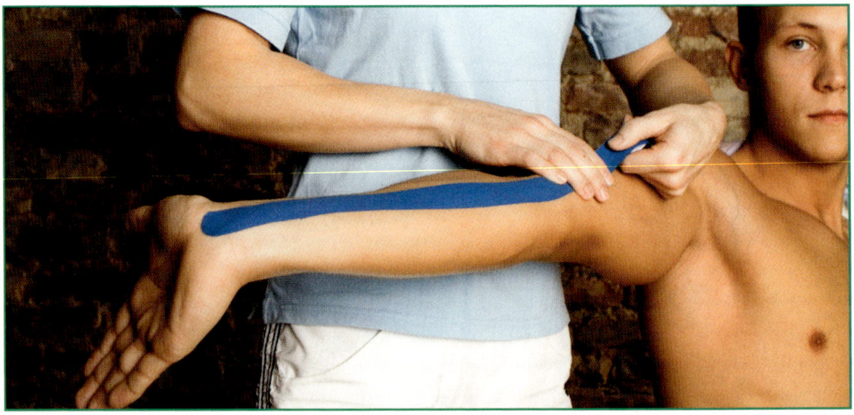

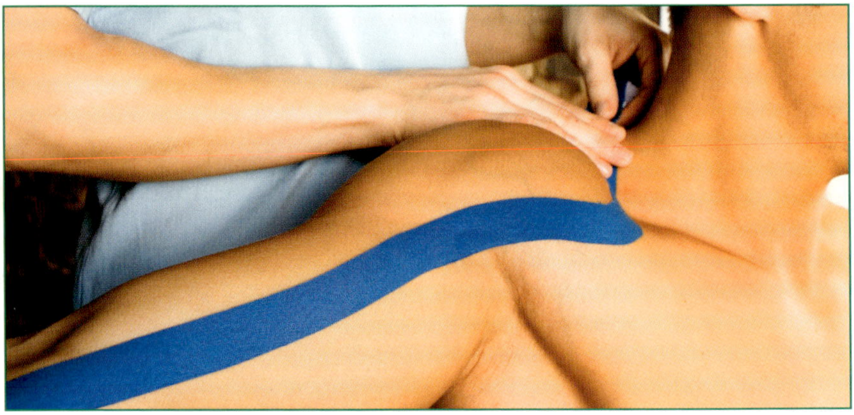

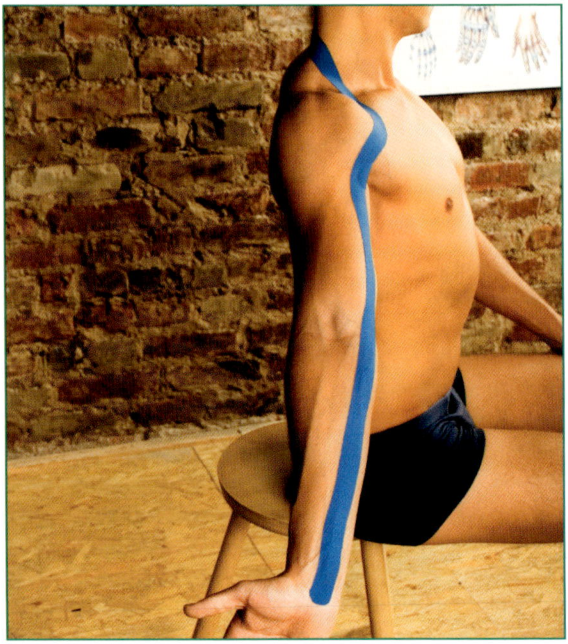

4.3.11 Palmaris-longus-Tape

Ursprung: Epicondylus medialis humeri
Ansatz: Aponeurosis palmaris
Innervation: N. medianus
Funktion: Flexion in Ellenbogen- und Handgelenk, spannt Palmaraponeurose

Die Hauptbeschwerdestelle des M. palmaris longus liegt im Bereich der Hohlhand und äußert sich durch prickelnd stechende Schmerzen. Die Handfläche ist druckempfindlich und zeigt eine Knötchenbildung unter der Haut. Nebenschmerzpunkte findet man an der distalen Volarseite des Unterarmes im Verlauf des Muskels.

Die Triggerpunkte findet man meist im proximalen Muskelverlauf. Sie können aber auch distal im Unterarm liegen.

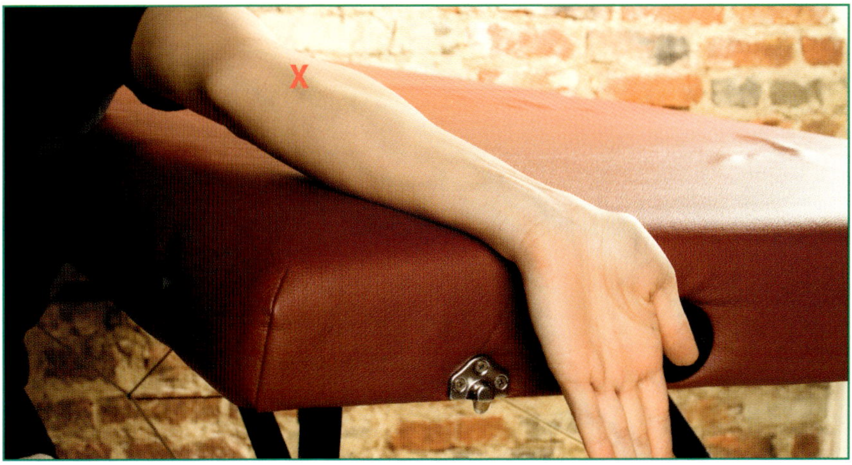

Dieses Tape liegt im Verlauf des N. medianus und deckt Belastungen, die diesen Nerv betreffen, zum Teil ab. Dazu zählen die Schwurhand und alle damit zusammenliegenden Beschwerden bis zur Mitte des Ringfingers. Bei Beschwerden im Nervenverlauf sollte besser das Medianus-Nerv-Tape (siehe Kapitel 4.3.10) geklebt werden.

Da die Schmerzübertragung des Muskels in der Handfläche liegt, reicht es nicht aus, den Muskel nur im Bereich des Unterarmes zu kleben.

Man misst ein Tape von den Fingerspitzen bis über den Ellenbogen und zusätzlich zwei Quer-Tapes von ca. 15 cm Länge. Das lange Tape wird auf ca. 10 cm zu einem vierstrahligen Tape (Strahlen-Tape) aufgeschnitten und alle Enden werden abgerundet.

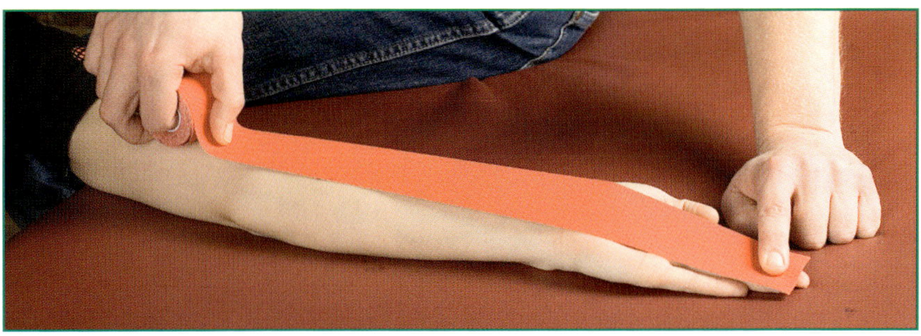

Der Patient sitzt aufrecht und legt den Arm außenrotiert und im Ellenbogen extendiert auf die Behandlungsliege. Die Trägerfolie wird am Übergang der Flügelchen aufgerissen. Die Hand des Patienten wird dorsalflektiert und der Anker ohne Zug auf die Innenfläche der Hand zu Beginn der Fingergrundgelenke aufgesetzt. Das Tape wird ohne Zug über das Handgelenk in Richtung der Ellenbeuge ausgestrichen.

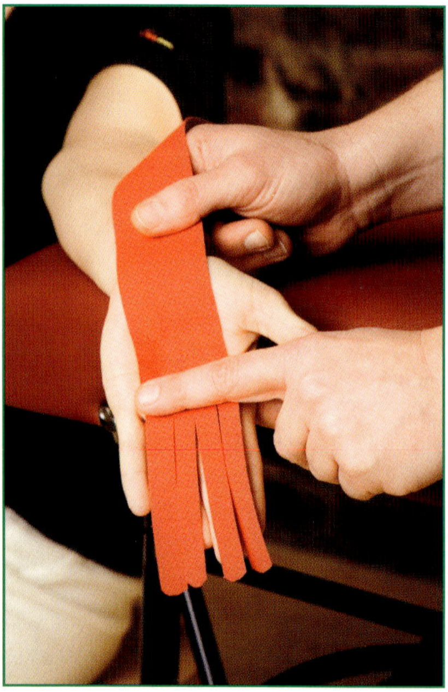

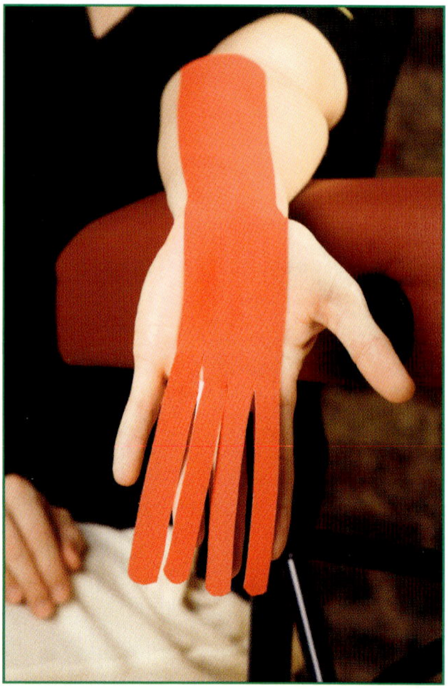

Die Flügelchen werden ohne Zug zirkulär, im Achterkreis, jeweils einzeln um Zeige-, Mittel-, Ring- und Kleinfinger geklebt.

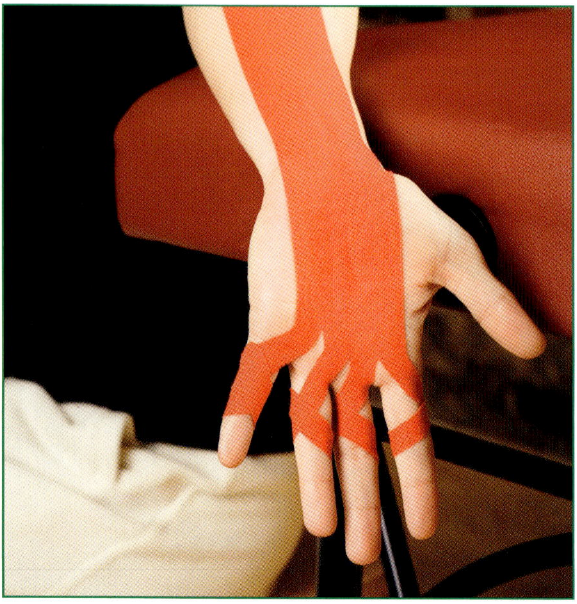

Das erste Quer-Tape findet seinen Ansatz an der volaren Seite des Handgelenkes und wird unter maximalem Zug auf das dorsalflektierte Gelenk aufgesetzt. Die Enden werden zirkulär ohne Zug ausgestrichen. Das zweite Quer-Tape setzt man ohne Zug auf die Handinnenfläche und streicht es zirkulär aus. Es dient der Fixierung des Haupt-Tapes.

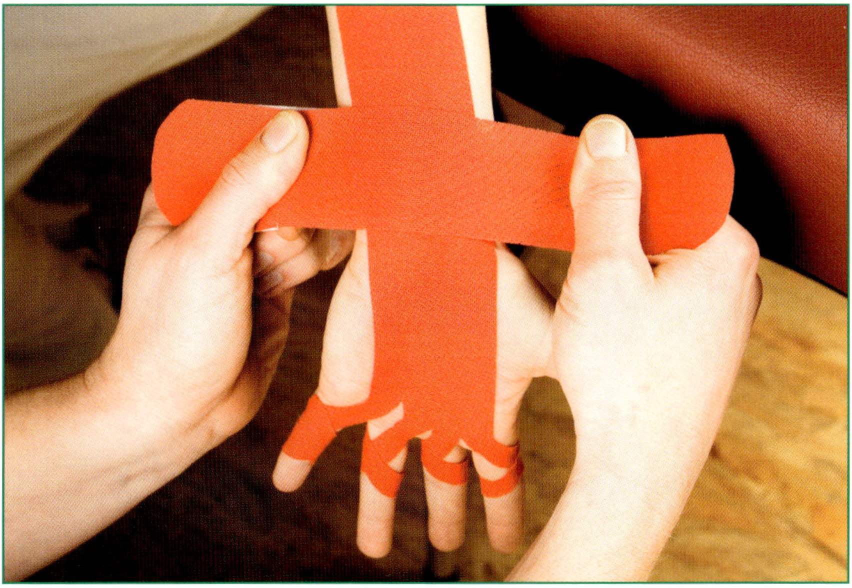

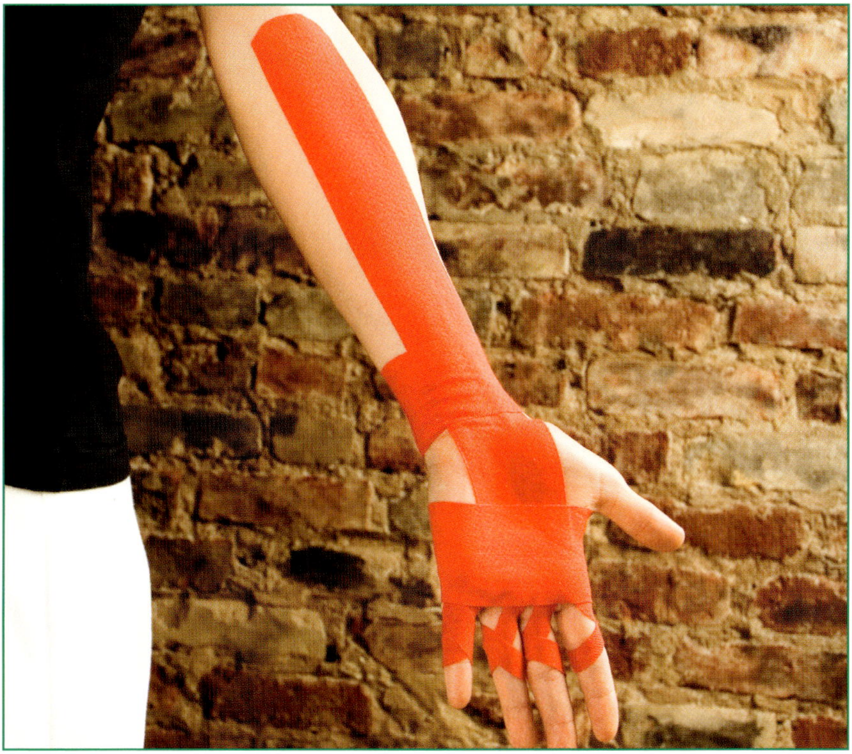

4.3.12 Pectoralis-Tape

M. pectoralis major

Ursprung: Pars clavicularis: mediale Hälfte der Clavicula
Pars sternocostalis: Ventralfläche des Manubrium, Corpus sterni, Knorpel der 2.–7. Rippe
Pars abdominalis: Rektusscheide

Ansatz: Crista tubercoli majoris humeri

Innervation: Nn. pectorales C5-Th1

Funktion: Adduktion, Anteversion und Innenrotation des Armes, inspiratorischer Hilfsmuskel, oberer Teil hebt, unterer Teil senkt und mittlerer Teil zieht den Schultergürtel nach vorne

M. pectoralis minor

Ursprung: Außenfläche der 3.–5. Rippe

Ansatz: Processus coracoideus scapulae

Innervation: Nn. Pectorales C5-Th1

Funktion: Senkung des Schultergürtels und Führung nach ventral, inspiratorischer Hilfsmuskel, Fixation des Schultergürtels, wird wirksam an beiden Schlüsselbeingelenken

Durch eine Verkürzung des M. pectoralis major kommt es zu einem Zug des Schultergürtels nach vorne, was oft zu einer Fehlhaltung im Oberkörperbereich führt und Schmerzen in der Rückenmuskulatur hervorruft. Eine Verkürzung des M. pectoralis minor bewirkt durch eine Kompression des neurovaskulären Stranges des Armes Beschwerden in diesem Bereich.

Die Schmerzbereiche der Brustmuskeln liegen im Bereich des Ursprungs am Sternum und dem vorderen Thorax sowie am Schultergelenk und an der ulnaren Seite des Armes bis zum Ring- und Kleinfinger. Es treten Schmerzen auf, die irrtümlich mit denen koronarer Herzerkrankungen verwechselt werden können. Es können sogar episodische cardiale Arrhythmien ihren Ursprung in diesen Muskeln finden.

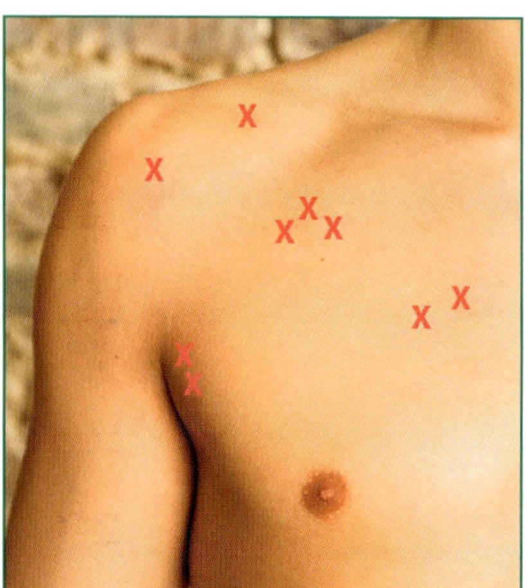

Man findet druckschmerzhafte Triggerpunkte am freien lateralen Rand des Pars sternocostalis und des Pars abdominalis, die zusammen die anteriore Axillarfalte bilden. Weiterhin befinden sich drei Triggerpunkte im Pars sternocostalis intermedius übereinander im Muskelverlauf und zwei weitere Triggerpunkte liegen medial in Richtung Sternum auf Höhe der 4. Rippe und einen Querfingerbreit cranial auf Höhe der 3. Rippe. Im Pars clavicularis findet man Triggerpunkte jeweils im proximalen bzw. im distalen Drittel des Muskels. Der „Arrhythmie"-Triggerpunkt lässt sich medial an der unteren Kante der 5. Rippe lokalisieren.

Kapitel 4

Der Patient sitzt aufrecht, die Arme hängen locker neben dem Körper. Der Therapeut misst die Tape-Länge von proximal des Schultergelenkes bis zum Sternum ab.

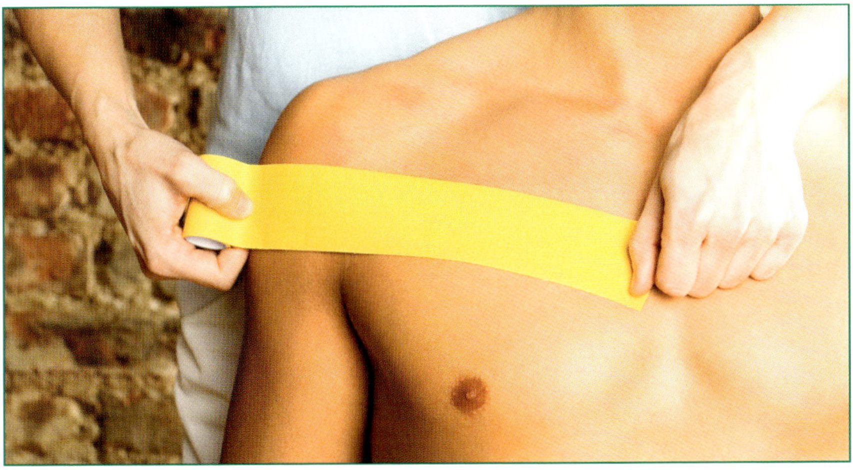

Dieser Tape-Streifen wird mittig bis auf den Ankerbereich von 4 cm zu einem V-Tape aufgeschnitten und die Trägerfolie zu Beginn der Flügelchen aufgerissen. Der Arm des Patienten ist retrovertiert und außenrotiert. Man klebt den Anker mit vollem Zug auf den ventralen Oberarm unter dem Schultergelenk und streicht den cranialen Flügel nach medial zum Sternoclaviculargelenk ohne Zug aus.

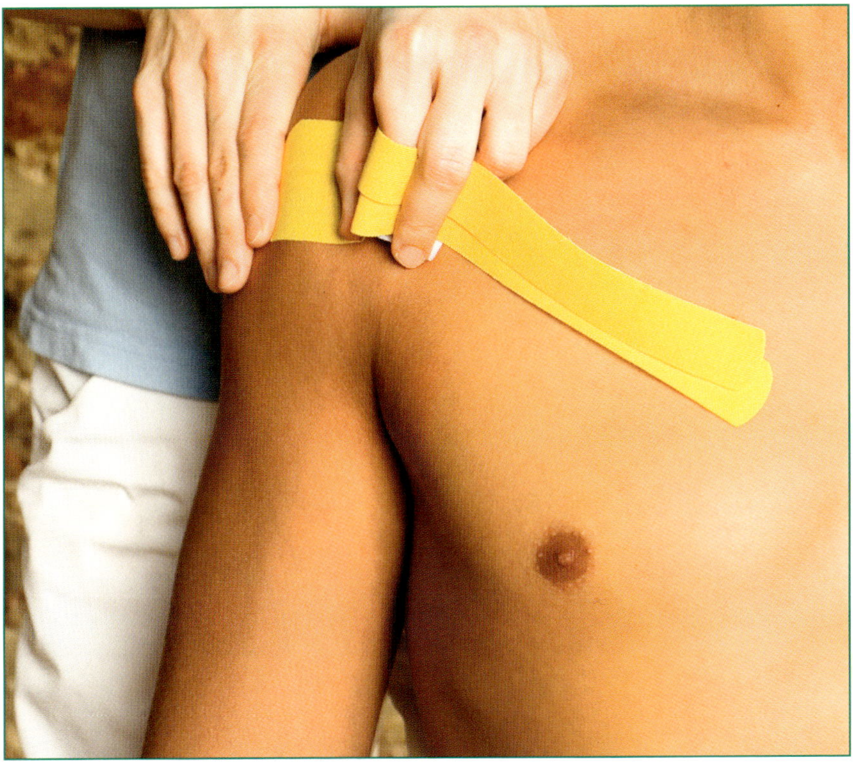

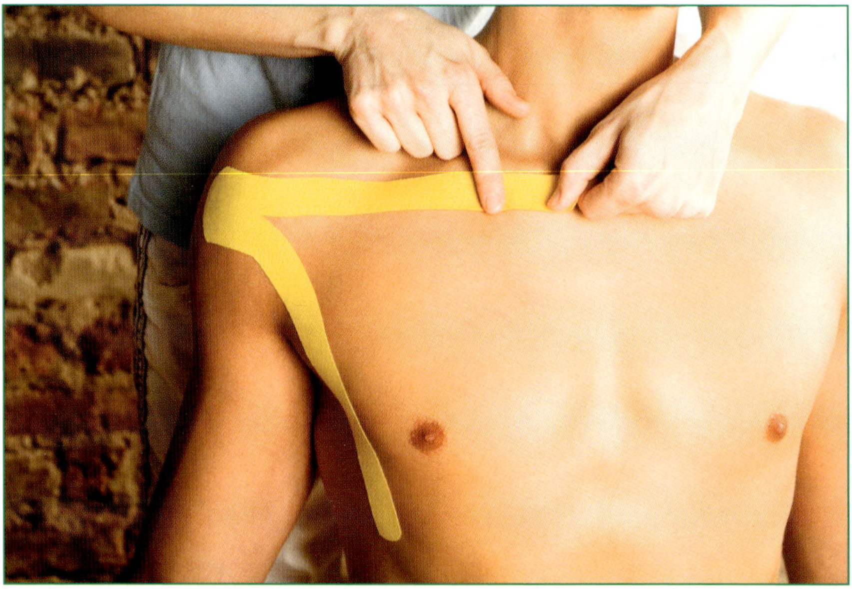

Der caudale Flügel wird ebenfalls ohne Zug entlang des lateralen Randes des M. pectoralis major in Richtung des Ursprungs des Muskels an der 7. Rippe ausgestrichen.

Wenn weiterhin Beschwerden in diesem Muskel auftreten, kann der Therapeut einen weiteren halben Tape-Streifen von gleicher Länge aufbringen. Es wird auf den bestehenden Anker mit vollem Zug aufgesetzt und in Richtung des Processus xiphoideus ohne Zug ausgestrichen.

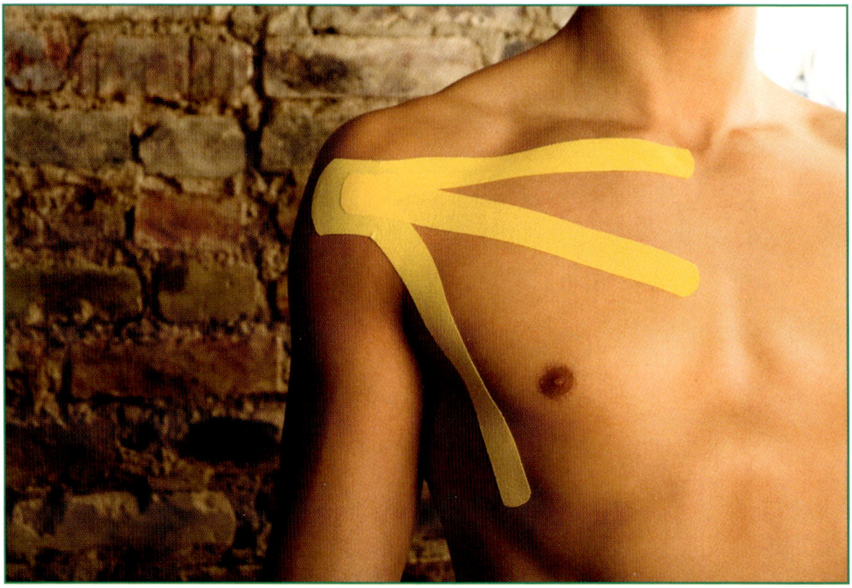

4.3.13 Pronatoren-Tapes

M. pronator teres

Ursprung:	Caput humerale:	Epicondylus medialis humeri
	Caput ulnare:	Processus coronoideus ulnae
Ansatz:	Mitte des Radius	
Innervation:	N. medianus, C6-C7	
Funktion:	Flexion und Pronation des Unterarmes, Fixation des Ellenbogengelenkes	

M. pronator quadratus

Ursprung:	Margo anterior ulnae (distales Drittel der Vorderfläche der Ulna)
Ansatz:	Margo und Facies anterior radii (distales Drittel der Vorderfläche des Radius)
Innervation:	N. medianus, C7-Th1
Funktion:	Pronation

Die Schmerzregion des M. pronator teres liegt tief in der volaren Radialseite des Handgelenkes im Bereich des M. pronator quadratus und erzeugt ausstrahlende Schmerzen an der gesamten Radialseite bis zum Ellenbogen.

Der Triggerpunkt des M. pronator teres befindet sich im proximalen Drittel des Muskels volar an der Ulnarseite des Unterarmes am Processus coronoideus ulnae.

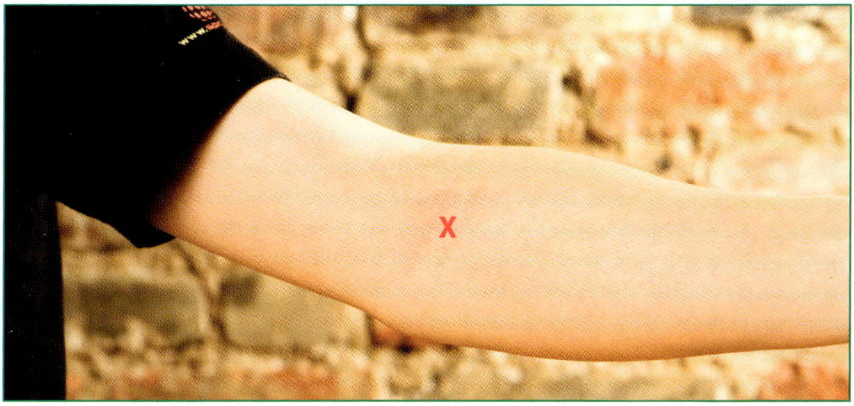

Da die Hauptschmerzbereiche des M. pronator teres im Bereich des M. pronator quadratus liegen, ist es geraten, immer beide Tapes zu setzen. Wegen der unterschiedlichen Zugrichtungen ist es nicht möglich, ein sinnvoll wirkendes Kombinations-Tape für beide Muskeln zu kleben.

4.3.13.1 Pronator-teres-Tape

Der Patient sitzt aufrecht. Die Tapelänge wird vom Epicondylus medialis humeri bis zum medialen Unterarm gemessen. Für die Vordehnung ist der zu behandelnde Arm des Patienten in leichter Anteversion, Extension im Ellenbogen, Supination des Unterarmes und Dorsalflexion der Hand. Der Anker wird über den Bereich des Epicondylus medialis humeri und dem Triggerpunkt am Processus coronoideus ulnae mit vollem Zug aufgesetzt und das Tape von der ulnaren Seite diagonal zur Mitte der radialen Seite des Unterarmes ohne Zug ausgestrichen.

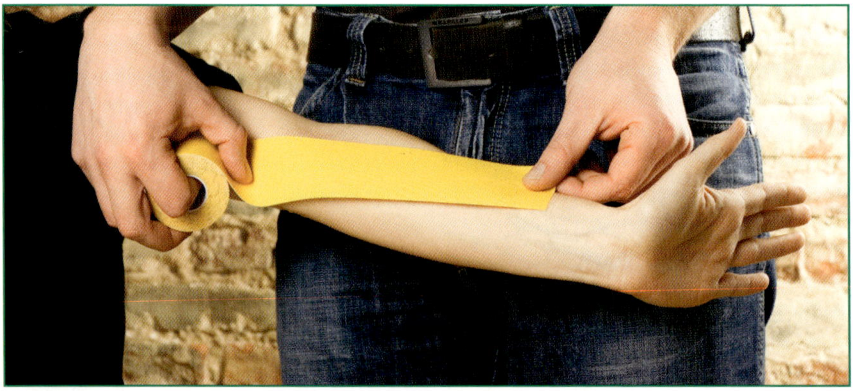

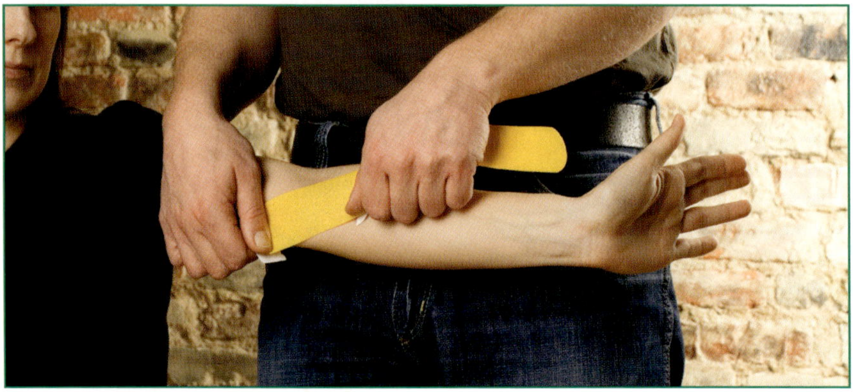

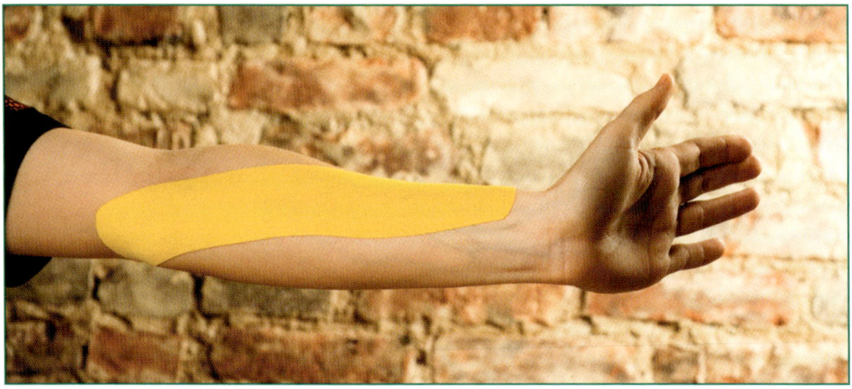

4.3.13.2 Pronator-quadratus-Tape

Der Patient sitzt aufrecht. Die Tape-Länge wird vom radialen Handgelenk bis zum ulnaren Handgelenk gemessen. Für die Vordehnung des Muskels ist der zu behandelnde Arm in Anteversion und maximaler Außenrotation und die Hand in maximaler Dorsalflexion. Der Therapeut legt den Anker mit vollem Zug an die radiale Seite des volaren Handgelenkes und klebt das Tape ebenfalls mit vollem Zug leicht diagonal zum volaren Ulnarrand.

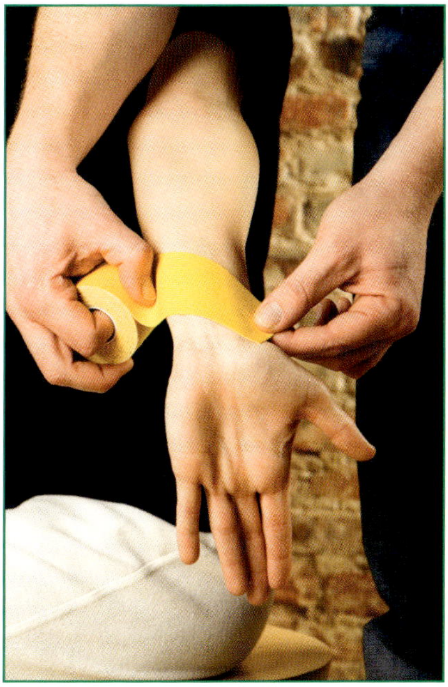

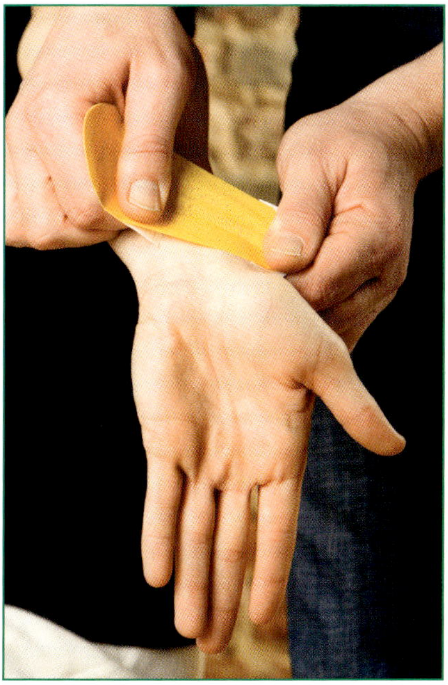

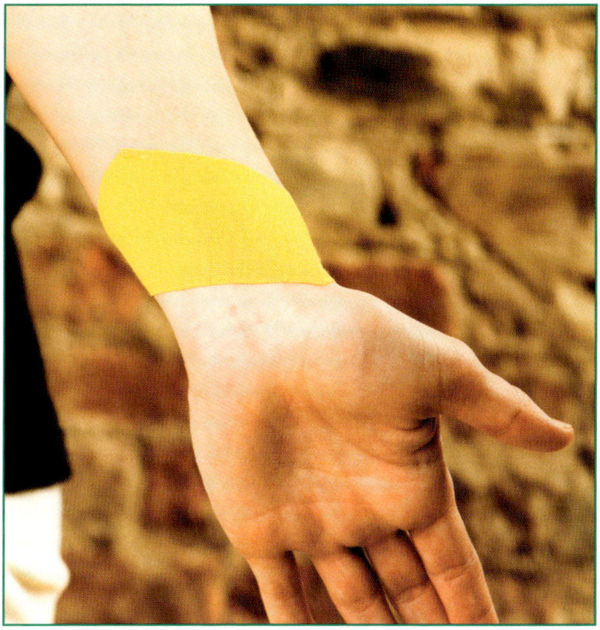

4.3.14 Radialis-Nerv-Tape

Der Nervus radialis ist ein gemischt motorischer und sensibler Nerv des Armes, der aus dem Plexus brachialis entspringt und an der Innervation der Muskulatur von Oberarm und Unterarm beteiligt ist.

Er entspringt aus dem Fasciculus posterior des Plexus brachialis und enthält Nervenfasern der Segmente C5-C8. Im Verlauf windet sich der Nerv im Sulcus nervi radialis um die Dorsalseite des Humerus und zieht um den lateralen Epicondylus humeri. Im weiteren Verlauf zieht der Nervus radialis auf der Dorsalseite des Unterarms durch den M. supinator bis zur radialen Seite der Hand.

Der Nervus radialis innerviert die Muskulatur vor allem der Dorsalseiten von Ober- und Unterarm, darunter die Extensoren und die langen Handmuskeln. Daneben ist der Nerv über die Nervi cutanei brachii dorsalis und antebrachii dorsalis für die sensible Innervation des dorsalen Armes verantwortlich. Im Folgenden sind die vom Nervus radialis innervierten Muskeln aufgeführt:

- M. triceps brachii
- M. anconeus
- M. brachioradialis
- M. extensor carpi radialis longus et brevis
- M. extensor indicis
- M. abductor pollicis longus
- M. supinator
- M. extensor digitorum
- M. extensor pollicis longus et brevis
- M. extensor carpi ulnaris
- M. extensor digiti minimi

Bei einem Ausfall dieses Nervs (Radialisparese), beispielsweise nach einer Humerusfraktur, kommt es zum Ausfall der gesamten Streckmuskulatur von Arm und Hand. Dies manifestiert sich besonders in einem schlaffen Herabhängen der Hand im Handgelenk (Fallhand). Der Trizepssehnenreflex ist negativ.

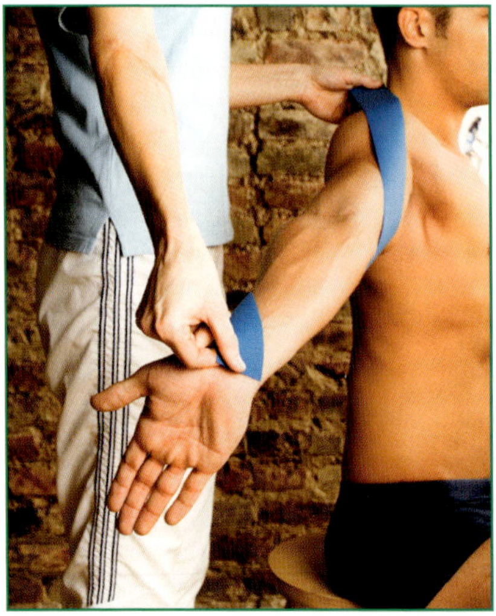

Der Verlauf des Radialis-Nerv-Tapes entspricht dem Verlauf des Nervs. Der Therapeut misst die Länge von der radialen Seite des Handgelenkes, am Epicondylus lateralis humeri und der dorsalen Seite des Oberarmes entlang, durch die Achsel, am Schultergelenk vorbei zur Halswirbelsäule. Es empfiehlt sich, nur einen halben Tape-Streifen zu verwenden, da es unangenehm ist, einen Streifen ganzer Breite im Axillarbereich zu tragen. Dies setzt allerdings ein exaktes Kleben in den Verlauf des Nervs voraus.

Der Patient sitzt oder steht aufrecht und der zu behandelnde Arm ist in 90° Abduktion, in Nullstellung und in Extension im Ellenbogengelenk. Der Anker wird ohne Zug auf den Processus styloideus radii gesetzt. Das gesamte Tape wird in seinem weiteren Verlauf ohne (!) Zug aufgeklebt. Man folgt dem Weg des Nervs zum Epicondylus lateralis humeri und von dort über den dorsalen Oberarm zur Achsel, klebt unter ihr entlang, über die Clavicula und entlang des dorsalen Hals-Schulterdreiecks zur unteren Halswirbelsäule.

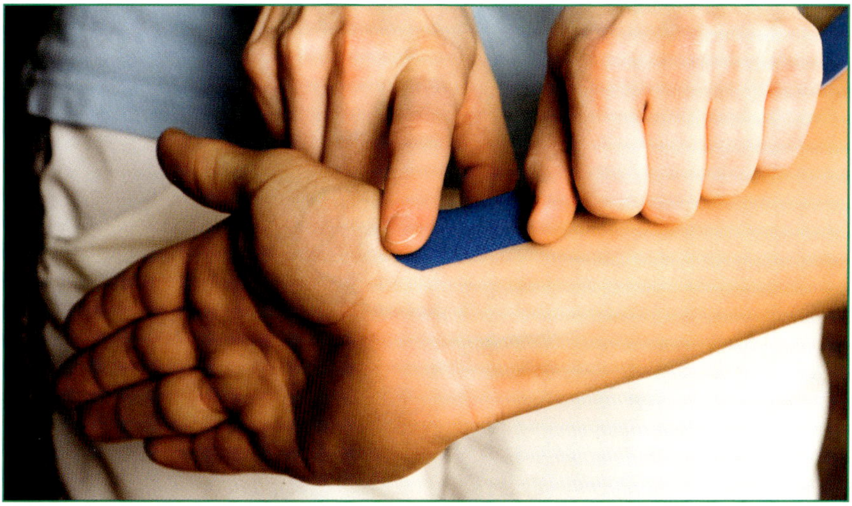

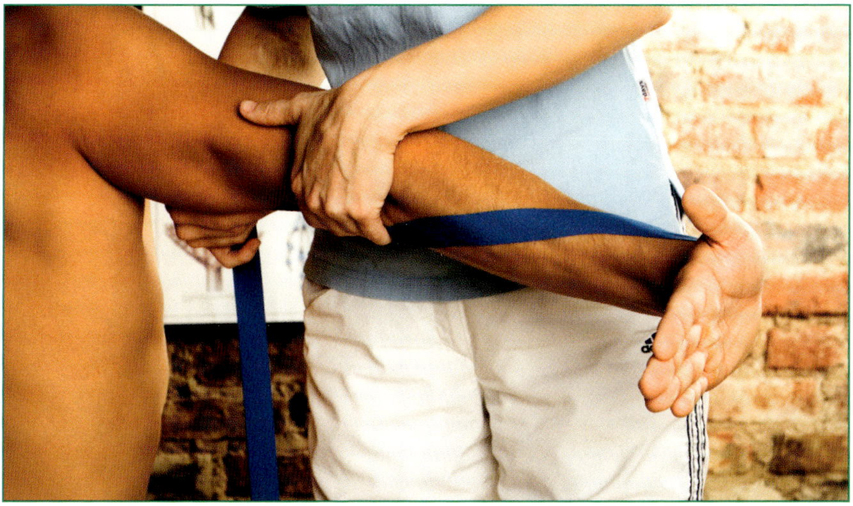

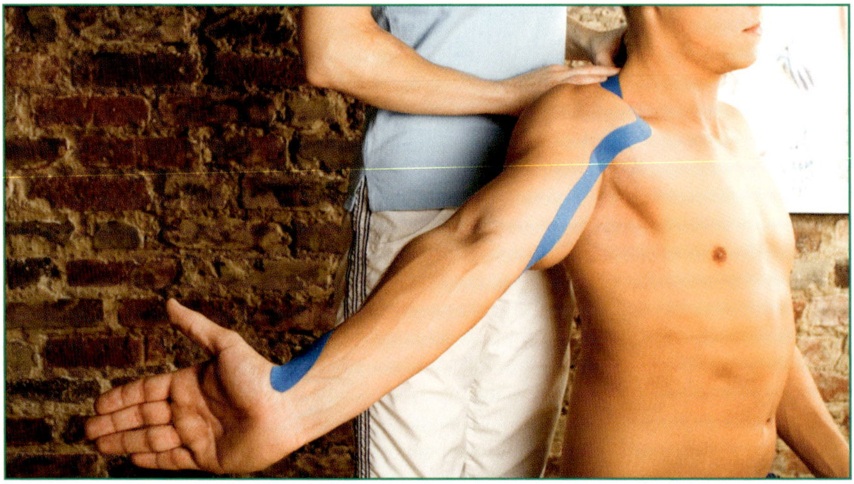

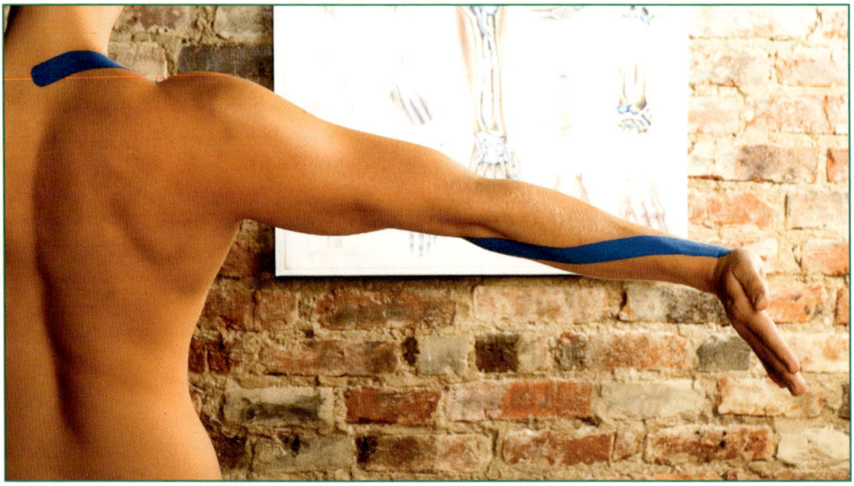

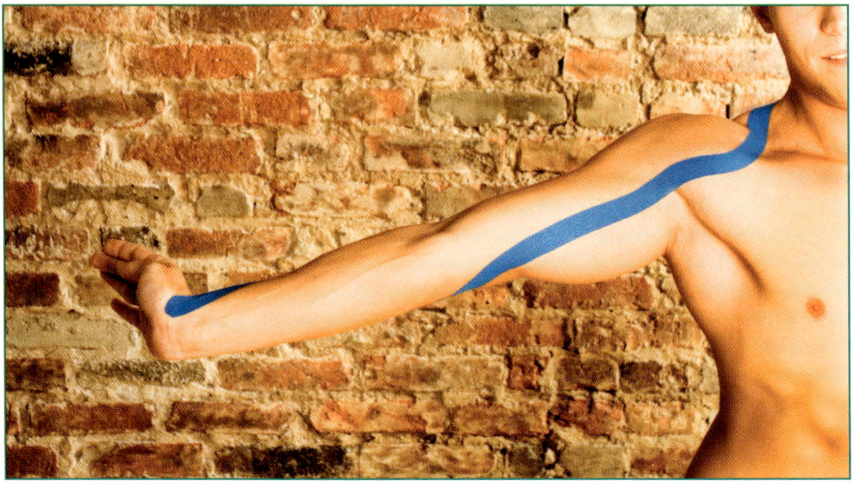

4.3.15 Rhomboideus-Tape

M. rhomboideus major

Ursprung: Dornfortsätze Th1-Th4
Ansatz: Margo medialis scapulae
Innervation: N. dorsalis scapulae, C4-C5
Funktion: Adduktion und Elevation der Scapula

M. rhomboideus minor

Ursprung: Dornfortsätze C6-C7
Ansatz: Margo medialis scapulae
Innervation: siehe M. rhomboideus major
Funktion: siehe M. rhomboideus major

Durch seine Ursprungsstellen kann es bei einer Verkürzung der Muskeln zu Subluxationen im Bereich der oberen Brustwirbel kommen. Dies kann wiederum zu Nervenkompressionen führen und zu Problemen im Bereich des Brustkorbes. Da die Intercostalnerven hierbei beteiligt sind, kann dies zur Fehldiagnose Herzinfarkt führen.

Wie bereits beim M. pectoralis erwähnt wurde, kommt es bei seiner Verkürzung zu einer Fehlhaltung im Oberkörperbereich. Der leidtragende Muskel auf der Gegenseite ist der M. rhomboideus, der mit einem Ausgleich völlig überfordert ist.

Die Schmerzbereiche liegen hauptsächlich direkt am medialen Rand der Scapula und strahlen bis zur Wirbelsäule aus. Häufig können die Schmerzen des Muskels erst dann konkret wahrgenommen werden, wenn Schmerzen umgebender Muskeln (M. levator scapulae, M. trapecius, M. infraspinatus, M. erector spinae) eliminiert sind.

Die Triggerpunkte befinden sich in beiden Muskeln übereinander nahe der Muskelansätze am Margo medialis scapulae.

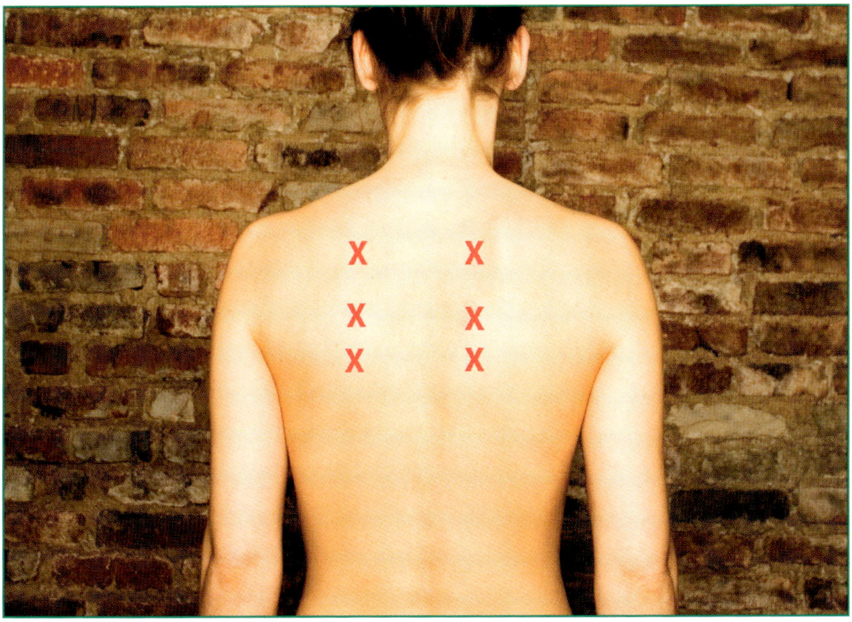

Kapitel 4

Der Patient sitzt oder steht und geht in die aktive Vordehnung, indem die Arme vor der Brust überkreuzt werden und der Oberkörper zusätzlich nach ventral flektiert wird.

Man misst die Tape-Länge zwischen der Mittellinie auf beiden Schulterblättern. Beide Enden des Tapes werden mittig auf ca. 6 cm zu einem X-Tape eingeschnitten und alle Enden abgerundet. Die Trägerfolie wird an allen Flügeln aufgerissen, ebenso in der Mitte des Tapes.

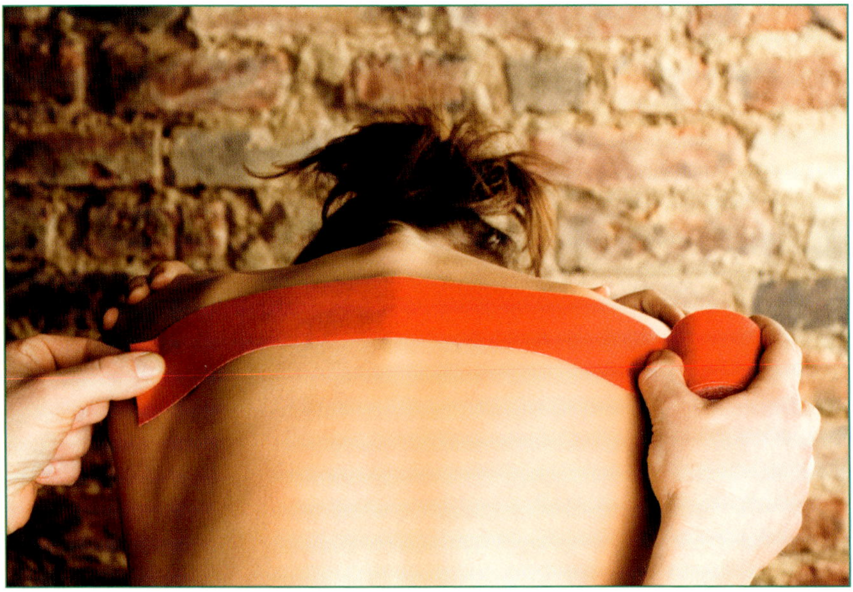

Das Tape wird mit maximalem Zug waagerecht zwischen die Schulterblätter geklebt, sodass das Tape über den schmerzhaften Triggerpunkten verläuft.

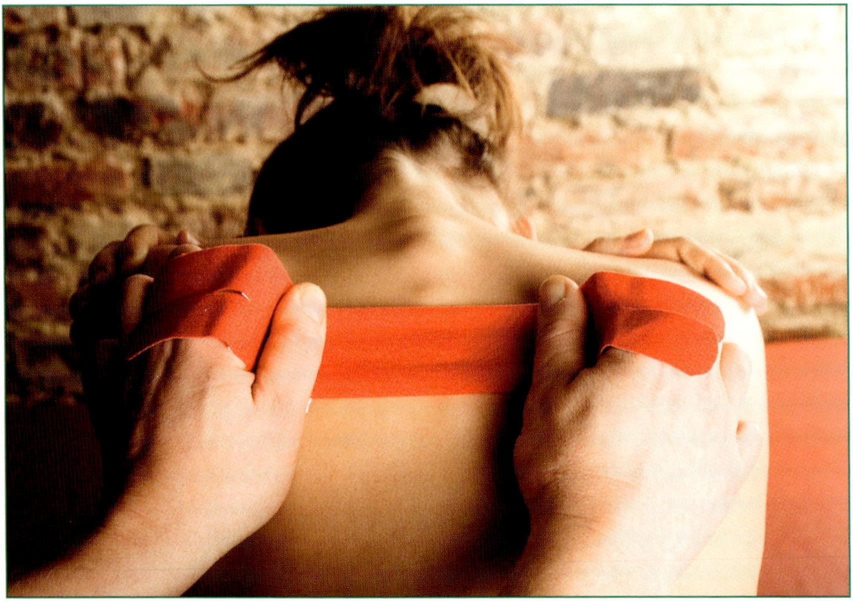

Die Flügelchen werden ohne Zug nach lateral V-förmig auf das Schulterblatt ausgestrichen. Durch die Flügelchen bekommt das Tape eine bessere Haftung auf dem Rücken.

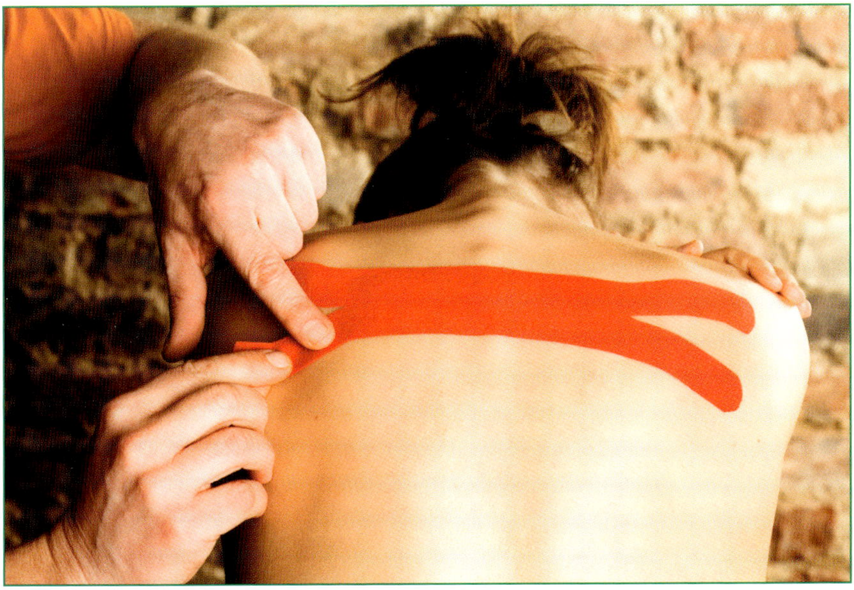

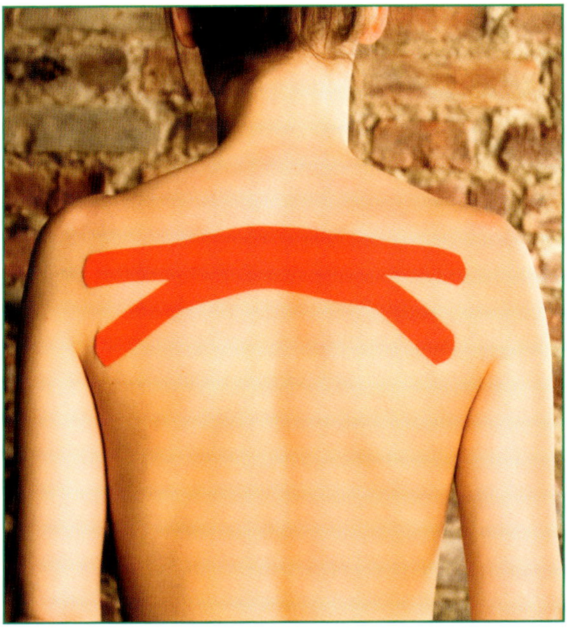

Sollten weitere Triggerpunkte im Muskel vorliegen, können zur Unterstützung zwei weitere Tapes cranial oder caudal des bereits geklebten Tape-Streifens gesetzt werden, welche die noch vorhandenen Schmerzpunkte am medialen Scapularand abdecken.

Bei Beschwerden in diesem Muskel sollte gleichzeitig unbedingt das Pectoralis-Tape (siehe Kapitel 4.3.12) geklebt werden.

4.3.16 Scaleni-Tape

M. scalenus anterior:

Ursprung: Querfortsatz des 2.-6. Halswirbels
Ansatz: 1. Rippe

M. scalenus medius:

Ursprung: Querfortsätze des 1.-7. Halswirbels
Ansatz: 1. Rippe

M. scalenus posterior:

Ursprung: Querfortsätze des 5.-6. Halswirbels
Ansatz: 2. Rippe

M. scalenus minimus:

Ursprung: Querfortsatz des 6.-7. Halswirbels
Ansatz: 1. Rippe und Pleurakuppel

für alle Mm. scaleni

Innervation: Plexus cervicalis, Nn. spinales C2-C7
Funktion: Heben der 1. und 2. Rippe
Flexion, Lateralflexion und Rotation der Halswirbelsäule

Die Mm. scaleni sind neben dem M. levator scapulae die am häufigsten verspannten Muskeln im Schultergürtel. Aufgrund psychischer Einflüsse werden sie ebenso leicht verspannt wie durch sich aus Basisfehlstellungen ergebende Fehlhaltung im Schulter-/Nackenbereich.

Die Schmerzlokalisationen sind vielfältig. Die Hauptschmerzpunkte liegen im dorsalen, ventralen und lateralen Oberarm. Dorsal zieht der Schmerz zum oberen Margo medialis scapulae, ventral zieht der Schmerz in Richtung des M. pectoralis, und lateral strahlt der Schmerz zwischen Vorder- und Rückseite des Oberarmes zur radialen Unterarmseite bis in Daumen und Zeigefinger hin aus. Tritt der Schmerz in Ruhe und bei Belastung linksseitig auf, wird dies schnell als Angina pectoris fehldiagnostiziert.

Aufgrund der lokalen Enge im Schulter-Hals-Dreieck kommt es zu Kompressionen von Gefäßen (V. subclavia, A. subclavia) und Nerven (Truncus inferior des Plexus brachialis), die sowohl vasomotorische Veränderungen als auch Nervenirritationen im betroffenen Arm hervorrufen können. Durch die Muskelverkürzung kommt es zudem zu einer Anhebung der 1. Rippe. Es zeigt sich ein Taubheitsgefühl und Kribbeln an der ulnaren Seite der Hand, bis hin zu Kraftlosigkeit beim Greifen von Gegenständen.

Liegen die Schmerzen an der radialen Seite der Hand, so spricht dies für eine myofasziale Ursache. Liegen die Schmerzen an der ulnaren Seite der Hand, einhergehend mit einem Ödem in diesem Bereich, so spricht dies für eine Kompression des Plexus brachialis und der V. subclavia. Die Rotation des Kopfes wird durch Beschwerden in den Mm. scaleni nur wenig eingeschränkt. Dies obliegt mehr dem M. levator scapulae und dem M. sternocleidomastoideus.

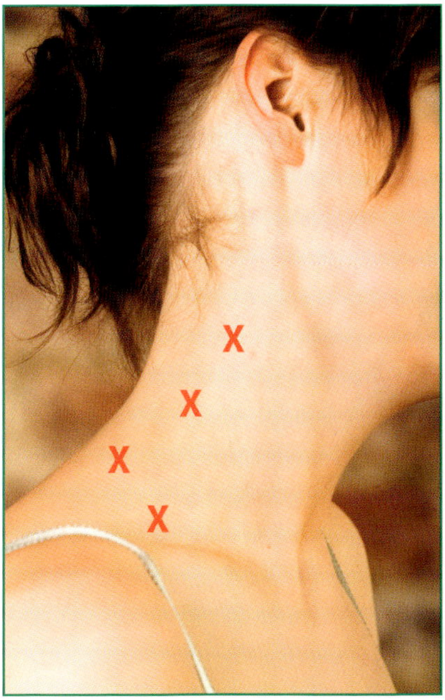

Man findet zwei Triggerpunkte des M. scalenus anterior im medialen Muskelverlauf. Weitere Triggerpunkte findet man im distalen Drittel des M. scalenus medius, im medialen Muskelverlauf des M. scalenus posterior und im proximalen Drittel des M. scalenus minimus.

Es ist fast unmöglich, alle vier Muskeln mit einem Tape zu behandeln. Wir zeigen hier das Haupt-Tape, das mehrheitlich über den medialen und posterioren Anteil der Muskeln verläuft. Es hat sich gezeigt, dass dies in nahezu allen Fällen ausreicht.

Der Patient sitzt aufrecht und dehnt die Muskeln vor, indem er den Kopf maximal nach lateral flektiert. Man misst ein Tape vom Processus mastoideus bis zum Schultergelenk. Aufgrund des Haaransatzes am Kopf ist es nicht möglich, das Tape in den Bereich der Querfortsätze der Halswirbelsäule zu kleben (siehe Kapitel 4.3.9: „Levator-scapulae-Tape“). Das Tape sollte deshalb an einem Ende schmaler geschnitten werden, damit es nicht auf die Haare geklebt werden muss.

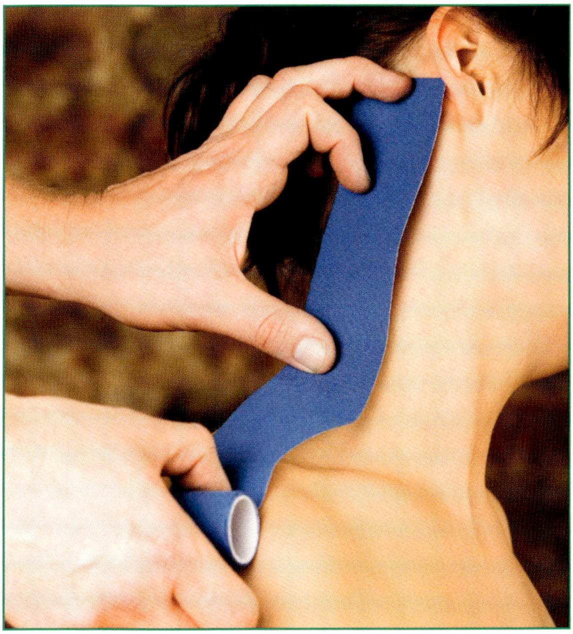

Das Tape wird mit der schmaleren Seite auf dem Akupunkturpunkt Gallenblase 12 (GB 12, Wangu), der sich in der Mulde posterior und inferior des Processus mastoideus befindet, geankert und ohne jeglichen (!) Zug zum Schultergelenk hin ausgestrichen. Dieser Punkt implementiert eine Erleichterung der Beschwerden wie Schmerzen im Halsbereich, Kopfschmerz, Unfähigkeit, den Kopf zu drehen, Steifigkeit, Stauungssyndrom im Hals und Hemiplegie.

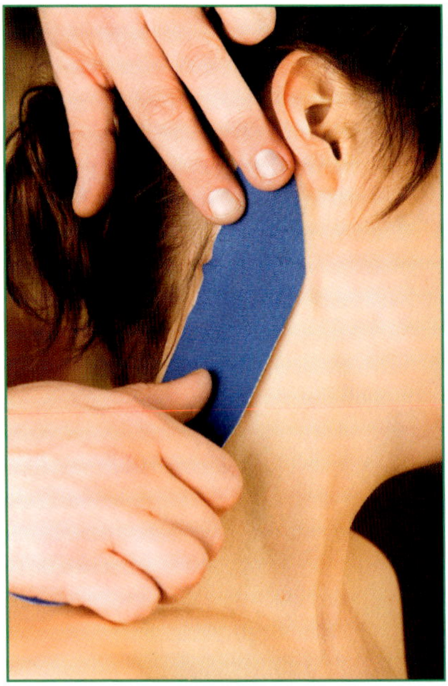

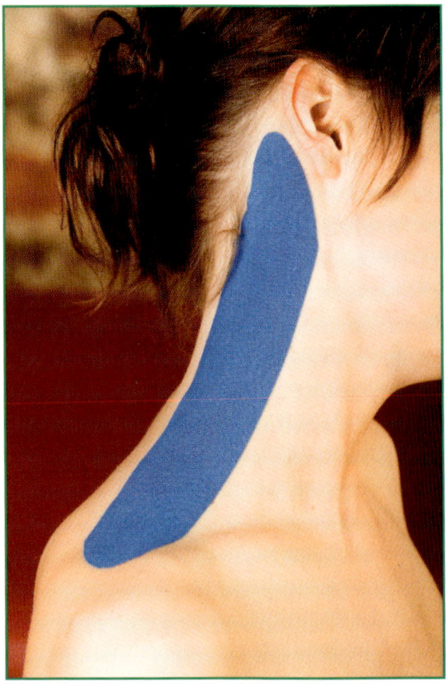

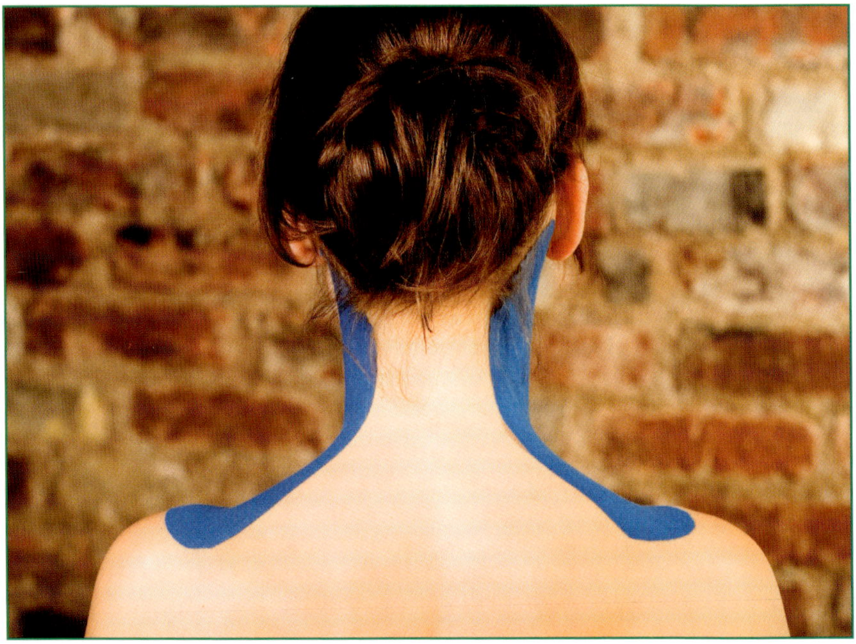

4.3.17 Schilddrüsen-Tape

Das Schilddrüsen-Tape umfasst die Muskeln der prävertebralen Halsmuskeln. Hierzu gehören:

- M. longus colli
- M. longus capitis
- Mm. rectus capitis anterior und lateralis
- M. sternohyoideus
- M. thyrohyoideus
- M. omohyoideus
- M. sternothyroideus

Die Beschwerden dieser Muskeln übertragen ihren Schmerz in den Bereich des Larynx, des vorderen Halses und des Mundes. Es kommt zu Schluckbeschwerden, einem „Kloß im Hals", einem trockenen Mund und zu Halsschmerzen, ohne dass eine Infektion vorliegt, sowie zu Heiserkeit. Sogar Nackenschmerzen können ihre Ursache in einer Verspannung der vorderen Halsmuskeln haben.

Bei einer Fehlfunktion der Schilddrüse (Hyper- bzw. Hypothyreose), die nur vom Organ selbst und nicht von der Hypophyse verursacht wird, kann es durch dieses Tape zu einer positiven Beeinflussung kommen. Sowohl die erhöhte Stoffwechseltätigkeit als auch die Einwirkungen durch die Tape-Farbe können regulierende Wirkung haben. Hier ist es besonders wichtig, die richtige Farbe auszutesten.

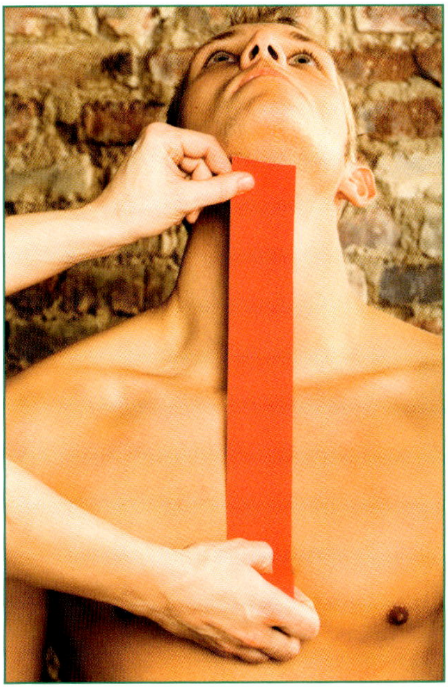

Die Tape-Länge reicht vom Processus xiphoideus über das Sternum bis zum Os hyoideum. Das Tape wird ab Höhe der Clavicula zu einem V-Tape mittig aufgeschnitten und alle Enden werden abgerundet. Die Trägerfolie wird am Übergang der Flügel aufgerissen und der Anker ohne Zug auf den Corpus sterni aufgeklebt. Der Patient sitzt aufrecht und legt im Sinne der Muskelvordehnung den Kopf in den Nacken. Der Therapeut klebt die Flügelchen ohne Zug bauchig um die gesamte Muskelgruppe herum, sodass sich die Enden in Höhe des Zungenbeines in der Mediallinie treffen.

Kapitel 4

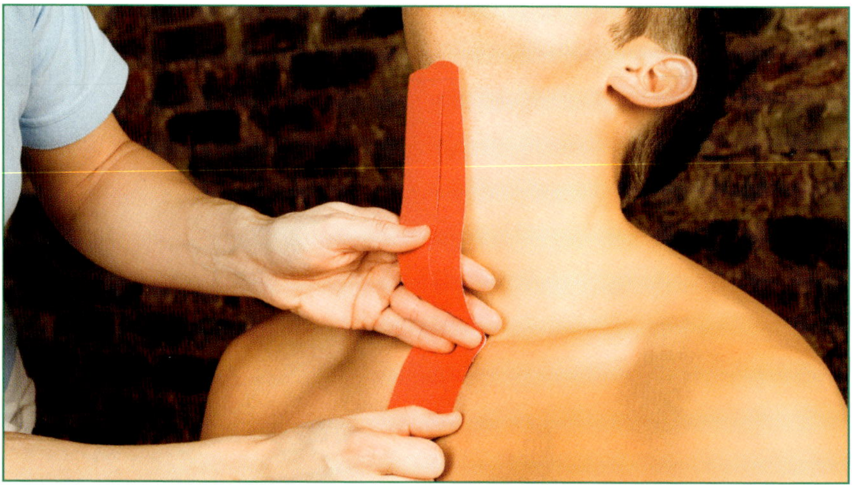

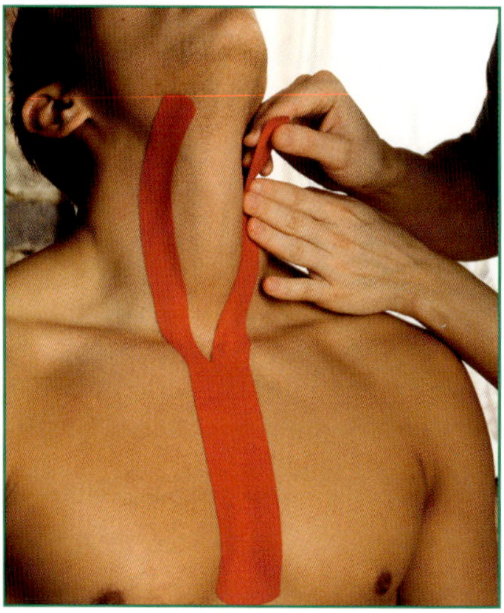

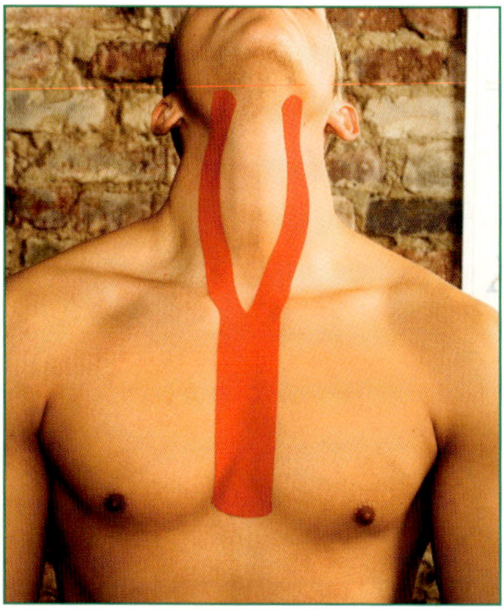

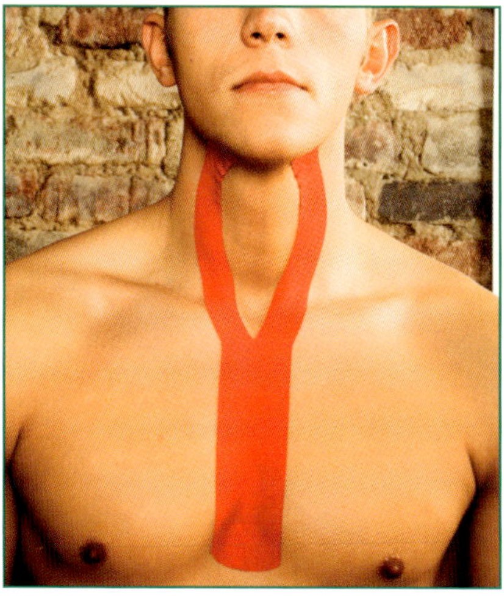

4.3.18 Schulterblatt-Tape

Bei diesem Tape handelt es sich um ein Hilfs-Tape, das gesetzt wird, wenn nach dem Kleben aller anderen Tapes des Schultergürtels (M. trapecius, M. supraspinatus, M. levator scapulae, M. rhomboideus, M. infraspinatus, M. latissimus dorsi, Mm. Teres major und minor, M. triceps brachii) noch Schmerzen vorhanden sind.

Der Patient sitzt aufrecht und legt die Hand der zu behandelnden Seite auf die contralaterale Schulter. Der Therapeut misst die Tape-Länge vom Angulus acromialis diagonal bis zum Angulus inferior scapulae, schneidet das Tape bis auf einen Anker von 4 cm mittig im Sinne eines V-Tapes ein und rundet alle Enden ab.

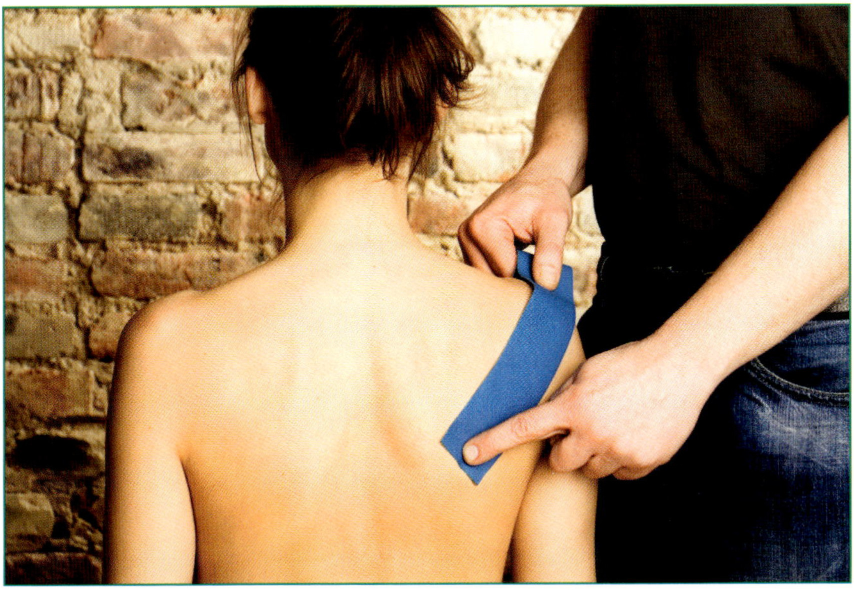

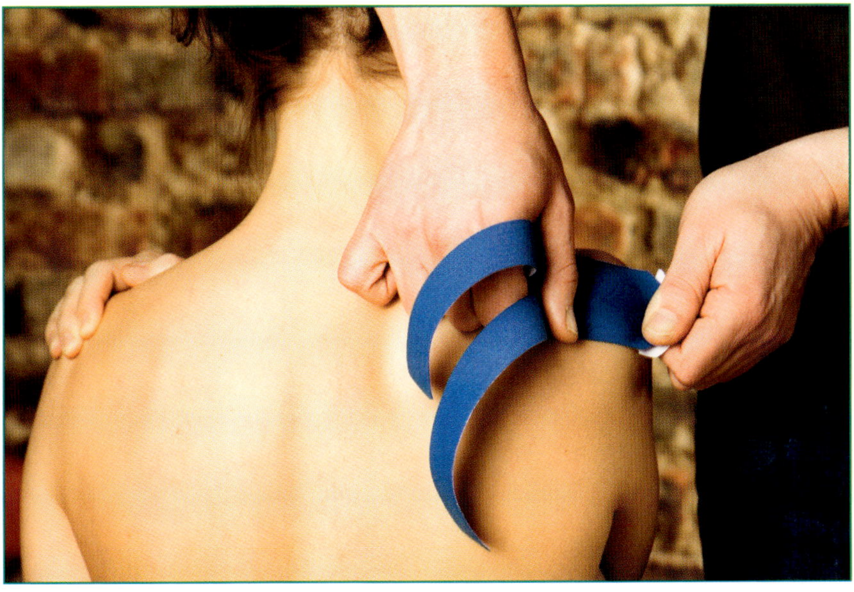

Der Anker wird mit vollem Zug auf den Angulus acromialis mit den Flügelchen in Richtung der Scapula gesetzt, und die Flügelchen werden mit 50 %iger Dehnung um den Rand des Schulterblattes geklebt, sodass sie sich am Margo medialis treffen.

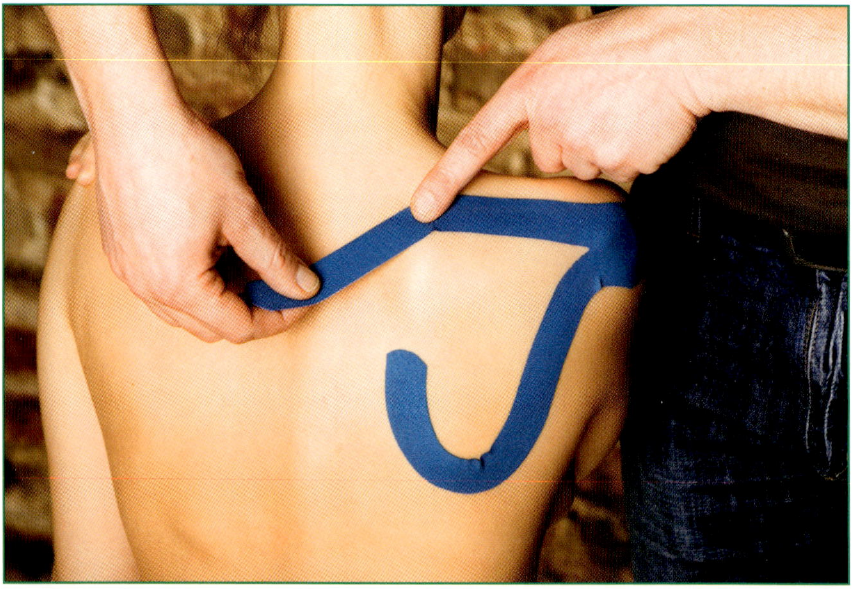

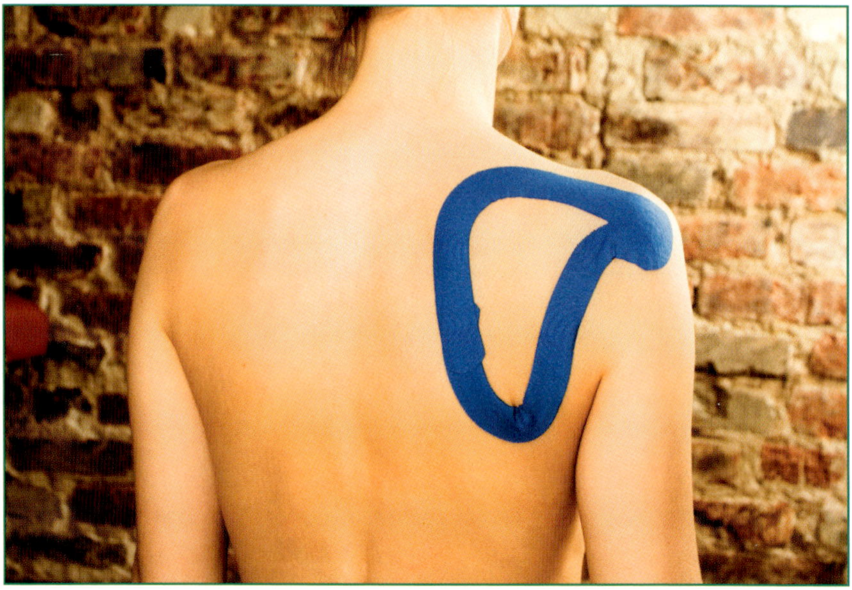

4.3.19 Sternocleidomastoideus-Tape

Ursprung:	Caput sternale:	Vorderfläche des Manubrium sterni
	Caput claviculare:	am medialen Drittel der Vorderfläche der Clavicula
Ansatz:	Processus mastoideus, Linea nuchae superior des Os occipitale	
Innervation:	Plexus cervicalis, N. accessorius	
Funktion:	einseitig:	Lateralflexion des Kopfes und Rotation zur contralateralen Seite
	beidseitig:	Flexion des Kopfes, Hebung des Brustkorbs, Atemhilfsmuskel

Die Beschwerden des Caput sternale zeigen sich meist als Schmerz in den Bereichen des Scheitels, des Hinterhauptes, des Auges bis zur Kehle und am Sternum. Dies kann zu Sehstörungen oder gesteigerter Lichtempfindlichkeit führen. Man kann hier eine Verengung der Lidspalte auf der ipsilateralen Seite feststellen.

Patienten mit Beschwerden im clavicularen Anteil verspüren eher Schmerzen an der Stirn und im oder hinter dem Ohr. Dies kann zu Gleichgewichtsstörungen, Lagerungsschwindel oder Stirnkopfschmerzen führen.

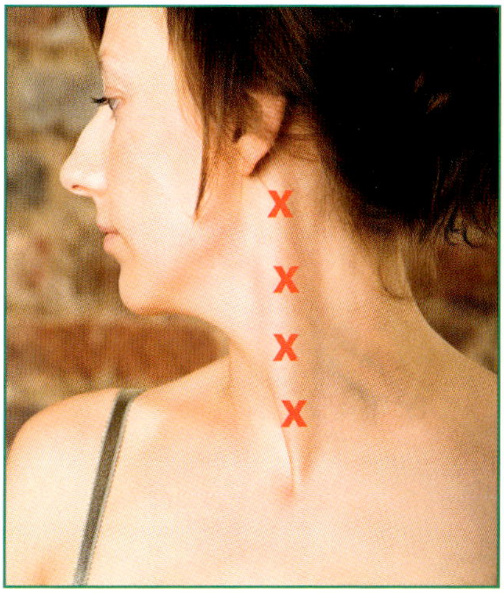

Man findet vier Triggerpunkte im gesamten Muskelverlauf des Caput sternale. Zwei Triggerpunkte befinden sich im distalen Drittel, ein Triggerpunkt medial und ein Triggerpunkt proximal im Muskelverlauf.

Man misst die Tape-Länge vom Processus mastoideus bis zum Sternum. Der Patient sitzt aufrecht und rotiert den Kopf maximal für die Vordehnung zur contralateralen Seite, wobei der Muskel sichtbar unter der Haut hervortritt.

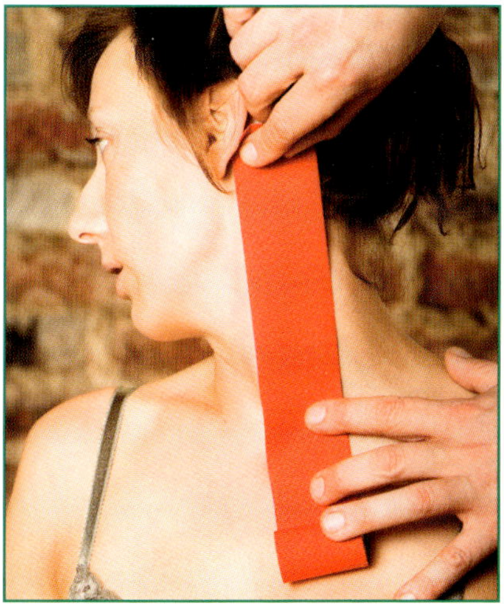

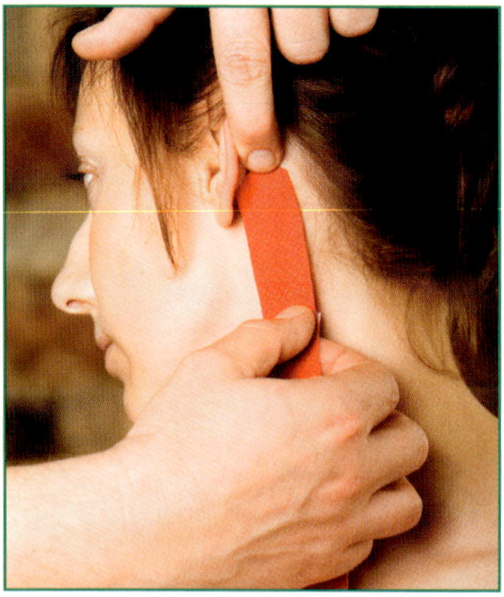

Man setzt den Anker ohne Zug auf den Processus mastoideus und streicht das Tape ohne Zug entlang des Muskelverlaufes bis zum Sternum hin aus.

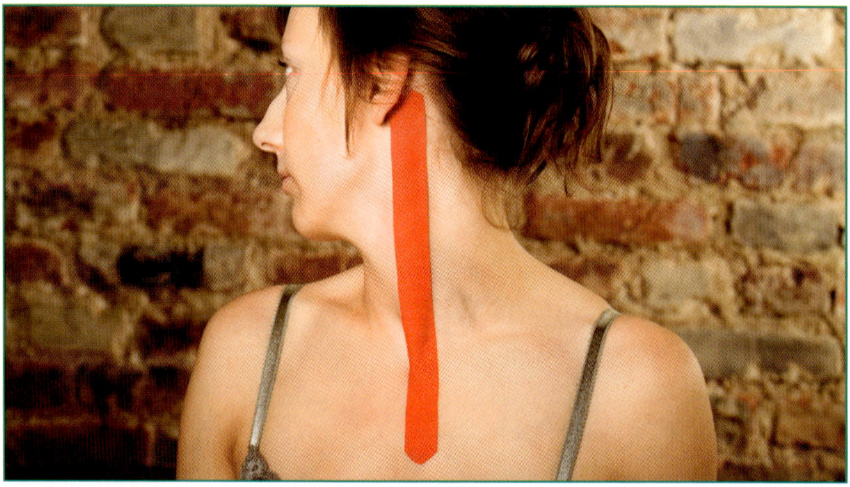

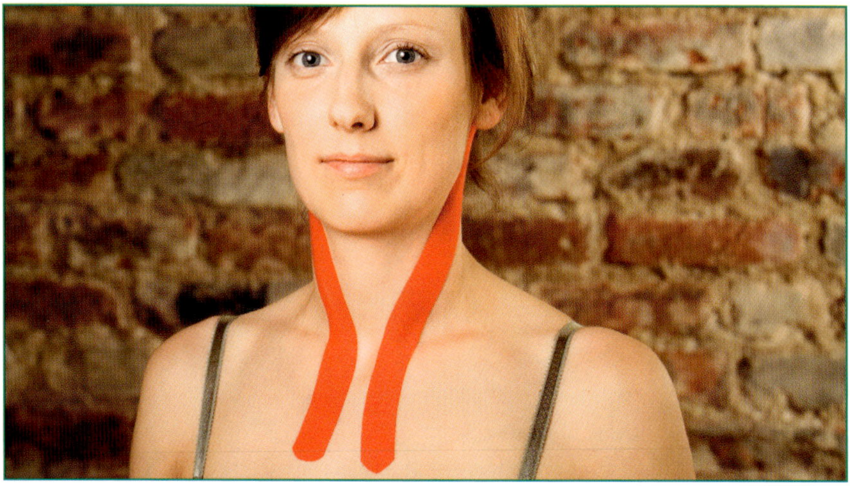

4.3.20 Supraspinatus-Tape

Ursprung: Fossa supraspinata scapulae, Fascia supraspinata
Ansatz: Tuberculum majus humeri
Innervation: N. suprascapularis, C4-C6
Funktion: Abduktion des Armes bis 90°, Außenrotation, spannt die Gelenkkapsel

Der M. supraspinatus ist einer der wichtigsten Muskeln der Rotatorenmanschette und sollte immer als erstes Tape bei einer dortigen Belastung gewählt werden.

Der Hauptschmerzbereich befindet sich tief in der mittleren Deltoideusregion und kann über den Oberarm und den lateralen Epicondylus bis zum Handgelenk ziehen. Es kommt weiterhin zu verminderter Beweglichkeit im Schultergelenk, was zusätzlich noch mit Bewegungsgeräuschen einhergehen kann.

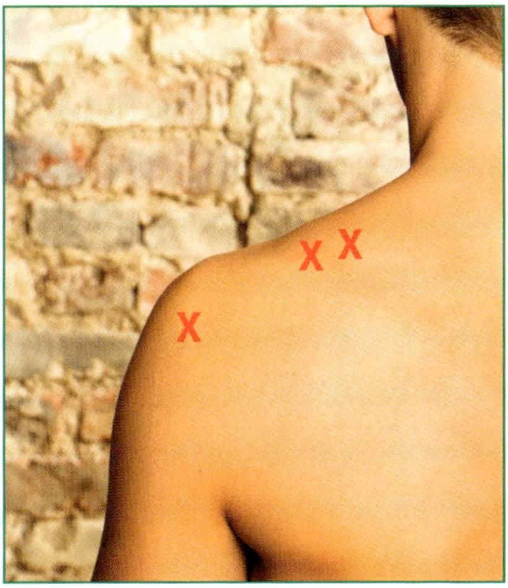

Die Triggerpunkte dieses Muskels befinden sich in der Mitte der Fossa supraspinatus cranial der Spina scapulae und am Ansatz der Supraspinatussehne an der Kapsel des Glenohumeralgelenks.

Aufgrund des Hauptschmerzbereiches dieses Muskels ist es wichtig, die Region des M. deltoideus unbedingt mitzubehandeln.

Man misst die Tape-Länge von der Mitte des Oberarmes über das Schultergelenk bis zur Wirbelsäule. Das darüber hinaus benötigte Quer-Tape sollte ca. 35 cm lang sein. Die Vordehnung des Muskels erhält man, indem der Patient aufrecht sitzt und den Arm 90° abduziert und innenrotiert.

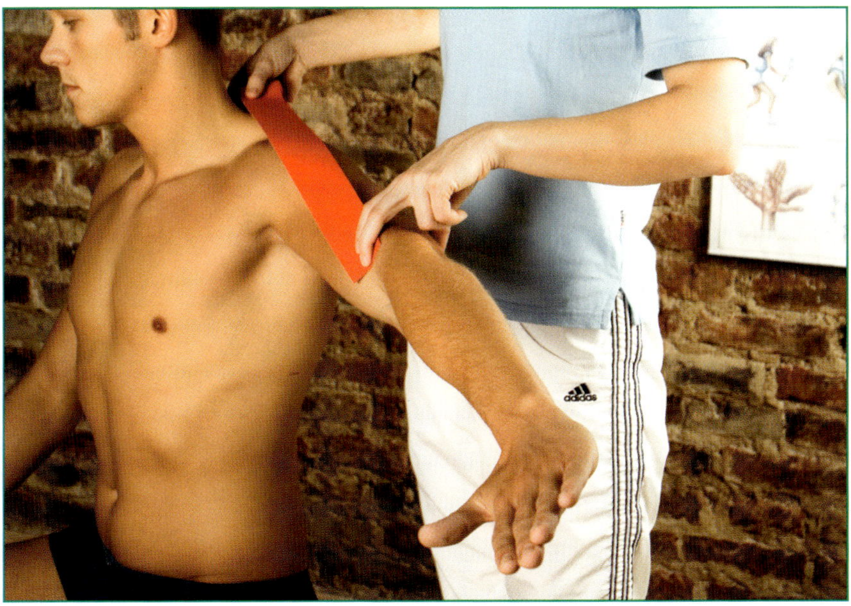

Der Anker wird mit vollem Zug auf die Mitte des Oberarmes gesetzt und das Tape ohne Zug über den Angulus acromialis bis auf das Schulterblatt gestrichen, wobei das Tape cranial der Spina scapulae verläuft und über den Margo medialis hinausreicht.

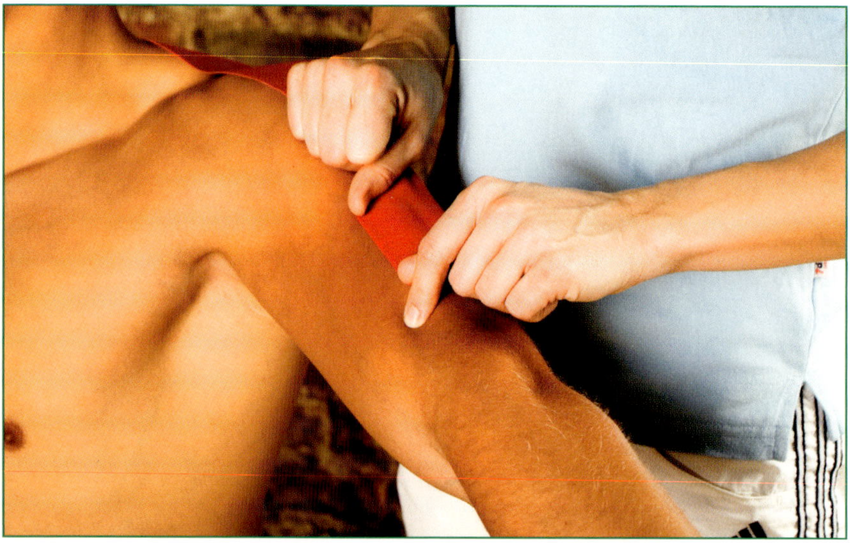

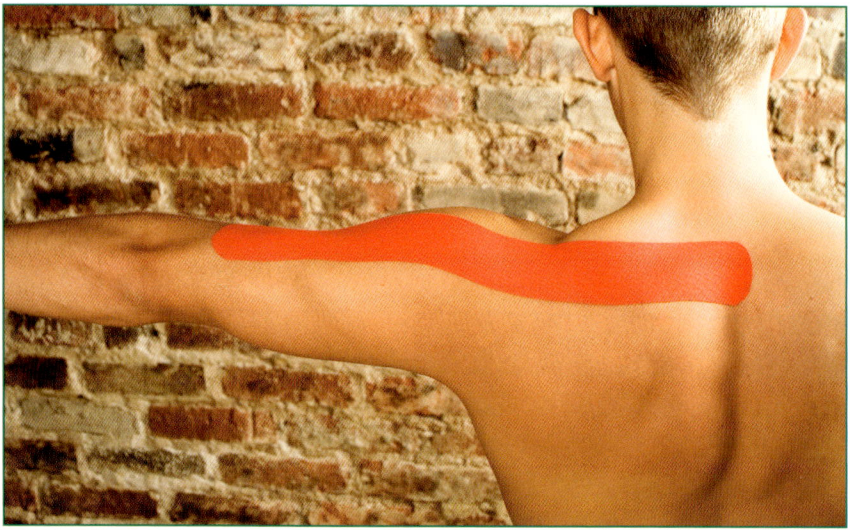

Das Quer-Tape wird in der Mitte an der Trägerfolie aufgerissen und mit vollem Zug caudal des Tuberculum majus aufgesetzt. Unter andauerndem Zug wird das Tape in den Verlauf der Schulterlinie geklebt und die Enden auf 4 cm ohne Zug ausgestrichen (Hufeisen-Form). Man bewirkt hiermit eine Anhebung des Schultergelenkes und eine Entlastung der gesamten Rotatorenmanschette.

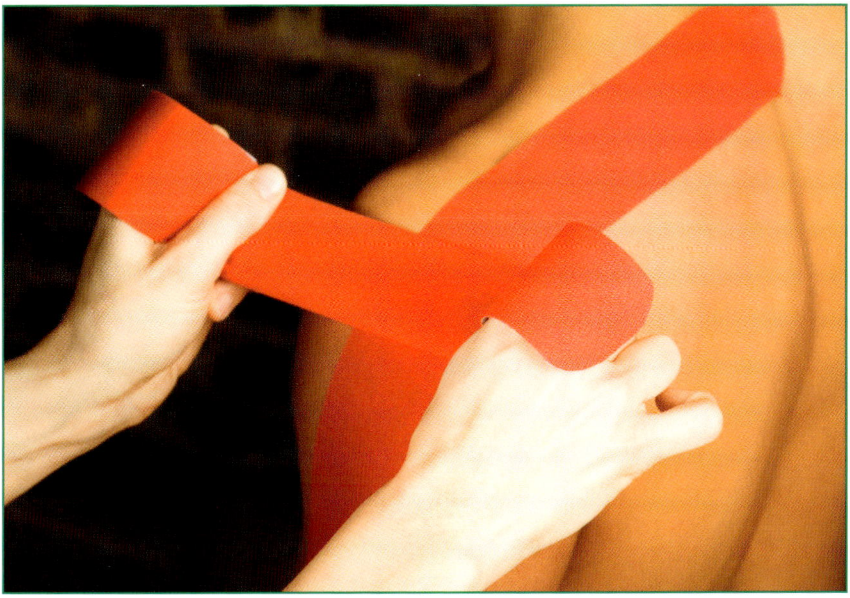

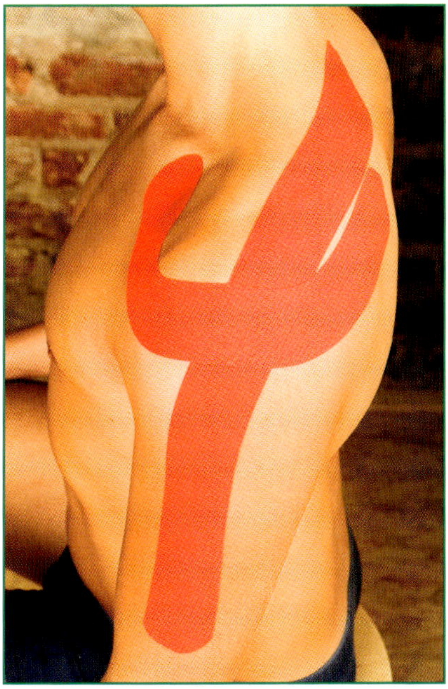

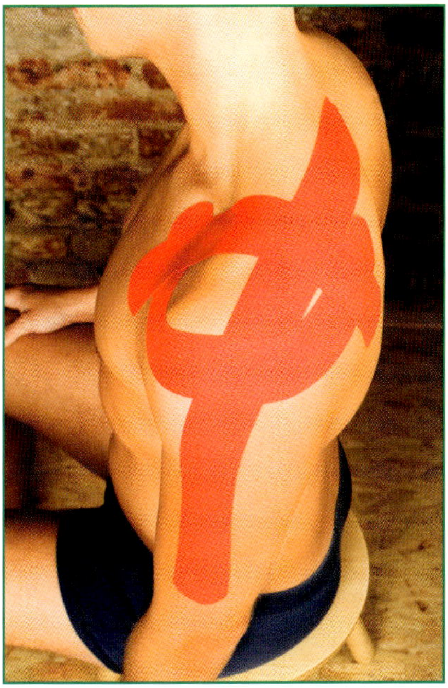

Es ist möglich, dieses Quer-Tape durch ein zusätzliches Befestigungs-Tape von der Scapula zum M. pectoralis zu fixieren. Wenn noch Schmerzen im Bereich des M. deltoideus auftreten, kann ebenfalls ein kurzes (20 cm) zusätzliches Quer-Tape caudal des ersten Quer-Tapes unter Zug aufgesetzt werden.

4.3.21 Teres-Tape

M. teres major

Ursprung:	Dorsalfläche des Angulus inferior scapulae
Ansatz:	Crista tuberculi minoris humeri
Innervation:	N. thoracodorsalis
Funktion:	Adduktion, Innenrotation und Retroversion des Armes

M. teres minor

Ursprung:	Margo lateralis scapulae, Fascia infraspinata
Ansatz:	Tuberculum majus humeri
Innervation:	N. axillaris
Funktion:	Außenrotation, Adduktion und Retroversion des Armes, Spannung der Schultergelenkskapsel

Die Schmerzbereiche dieser beiden Muskeln liegen hauptsächlich im Bereich der Tuberositas deltoidea humeri, aber auch im posterioren Anteil des M. deltoideus und seltener im dorsalen Oberarm. Des Weiteren kann es zu Dysästhesien wie Kribbeln oder Taubheit im Ring- und Kleinfinger kommen. Meist führt es zu Bewegungseinschränkungen und zu bewegungsabhängigen Schmerzen im Schultergelenk sowie im Bereich der hinteren Schulter. Häufig werden diese Schmerzen allerdings von denen, die der M. supraspinatus verursacht, überlagert. Deshalb sollte immer zuerst der M. supraspinatus getaped werden.

Die Triggerpunkte des M. teres major befinden sich an der hinteren Achselfalte und im distalen und proximalen Muskelverlauf, nahe dem medialen bzw. lateralen Muskel-Sehnen-Übergang. Die Triggerpunkte des M. teres minor findet man im medialen Teil des Muskels am Margo lateralis scapulae.

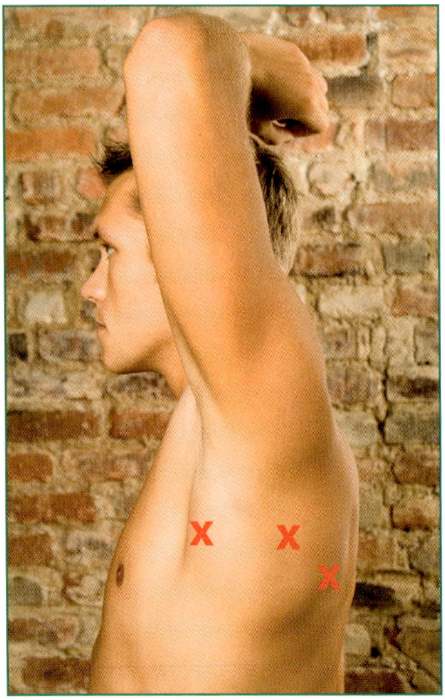

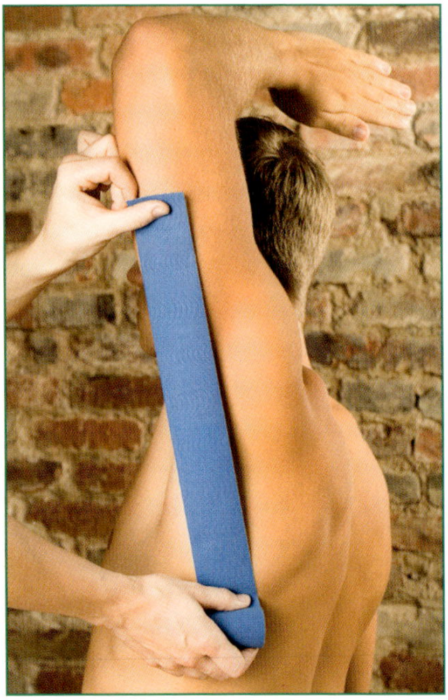

Kapitel 4

Der Patient sitzt aufrecht und geht für die Vordehnung der beiden Muskeln in eine maximale Anteversion im Schultergelenk und eine Flexion im Ellenbogengelenk. Der Therapeut misst das Tape von der Mitte des dorsalen Oberarmes bis zum Angulus inferior des gleichseitigen Schulterblattes und setzt den Anker mit vollem Zug auf den Oberarm. Ohne Zug verläuft das Tape an der Achselhöhle vorbei auf den Margo lateralis scapulae bis zum Angulus inferior.

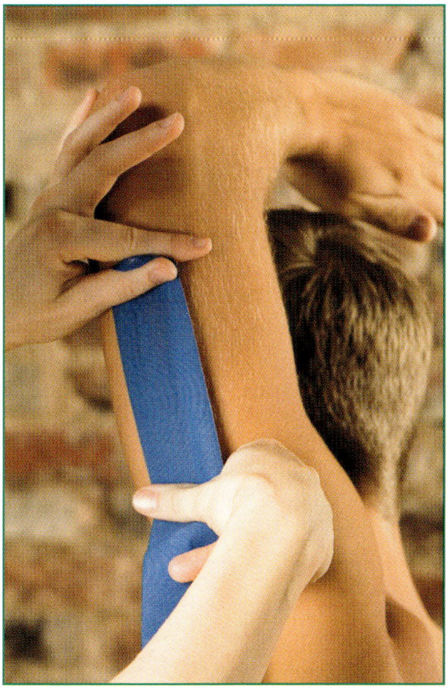

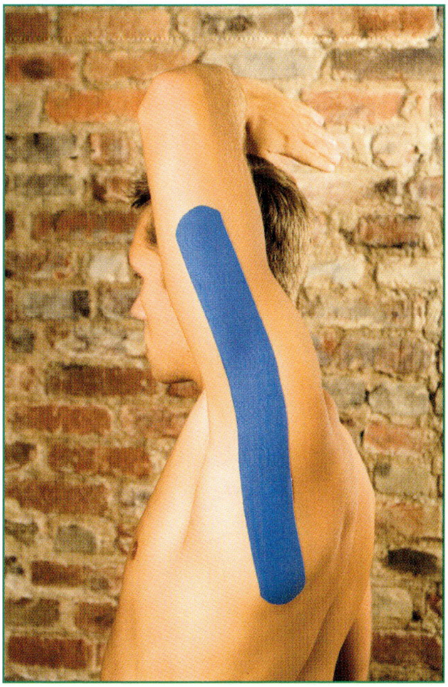

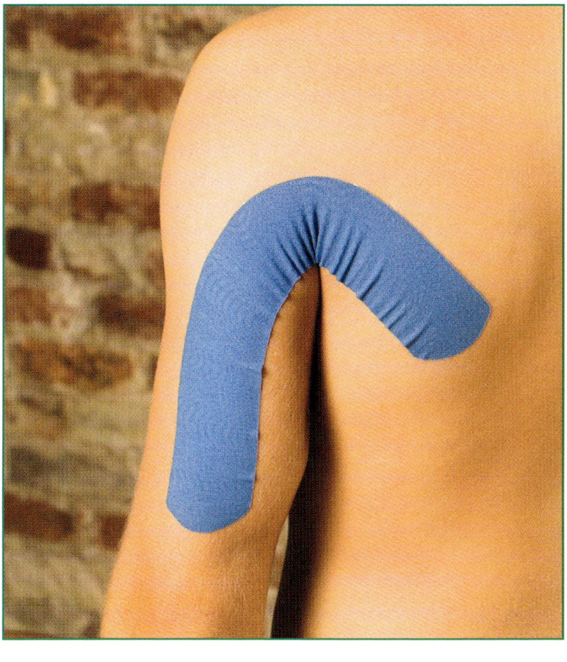

4.3.22 Trapecius-Tape

M. trapecius, Pars descendens

Ursprung: Linea nuchae superior, Protuberantia occipitalis externa, Ligamentum nuchae
Ansatz: laterales Drittel der Clavicula
Innervation: Plexus cervicalis, N. accessorius
Funktion: Extension, Lateralflexion zur selben Seite und Rotation des Kopfes zur contralateralen Seite, Hebung der Clavicula, Hebung und Rotation der Scapula (Elevation des Armes über die Horizontale)

M. trapecius, Pars transversale

Ursprung: Procc. spinosi, Ligg. supraspinalia von C6-Th3
Ansatz: Acromion, superiore Rand der Spina scapulae
Innervation: Plexus cervicalis, N. accessorius
Funktion: Adduktion der Scapula, Rotation der Scapula nach cranial

M. trapecius, Pars ascendens

Ursprung: Procc. spinosi, Ligg. interspinalia von Th4-Th12
Ansatz: Spina scapulae
Innervation: Plexus cervicalis, N. accessorius
Funktion: Adduktion, Rotation und Senken der Scapula

Alle Muskelteile fixieren den Schultergürtel und unterstützen die Extension der Hals- und Brustwirbelsäule.

Im Bereich des Pars descendens treten Schmerzen entlang des dorsolateralen Halses bis zum Processus mastoideus, zur Schläfe und bis in die Masseter-Region auf. Gelegentlich ziehen die Schmerzen auch zum Hinterhaupt. Hier liegen die Hauptursachen für Spannungskopfschmerzen.

Man findet im Pars descendens zwei Triggerpunkte. Der erste Triggerpunkt befindet sich im distalen Drittel des vorderen Muskelrandes, der zweite Triggerpunkt liegt caudal und leicht lateral des ersten, medial der horizontal verlaufenden Muskelfasern. Zwei weitere Triggerpunkte findet man im Pars ascendens. Der dritte Triggerpunkt liegt im medialen Faserbereich am lateralen Muskelrand und der vierte Triggerpunkt liegt im proximalen Drittel des lateralen Muskelrandes. Sie übertragen Schmerzen in die obere Nackenmuskulatur, zum Processus mastoideus, zum Acromion und weiter nach unten entlang des Margo medialis scapulae.

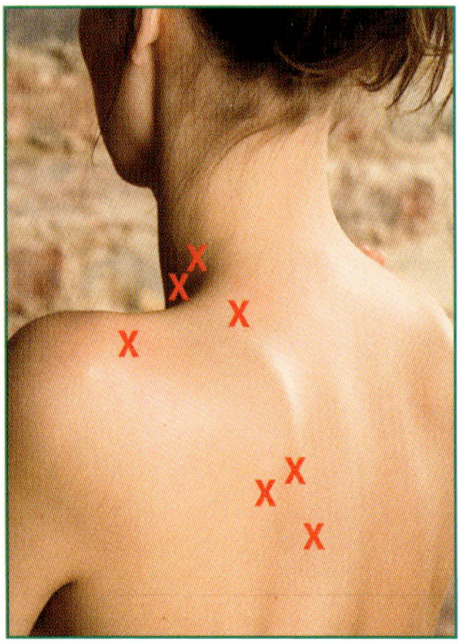

Bei Triggerpunkten im Pars transversale strahlen die Schmerzen zu den Wirbeln und zwischen die Schulterblätter aus. Man findet auch hier wieder zwei schmerzhafte Triggerpunktstellen. Der fünfte Triggerpunkt kann an jeder Stelle der medialen Muskelfasern auftreten. Die Schmerzen konzentrieren sich zwischen dem Triggerpunkt und den Dornfortsätzen C7-Th3, während die Schmerzen des sechsten Triggerpunktes zum Acromion ziehen. Der sechste Triggerpunkt befindet sich nahe am Acromion im Muskel-Sehnen-Übergang.

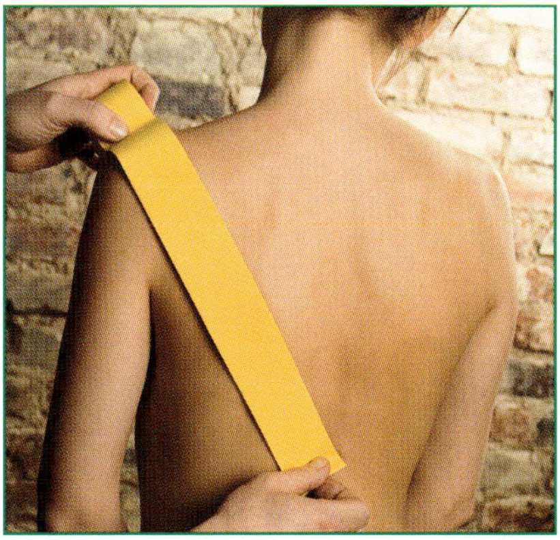

Um den Verlauf der drei Muskelanteile gut abzudecken benötigt man ein V-Tape, das sich in seiner Länge vom Schultergelenk über das Schulterblatt bis zum 12. Brustwirbel bemisst. Es wird mittig bis auf einen Anker von ca. 4 cm aufgeschnitten und alle Enden werden abgerundet. Zusätzlich wird ein halber Tape-Streifen benötigt, welcher vom Schultergelenk waagerecht bis zur Wirbelsäule gemessen wird.

Der Patient sitzt aufrecht, und der Kopf befindet sich in einer maximalen Lateralflexion zur contralateralen Seite. Der Tape-Anker wird mit vollem Zug auf das Schulterdach gelegt und das craniale Flügelchen in einem Bogen kopfwärts parallel zur Wirbelsäule bis zum zweiten Halswirbel (bzw. Haaransatz) ohne jeglichen Zug ausgestrichen.

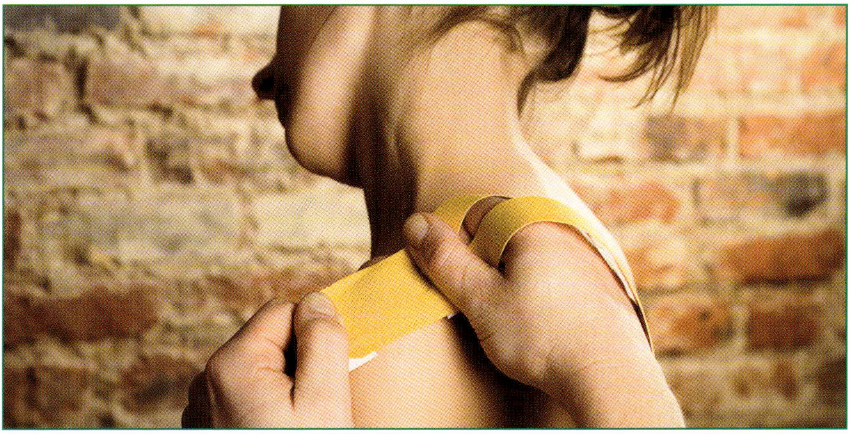

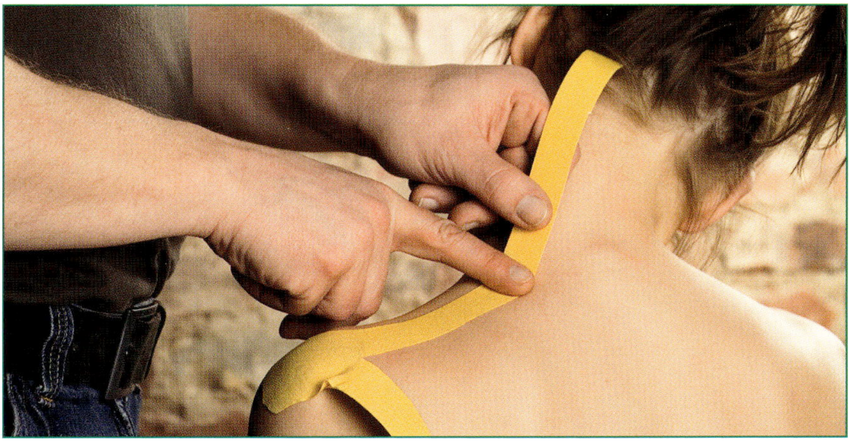

Kapitel 4

Das caudale Flügelchen wird ebenfalls in einem Bogen mit 50 %igem Zug über die Mitte des Schulterblattes zur Wirbelsäule hin geklebt und parallel zur Wirbelsäule bis zum 12. Brustwirbel ohne Zug ausgestrichen.

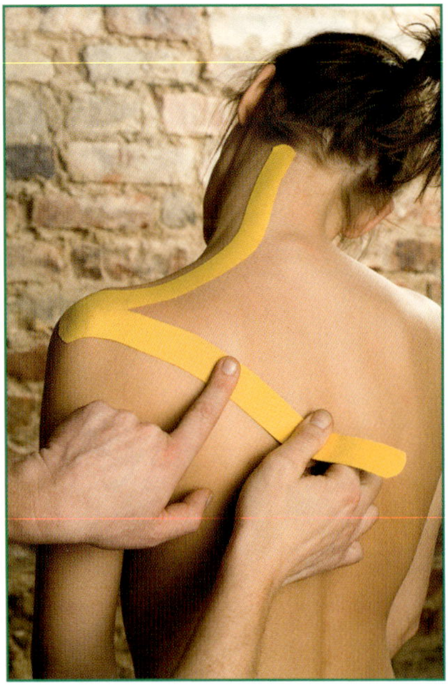

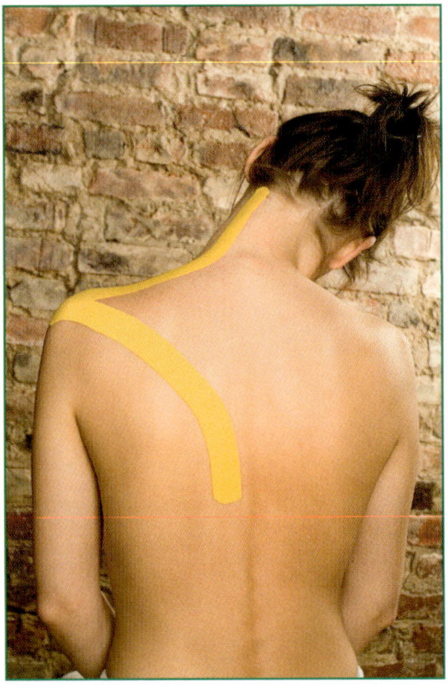

Man setzt nun den halben Tape-Streifen mit vollem Zug auf den bereits vorhandenen Anker auf, klebt ihn mit 50 %igem Zug waagerecht cranial der Spina scapulae bis zum Margo medialis scapulae und streicht ihn ohne Zug bis zur Wirbelsäule hin aus.

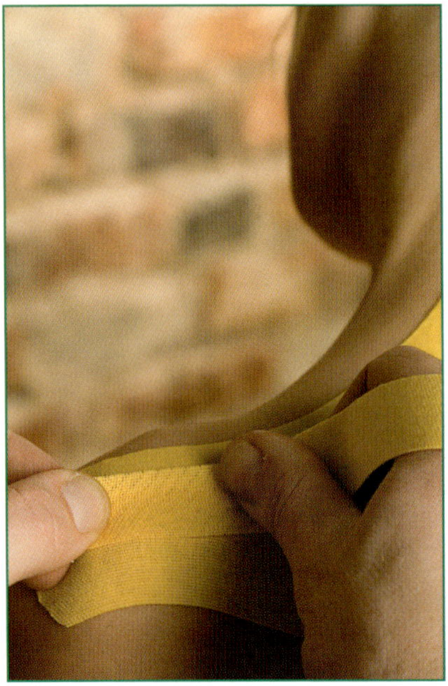

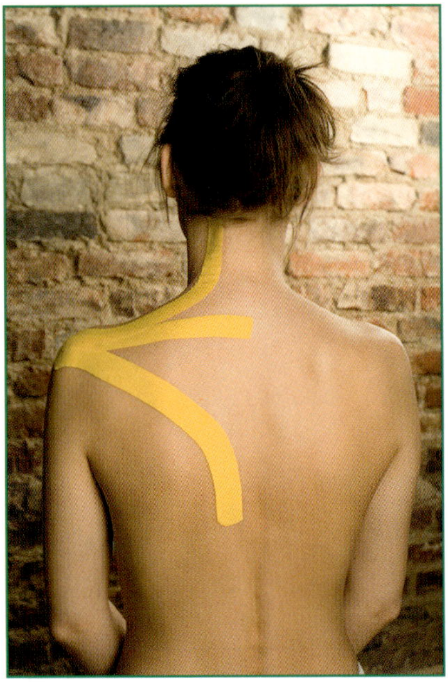

4.3.23 Triceps-brachii-Tape

Ursprung: Caput longum: Tuberculum infraglenoidale scapulae
Caput lateralis: dorsal am Corpus humeri, Septum intermusculare lateralis
Caput medialis: dorsal am Corpus humeri, Septum intermusculare lateralis und medialis

Ansatz: Olecranon, Kapsel des Ellenbogengelenks

Innervation: N. radialis C6-Th1

Funktion: alle drei Köpfe: Extension im Unterarm, sie fixieren das Ellenbogengelenk
Caput longum: Adduktion und Retroversion des Armes

Die Schmerzbereiche, die durch den M. triceps brachii verursacht werden, liegen hauptsächlich im dorsalen Schultergelenk, dorsalen Oberarm und im Ellenbogen, wo die Schmerzen häufiger zum lateralen Epicondylus als zum medialen Epicondylus hin ausstrahlen.

Es kommt zu Bewegungseinschränkungen im Schulter- und Ellenbogengelenk, was den Patienten in eine Schonhaltung des Armes treibt. Der Ellenbogen wird leicht flektiert gehalten. Es treten Ausweichbewegungen über die Scapula bzw. über den ganzen Körper auf. Bei Druckschmerzhaftigkeit des Epicondylus medialis hält der Patient den Arm vom Körper entfernt, um eine Berührung zu vermeiden. Sportarten wie Tennis können nicht mehr ausgeübt werden wegen der benötigten kraftvollen Extension im Ellenbogen.

Den ersten Triggerpunkt findet man im Caput longum, medial des Muskelbauches. Die Schmerzen ziehen nach proximal über den dorsalen Oberarm zur dorsalen Schulter und manchmal auch über den dorsalen Unterarm, jedoch nicht in den Bereich des Ellenbogens. Den zweiten Triggerpunkt findet man im Caput medialis, am distalen Oberarm, medial am lateralen Rand des Muskelverlaufes. Hier zieht der Schmerz zum Epicondylus lateralis und kann sich bis zur Radialseite des Unterarmes ausdehnen. Diese Beschwerden sind häufig Bestandteil bei einer Epicondylitis. Einen weiteren Triggerpunkt im Caput medialis findet man auf der ventralen Oberarmseite im medialen Muskelverlauf. Dieser Triggerpunkt leitet Schmerzen zum Epicondylus medialis, welcher sich zu den Flexoren des Ring- und Kleinfingers, aber auch bis zur Handfläche und zum Mittelfinger ausbreiten kann.

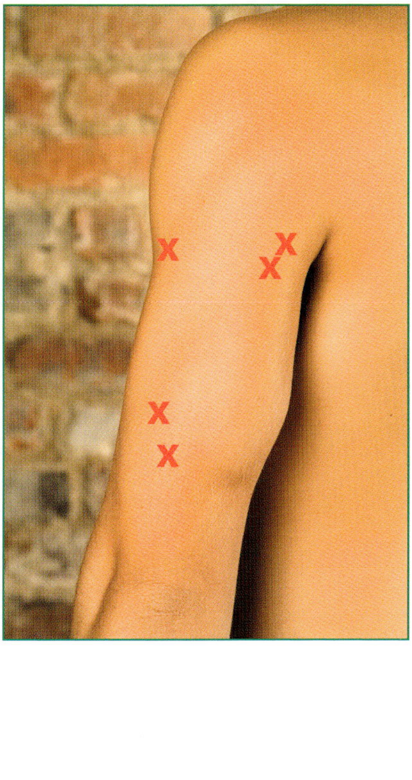

Weiterhin befindet sich ein Triggerpunkt im Caput lateralis, im medialen Teil des Muskelbauches. Er leitet den Schmerz zum dorsalen Oberarm, gelegentlich zum dorsalen Unterarm und zum Ring- und Kleinfinger. Wenn die Faserbündel verspannt sind, kann es zu einer Kompression des N. radialis kommen.

Kapitel 4

Der Patient sitzt aufrecht und der zu behandelnde Arm wird in 90° Anteversion im Schultergelenk und in 90° Flexion im Ellenbogengelenk gebracht. Die Länge des Tapes bemisst sich von distal des Ellbogengelenkes über das Schultergelenk bis zur Mitte des Schulterblattes. An einem Ende wird das Tape zu einem V-Tape auf ca. 8 cm eingeschnitten und alle Enden werden abgerundet. Auf der Ellenbogenseite wird, ca. 3 cm vom Tape-Ende aus, ein Loch in den Tape-Streifen geschnitten. Hierzu knickt man das Tape mittig der Länge nach und schneidet an der Knickstelle einen Halbkreis aus.

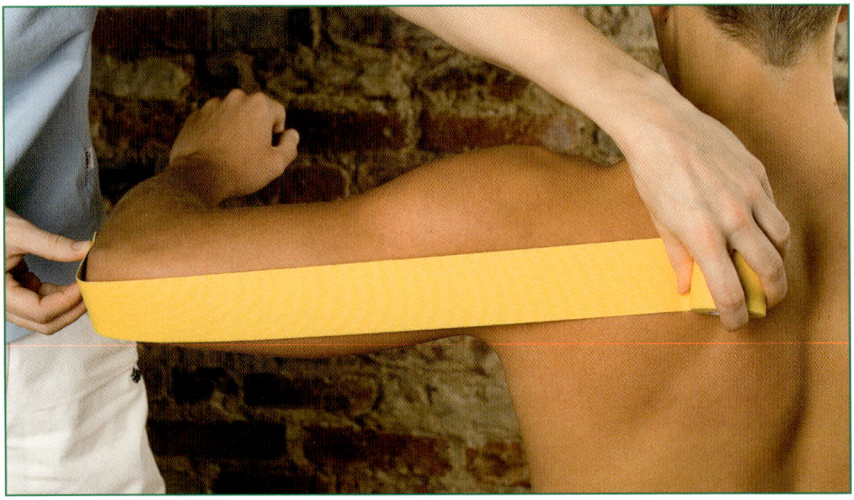

Der Therapeut reißt die Trägerfolie am Beginn der Flügelchen und über dem Loch auf, setzt die Öffnung direkt über das Olecranon und drückt es in seiner Umgebung fest an. Das Tape wird über den dorsalen Oberarm in Richtung des Tuberculum majus und über den Rand des Margo lateralis ohne Zug ausgestrichen. Das caudale Flügelchen klebt man entlang des Margo lateralis scapulae und das cranial gerichtete Flügelchen entlang der Spina scapulae.

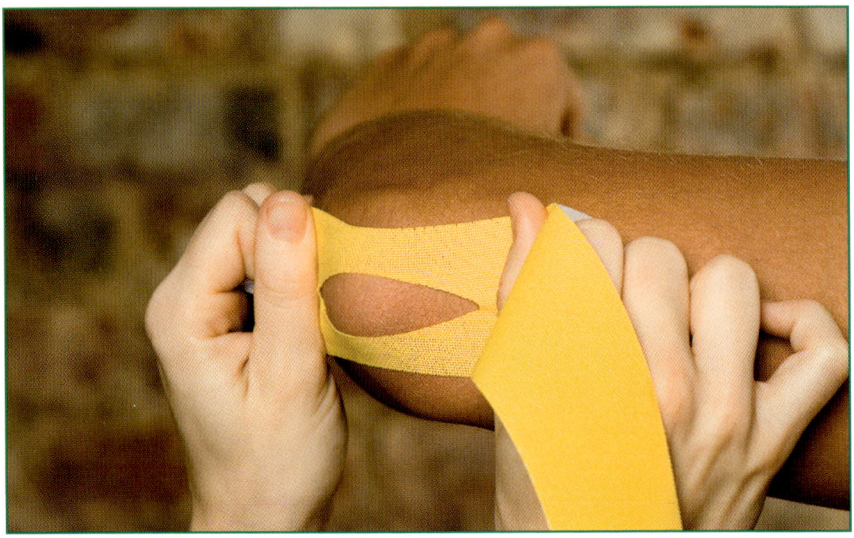

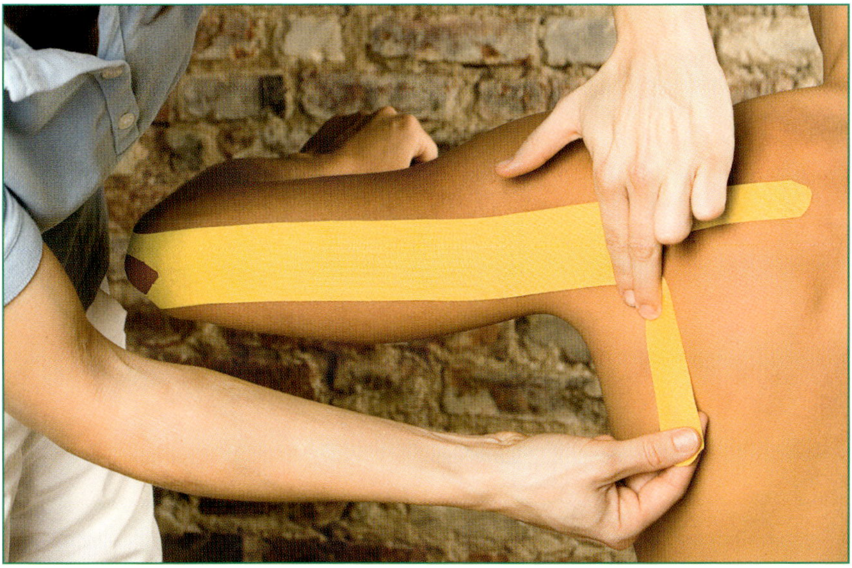

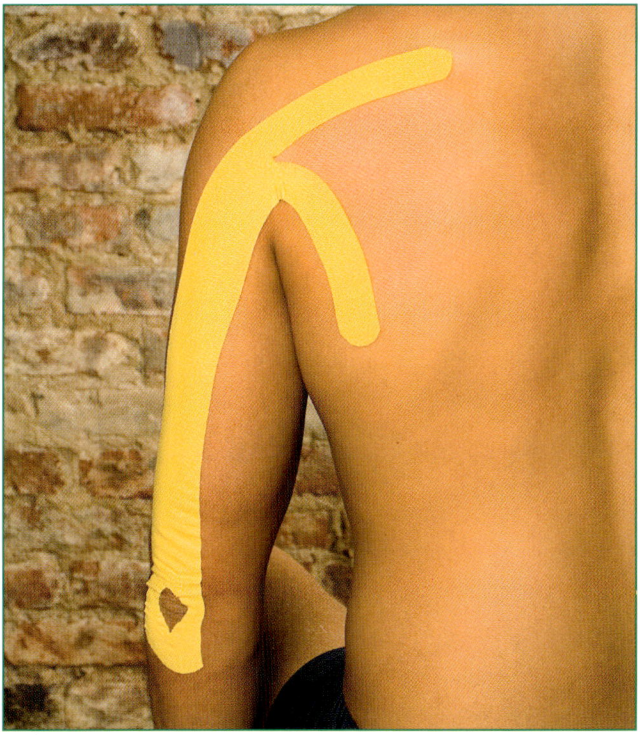

Der M. triceps brachii und der M. biceps brachii sind Antagonisten, die sich wechselseitig bedingen. Daher passiert es oft, dass beide Muskeln getaped werden müssen. Dabei kann man feststellen, dass die Farbe in ihrer Energie häufig entgegengesetzt ist, d. h., ein Muskel erhält eine energiegebende Farbe, während der andere eine energienehmende Farbe erhält.

4.3.24 Ulnaris-Nerv-Tape

Der Nervus ulnaris ist ein gemischt motorischer und sensibler Nerv des Armes, der aus dem Fasciculus medialis des Plexus brachialis entspringt. Er enthält Faseranteile aus C8 und Th1.

Er verläuft entlang der medialen Seite des Armes zum Unterarm und zur Hand. An seinem Ursprung liegt er medial der A. axillaris und begleitet die aus ihr hervorgehende A. brachialis bis etwa zur Mitte des Oberarms. Dort durchstößt er das Septum intermusculare brachii mediale, überquert den mittleren Kopf des M. triceps brachii und läuft zum Sulcus nervi ulnaris zwischen dem Epicondylus medialis und dem Olecranon der Ulna.

Am Ellenbogen schmiegt er sich weiter an die Rückseite des Epicondylus medialis und erreicht zwischen den beiden Muskelköpfen des M. flexor carpi ulnaris den Unterarm. Dort zieht der Nerv an der Ulnarseite weiter nach distal, wobei er auf dem M. flexor digitorum profundus liegt. Im oberen Drittel des Unterarms wird er dabei noch vom M. flexor carpi ulnaris überlagert. Etwas oberhalb des Handgelenks teilt er sich in einen dorsalen und einen volaren Ast.

Der Nervus ulnaris innerviert motorisch Teile der Unterarmmuskulatur, Teile der Muskulatur des Daumenballens sowie die Muskulatur des Kleinfingerballens und den Großteil der kurzen Muskeln der Mittelhand, die unter anderem für das Spreizen und Schließen der Finger verantwortlich sind.

Unterarm:
- M. flexor carpi ulnaris
- M. flexor digitorum profundus, ulnare Hälfte

Hand:
- Mm. interossei palmares
- Mm. interossei dorsales
- Mm. Lumbricales III und IV
- M. abductor digiti minimi
- M. flexor digiti minimi brevis
- M. opponens digiti minimi
- M. adductor pollicis
- M. flexor pollicis brevis, Caput profundum

Der Nervus ulnaris versorgt sensibel die Haut über dem Kleinfingerballen und die korrespondierende Region auf der Ulnarseite des Handrückens. Darüber hinaus versorgt er vollständig den Kleinfinger und die ulnare Hälfte des Ringfingers.

Er kann durch ein Trauma (z. B. Fraktur) im Bereich des Ellenbogens leicht verletzt werden. Bereits durch Stoß oder Schlag auf den Nerven kommt es zu einem stromschlagähnlichen Gefühl im Arm, weshalb die Region auch als „Musikantenknochen" bezeichnet wird.

Ein vollständiger Ausfall des Nervus ulnaris (Ulnarislähmung) führt zu einer Lähmung der kurzen Fingermuskeln und damit zum Krankheitsbild der Krallhand.

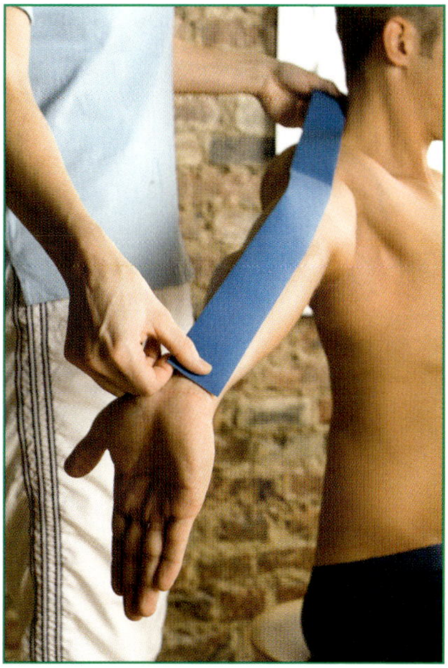

Ähnlich wie beim Radialis-Nerv-Tape (siehe Kapitel 4.3.14) wird auch bei diesem Nerv der gesamte Verlauf getaped.

Der Patient sitzt oder steht aufrecht. Der Arm des Patienten befindet sich in einer 90° Abduktion, einer maximalen Außenrotation und einer Extension im Ellenbogen. Die Hand ist in Dorsalflexion. Man misst die Länge von der ulnaren Seite des Handgelenkes, am Epicondylus medialis humeri entlang und weiter an der medialen Unterseite des Oberarmes, an der Achsel vorbei bis zur Halswirbelsäule. Es empfiehlt sich, nur einen halben Tapestreifen zu verwenden.

Der Anker wird ohne Zug auf den Processus styloideus ulnae an der Ulnarseite des Handgelenkes gesetzt.

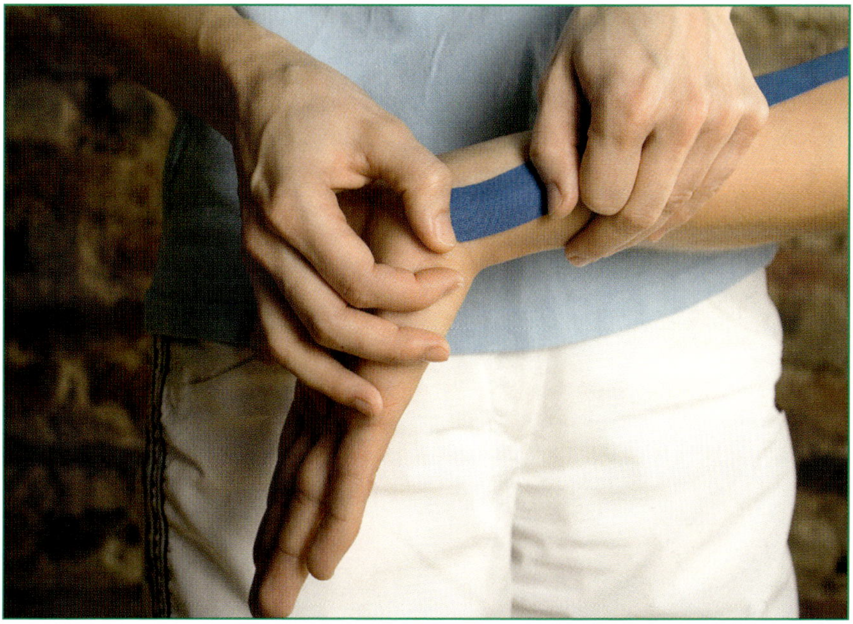

Das gesamte Tape wird ohne (!) Zug ausgestrichen. Man folgt dem Weg des Nervs zum Epicondylus medialis humeri und von dort mittig über den ventralen Oberarm, medial des Muskelbauches des M. biceps brachii, an der Achsel vorbei, über die Clavicula bis zum 7. Halswirbel.

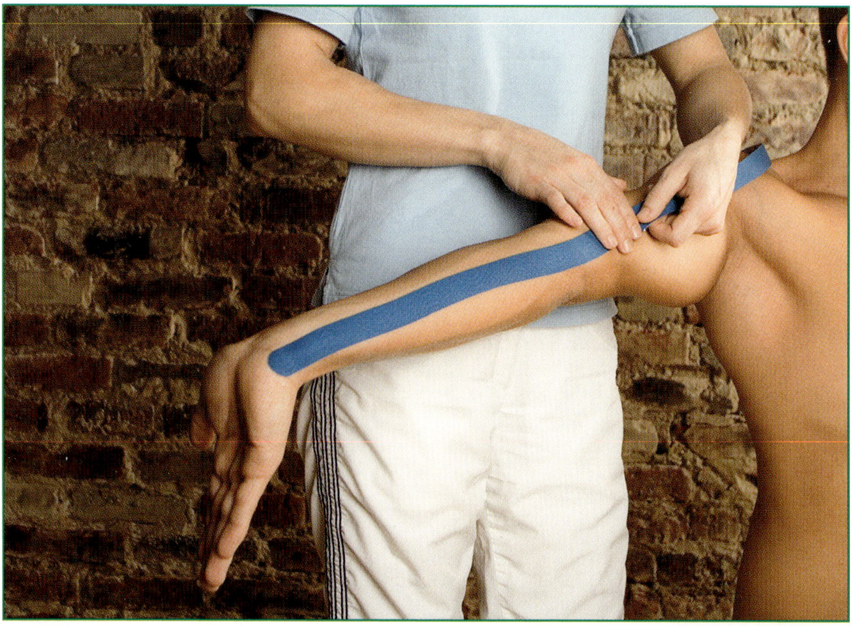

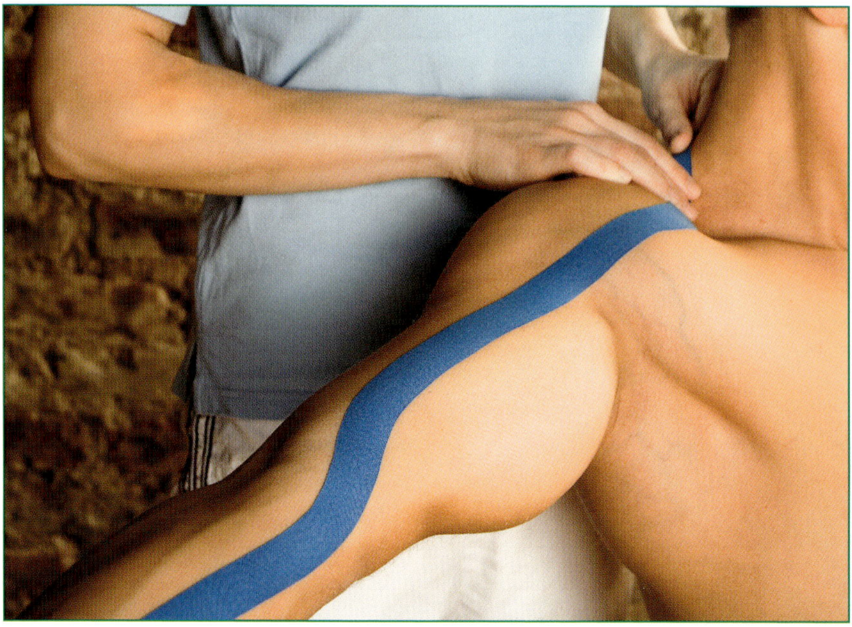

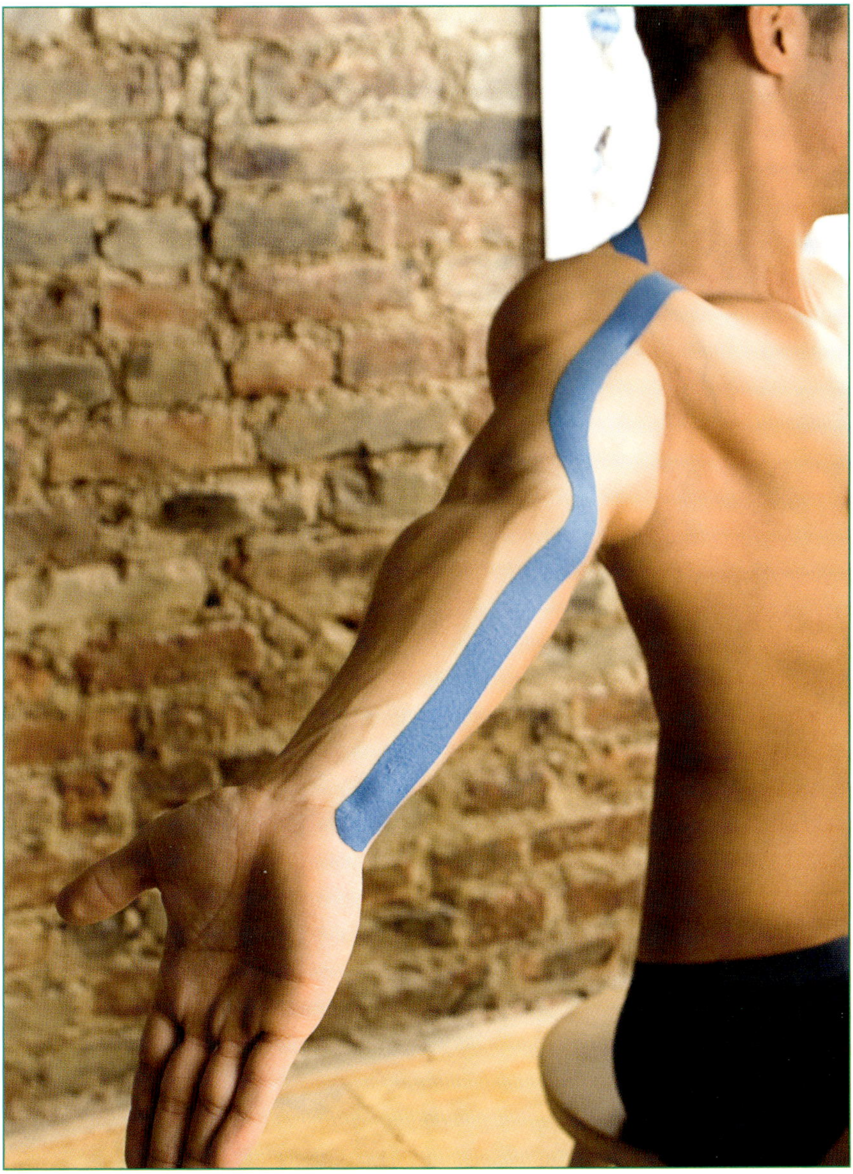

4.4 Die Tapes des Kopfes

4.4.1 Facialis-Nerv-Tape

Der N. facialis ist der siebte Hirnnerv. Er wird auch als N. intermediofacialis bezeichnet. Er ist der einzige Hirnnerv, der motorische, sensorische, sensible und parasympathische Fasern enthält.

- **Motorische Anteile**: Die motorischen Anteile des N. facialis innervieren vor allem die mimische Muskulatur sowie die Muskulatur des Schädels. Daneben existieren Fasern, die zum M. stapedius ziehen und für die Feinregulation des Gehöhrs verantwortlich sind.
- **Sensorische Anteile**: Die sensorischen Fasern des Nervs verlaufen vor allem mit der Chorda tympani und gewährleisten die Innervation der Geschmacksknospen im Bereich der Papillen in den vorderen zwei Dritteln der Zunge.
- **Sensible Anteile**: Die sensiblen Fasern des N. facialis ziehen zur Haut des Meatus acusticus externus und des Trommelfells. Von dort übermitteln sie neben Schmerz- und Berührungsreizen vor allem Temperaturempfindungen.
- **Parasympathische Anteile**: Der N. facialis erhält über den N. intermedius parasympathische Nervenfasern, die mit der Chorda tympani zur Mundhöhle verlaufen und für die Innervation der Mundspeicheldrüsen sorgen. Daneben ziehen parasympathische Anteile des Nervs zur Tränendrüse und innervieren diese.

Die Kerngebiete der N. facialis befinden sich im Bereich der Medulla oblongata. Nachdem seine Fasern den Nucleus nervi abducentis umrundet haben, verlassen sie das Gehirn im Bereich des Kleinhirnbrückenwinkels. Über den Porus acusticus internus zieht der Nerv in den Meatus acusticus internus des Felsenbeins, an dessen Grund er in den Canalis nervi facialis eintritt.

Noch im Felsenbein gibt der Nerv drei seiner Äste ab, den N. petrosus major, den N. stapedius und die Chorda tympani. Nach dem Austritt aus dem Felsenbein durch das Foramen stylomastoideum gehen weitere Äste ab. Der N. auricularis posterior und die Rami stylohyoideus und digastricus ziehen zur Muskulatur des Halses. Der N. facialis verläuft weiter in der Ohrspeicheldrüse, in der er ein feines Nervengeflecht, den Plexus parotideus, bildet. Der Plexus parotideus innerviert vor allem die mimische Muskulatur. Aus ihm gehen folgende Äste hervor:

- **Rami temporales**: Laufen über den Jochbogen in die Temporalregion.
- **Rami zygomatici**: Laufen über den Jochbogen zum lateralen Augenwinkel, wo sie den M. orbicularis oculi versorgen.
- **Rami buccales**: Laufen nach frontal in die Wangenregion unterhalb der Orbita und in die periorale Gegend. Sie versorgen unter anderem den M. buccinator und den M. orbicularis oris.
- **Ramus marginalis mandibularis**: Läuft unterhalb des M. triangularis zu den mimischen Muskeln der Unterlippe und des Kinns.
- **Ramus colli**: Läuft zum Hals herab.

Der Nervus facialis kann bei einer Reihe von Erkrankungen geschädigt werden. Konsequenzen sind dann meistens Lähmungserscheinungen (Facialisparesen). Solche Lähmungen können entweder im peripheren Bereich des Nervs auftreten oder durch Infektionskrankheiten (Borelliose), mechanische Schädigungen (Frakturen), Tumore sowie auf eine zentrale Schädigung zurückzuführen sein. Weitere wichtige Ursachen sind Hirnblutungen und Cerebralinfarkte.

Durch die Anwendung des Facialis-Nerv-Tapes kann dem Patienten eine Unterstützung bei der Behandlung einer Facialisparese gegeben und auftretende Schmerzen können verringert werden.

Für die Behandlung sitzt der Patient aufrecht. Der Therapeut bemisst die Tapelänge vom Ohr waagerecht bis zur Nase und schneidet ein vierfingeriges Strahlen-Tape mit einem 2 cm breiten Anker, welches spitz zugeschnitten wird, damit es besser platziert werden kann. Diesen setzt man auf das Foramen stylomastoideum mit 50 %igem Zug auf.

Die Flügel werden mit 50 %iger Dehnung in die Verläufe des Nervs geklebt, und zwar:

- lateral des Auges bis oberhalb der Augenbraue auf die Stirn;
- über die Wange, unterhalb des Jochbeins, bis zur Nase;
- über die Mitte der Wange zum Mundwinkel;
- entlang des Unterkiefers zum Kinn.

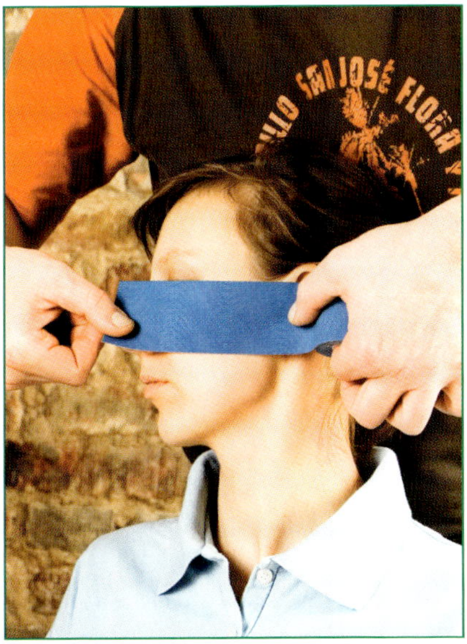

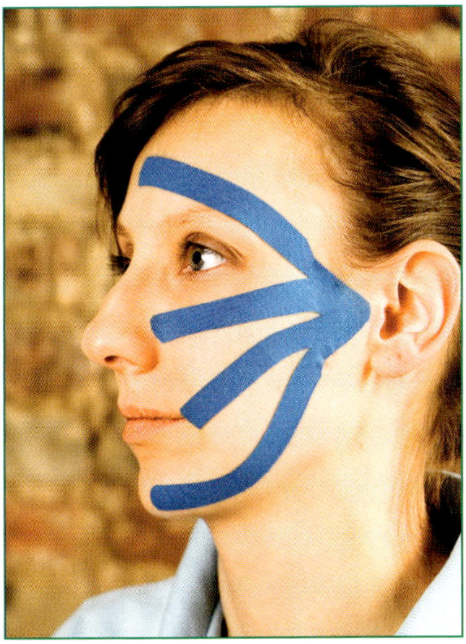

Wenn zusätzlich der Bereich des Halses mitbetroffen ist, kann dieser durch einen zusätzlichen halben Tapestreifen mitbehandelt werden, oder dieser Bereich wird durch ein Sternocleidomastoideus-Tape (siehe Kapitel 4.3.19) abgedeckt.

4.4.2 Masseter-Tape

Ursprung:	Pars superficialis: Os zygomaticum, Proc. zygomaticus der Maxilla Pars profunda: Os zygomaticum, Arcus zygomaticus, Fascia temporalis
Ansatz:	Tuberositas masseterica an der Außenseite des Angulus mandibulae
Innervation:	N. massetericus
Funktion:	Kieferschluss

Eine Belastung dieses Muskels führt häufig zu einer Einschränkung der Kieferöffnung. Es kommt zu Übertragungsschmerzen im Bereich der Augenbrauen und im Ober- und Unterkieferbereich, was zu Schmerzen in den oberen und unteren Backenzähnen führen kann. Auch ein ausstrahlender Schmerz in der Tiefe des Ohres ist möglich.

Die Symptomatik eines Tinnitus kann sich ebenfalls über den M. masseter entwickeln. Es handelt sich dabei meist um einen einseitigen Tinnitus, der aufgrund motorischer Übertragungen auf die Mm. tensor tympani und stapedius entsteht, wobei die Mittelohrknöchelchen in Schwingungen versetzt werden.

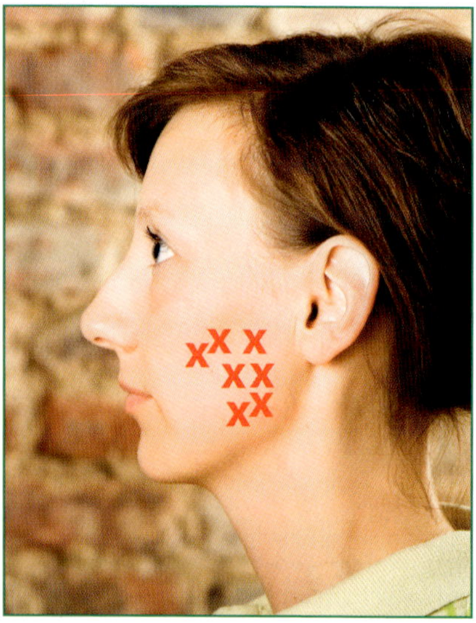

Die Triggerpunkte befinden sich im proximalen Drittel am Muskel-Sehnen-Übergang, im medialen Muskelbauch und im distalen Muskelverlauf, nahe der Ansatzstellen am unteren Unterkieferrand.

Das Tape findet Einsatz bei nächtlichem Zähneknirschen oder bei knackenden Kiefergelenken beim Kauen. Soweit es sich nicht um psychische Einflüsse handelt, kann man mit dem Tape eine Knirscherschiene vermeiden.

Für die Behandlung des M. masseter ist es wichtig, die gesamte Schulter-/Nackenmuskulatur zu prüfen und ggf. vorher zu behandeln. In vielen Fällen sind die Beschwerden des M. masseter nur Folgeerscheinungen anderer Muskeln.

Der Patient sitzt aufrecht oder liegt in Rückenlage auf der Behandlungsliege und der Kopf ist contralateral rotiert. Der Therapeut misst ein Tape vom Processus temporalis bis unter den Kieferwinkel ab und halbiert das Tape in der Längsachse. Zur Vordehnung des Muskels öffnet der Patient den Mund maximal. Man reißt die Trägerfolie in der Mitte des Tapes auf und setzt den Anker mit 50 %igem Zug mit der Mitte des Tapes auf die Mitte des Muskels auf. Die Enden werden ohne Zug nach cranial und caudal ausgestrichen. Ebenso wird der M. masseter der anderen Kopfseite versorgt. Es werden immer beide Seiten behandelt, wobei es möglich ist, dass unterschiedliche Farben verwendet werden müssen.

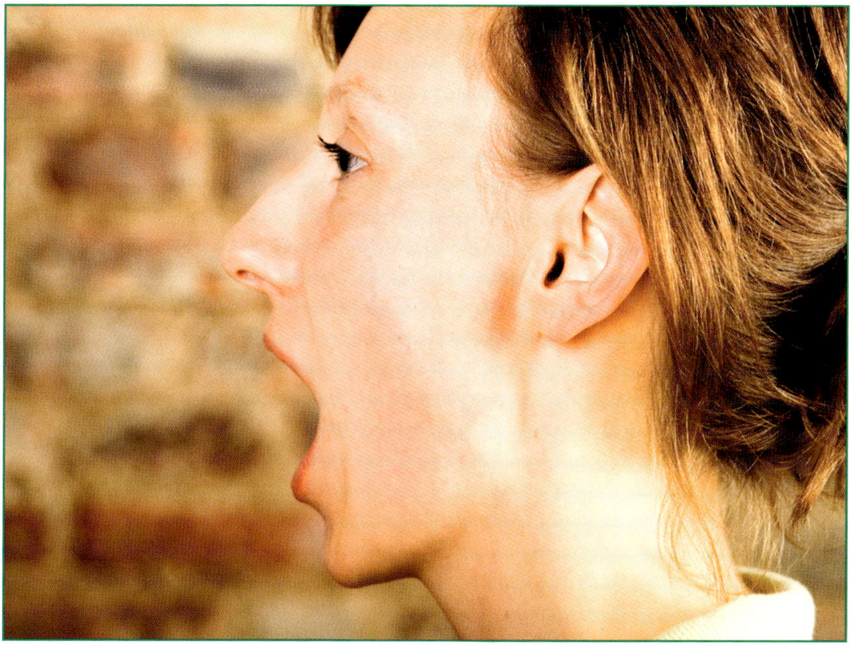

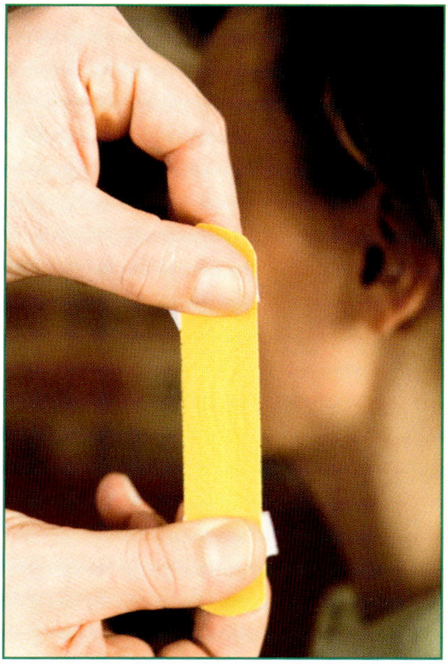

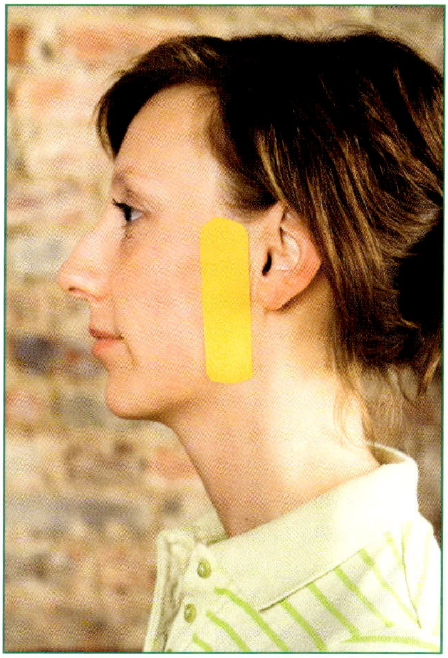

4.4.3 Nebenhöhlen-Tape

Die Nasennebenhöhlen sind luftgefüllte, paarige Aussackungen der Nasenhöhle, die mit Schleimhaut ausgekleidet sind. Sie befinden sich zwischen den beiden Deckplatten (Tabula externa und interna) einiger Schädelknochen und pneumatisieren sie dadurch. Anatomisch werden die Nasennebenhöhlen der inneren Nase und damit dem Atmungsapparat zugeordnet.

Beim Menschen findet man folgende Nasennebenhöhlen:

- Sinus frontalis (Stirnhöhle)
- Sinus maxillaris (Kieferhöhle)
- Cellulae ethmoidales (Siebbeinzellen)
- Sinus sphenoidalis (Keilbeinhöhle)

Die Hauptaufgaben der Nasennebenhöhlen sind zum einen die Verringerung des Schädelgewichts, da durch die Hohlraumbildung Knochenmaterial eingespart wird. Zum anderen sorgen sie durch ihren Anschluss an die Nasenhöhle auch für eine Konditionierung der Atemluft.

Das Tape findet seine Anwendung bei Beschwerden der Nebenhöhlen (Sinusitis) oder bei allergischer Rhinitis. Der Patient hat sofort den Eindruck, durch die Nase freier atmen zu können. Es empfiehlt sich, dieses Tape nur nachts zu tragen oder zumindest nicht in der Öffentlichkeit, sodass sich der Patient nach praktischer Anleitung abends auch selbst tapen kann.

Der Patient sitzt oder steht aufrecht. Man schneidet sich vier kurze Tapes (immer in Längsrichtung des Tapebandes schneiden) von ca. 4 cm und zusätzlich einen schmalen Streifen von ca. 6 cm, setzt sie mit vollem Zug cranial der Augenbrauen und caudal der Augen auf und streicht die Enden ohne Zug aus. Der schmale Streifen wird über dem obersten Teil des Nasenrückens mit vollem Zug aufgesetzt und an den Nasenflügeln ausgestrichen.

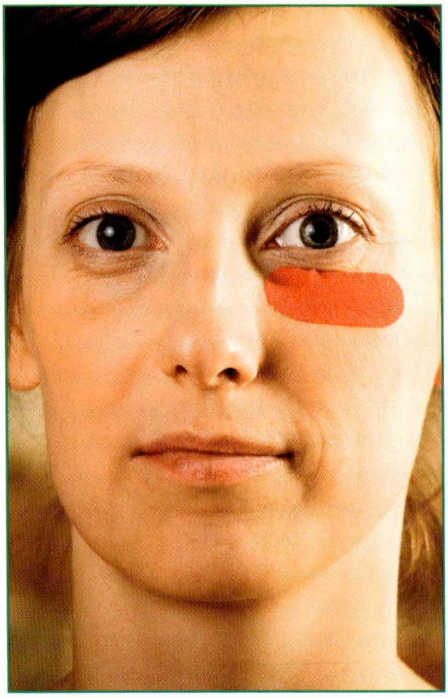

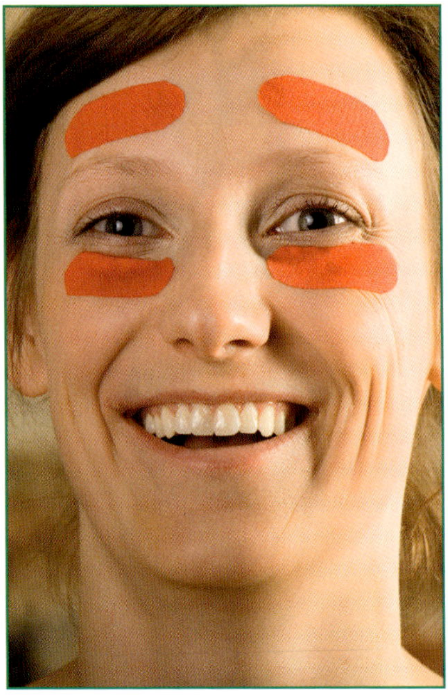

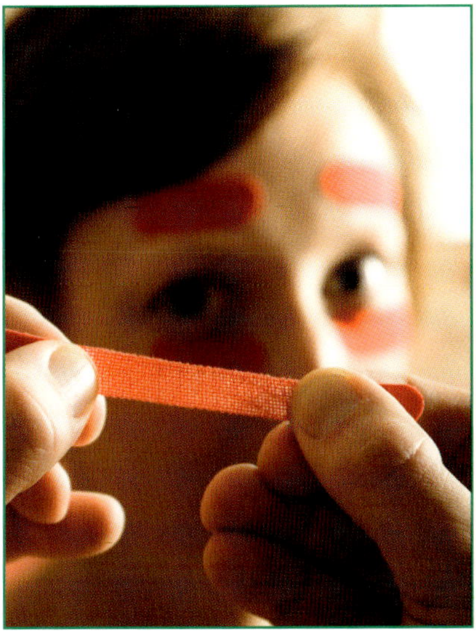

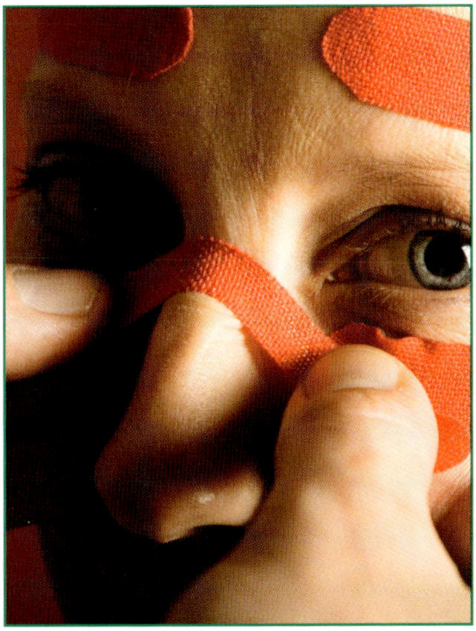

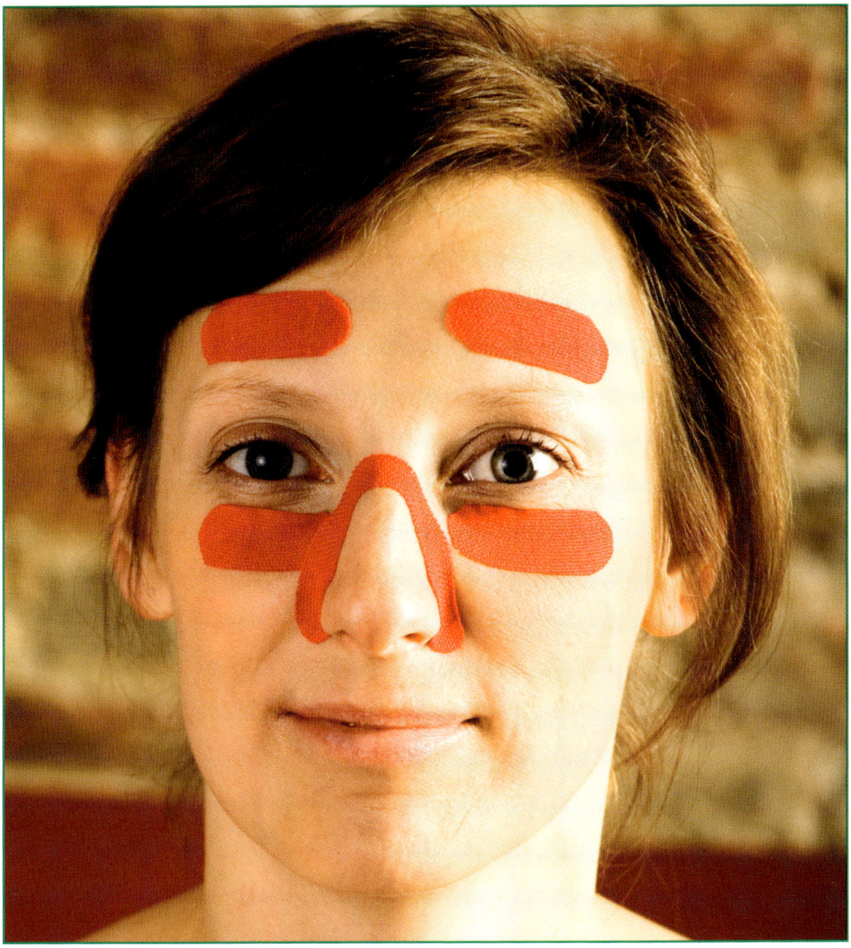

4.4.4 Trigeminus-Nerv-Tape

Der N. trigeminus (Drillingsnerv) ist der stärkste aller Hirnnerven, der motorische und sensible Fasern enthält und sich in drei Hauptäste (I-III) aufteilt:

- Der Augennerv (N. ophthalmicus), der die Stirn, Tränendrüse, Augenbindehaut, Augenwinkel, Siebbein und Teile der Nase sensibel versorgt.
- Der Oberkiefernerv (N. maxillaris), der besonders die Oberkieferregion, die Oberkieferzähne, den Gaumen und Teile der Gesichtshaut versorgt.
- Der Unterkiefernerv (N. mandibularis), der die sensible und motorische Kaumuskulatur, die Zunge, den Mundboden sowie die Haut über dem Unterkiefer versorgt.

Die Gebiete der drei sensorischen Anteile (Nn. ophthalmicus [I], maxillaris [II], mandibularis [III]) versorgen sensibel mit drei Ästen das Gesicht, die Stirn- und Hornhaut, die Wange und die Oberlippe sowie die oberen und unteren Zähne.

Motorisch versorgt der N. trigeminus die Kaumuskeln. Die motorische Funktion des Trigeminus (nur durch den mandibulären Ast vermittelt) testet man durch Palpation der angespannten Massetermuskulatur (Zähne zusammenbeißen) und dadurch, dass man den Kiefer gegen Widerstand öffnen lässt. Bei einseitiger Schwäche des M. pterygoideus weicht der Kiefer zu dieser Seite hin ab.

Der im dritten Ast verlaufende N. lingualis (N. facialis) vermittelt die Geschmacksempfindung süß, salzig, sauer auf den vorderen zwei Dritteln der Zunge.

Läsionen können durch entzündliche Erkrankungen (Herpes zoster, Polyneuritis cranialis, lymphozytäre Meningitis einschließlich Morbus Boeck [Sarkoidose], Kollagenosen), Tumore der Schädelbasis (z. B. Meningeom, Knochenmetastasen), Mundboden- und Unterkiefertumore verursacht werden. Schädeltraumen führen oft zu Trigeminusläsionen, gelegentlich auch Nasennebenhöhleninfektionen, Erkrankungen der Zahnwurzeln und Zahnextraktionen.

Man kann z. B. eine Trigeminusneuralgie mit dem Dolo-Tape natürlich nicht heilen. Aber man kann dem Patienten einen Großteil seiner Schmerzen nehmen.

Hierzu sitz der Patient aufrecht. Der Therapeut bemisst die Tapelänge vom Ohr bis zur Nase, schneidet bis auf einen Anker von 2 cm ein dreifingeriges Strahlen-Tape und rundet alle Enden ab. Der Anker für diese Tapes wird mit 50 %igem Zug direkt ventral der Helix des Ohres auf den M. auricularis anterior aufgesetzt und die Flügel werden entlang der Nervenverläufe zur Stirn, zur Nase und zum Unterkiefer ohne Zug ausgestrichen.

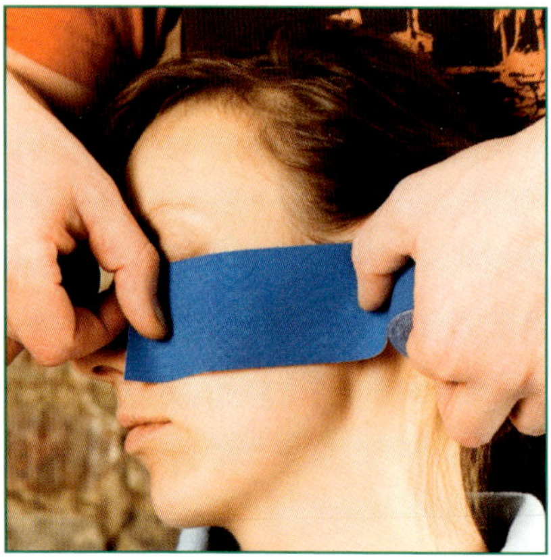

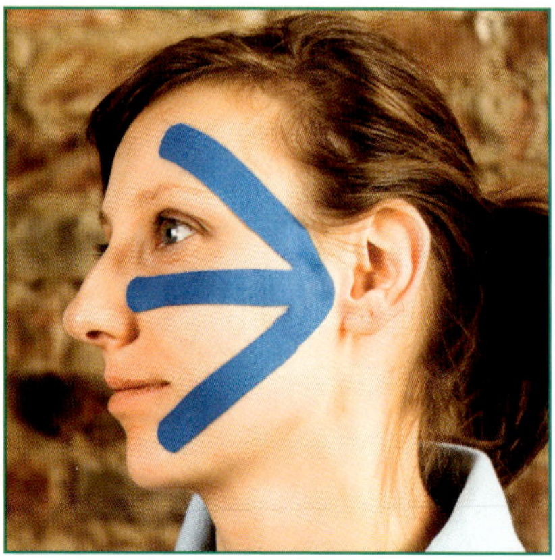

Der Patient kann sich diese Tapes selbst aufkleben und über Nacht tragen, da viele Patienten nicht mit den Tapes im Gesicht gesehen werden wollen.

4.4.5 Zahnschmerz-Tape

Das Tape zur Behandlung von Zahnschmerzen ist und darf nur ein Übergang sein, bis der nächste Zahnarzt aufgesucht werden kann. Es können ernsthafte Erkrankungen der Zähne oder des Kiefers vorliegen.

Der Erfolg dieses Tapes beruht auf seiner Wirkung auf den Stoffwechsel, die Durchblutung sowie auf der Beeinflussung von Nervenreizen.

Man klebt zuerst ein Masseter-Tape (siehe Kapitel 4.4.2), um einen eventuellen Übertragungsschmerz aus dem M. masseter zu behandeln. Danach schneidet man einen halben Tapestreifen, der unter vollem Zug auf den schmerzhaften Bereich des Unter- oder Oberkiefers entlang der Zahnreihe aufgeklebt wird, wobei die Enden des Tapes ohne Zug ausgestrichen werden.

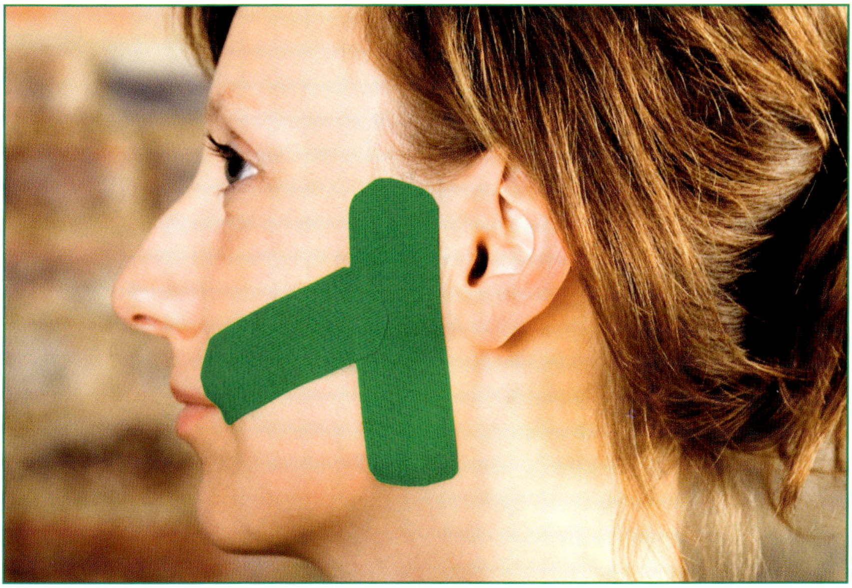

4.5. Die Tapes des Bauch- und Brustraumes

4.5.1 Abdomen-Tape

Wie bereits ausgeführt haben Dolo-Tapes eine positive Wirkung auf die inneren Organe. Das Abdomen-Tape nimmt Einfluss auf alle Organe im Bauchraum, besonders auf den Magen-/Darmtrakt. Es hat einen positiven Einfluss auf Störungen bei der Verdauung, wie Obstipation, Diarrhoe, Unter- und Oberbauchkoliken und Magenschmerzen. Ein Morbus Crohn oder eine Colitis ulcerosa lassen sich ebenfalls gut behandeln, allerdings nicht endgültig heilen. Es kommt jedoch zu einer deutlichen Erleichterung der Beschwerden.

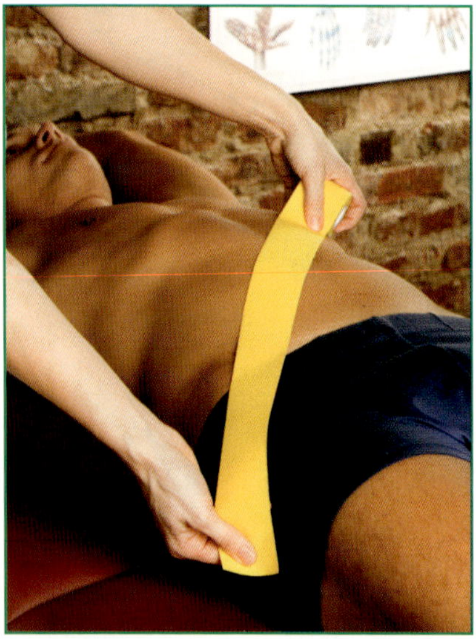

Der Patient liegt in Rückenlage auf der Behandlungsliege und führt beide Arme in eine maximale Anteversion, damit es zu einer Vorspannung im abdominellen Bereich kommt. Die Länge des Tapes bemisst sich vom Hüftgelenk bis zum contralateralen Rippenbogen.

Der Anker wird ohne Zug im Bereich des Überganges von Dünndarm zum Dickdarm (Bauhinsche Klappe) im rechten Unterbauch angesetzt. Niemals den Anker auf den linken Unterbauch legen, da dies sonst der Darmperistaltik entgegenwirken würde.

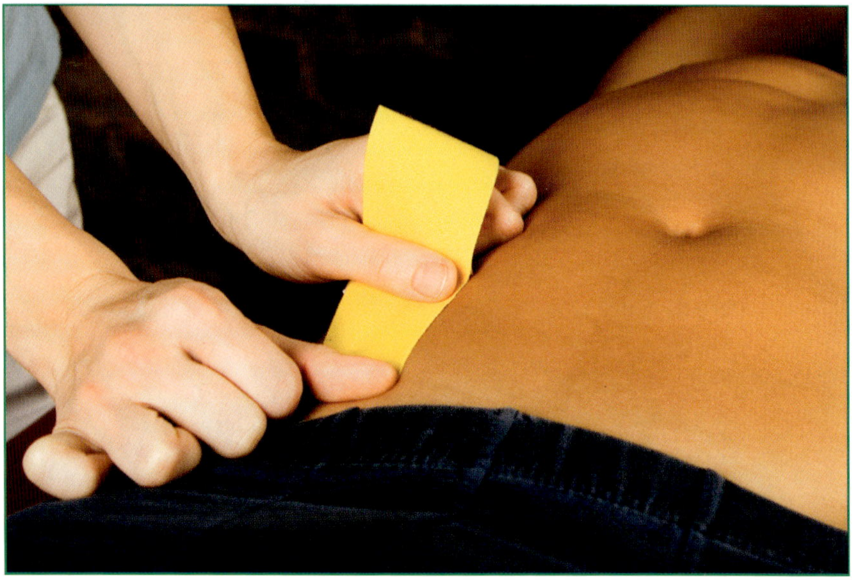

Man klebt das Tape mit 50 %igem Zug in U-Form unterhalb des Rippenbogens entlang bis zum linken Unterbauch auf das Abdomen auf. Soll ein vermehrter Einfluss auf den Dickdarm erfolgen, sollte das Tape direkt in seinen Verlauf geklebt werden. Es wird dann vom linken Unterbauch bis zur Leiste ohne Zug ausgestrichen.

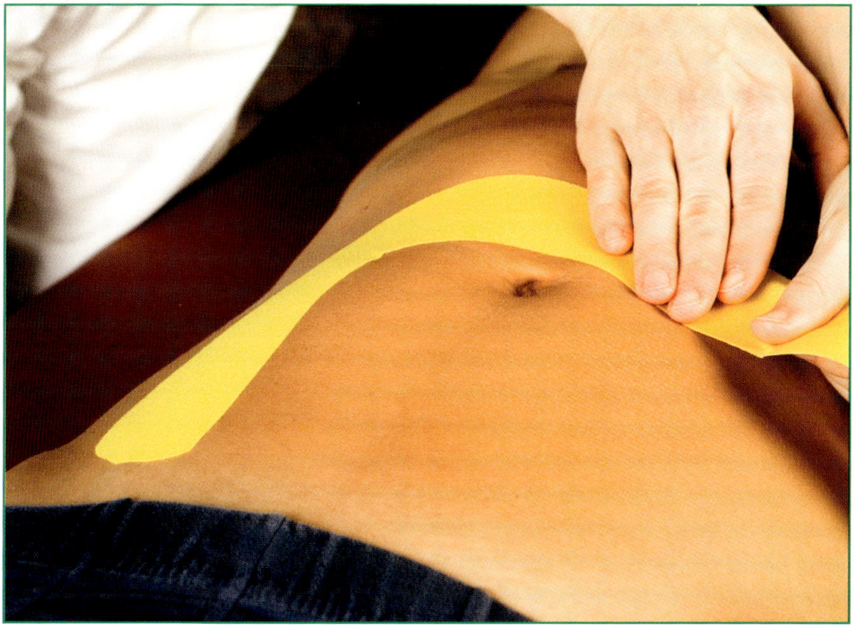

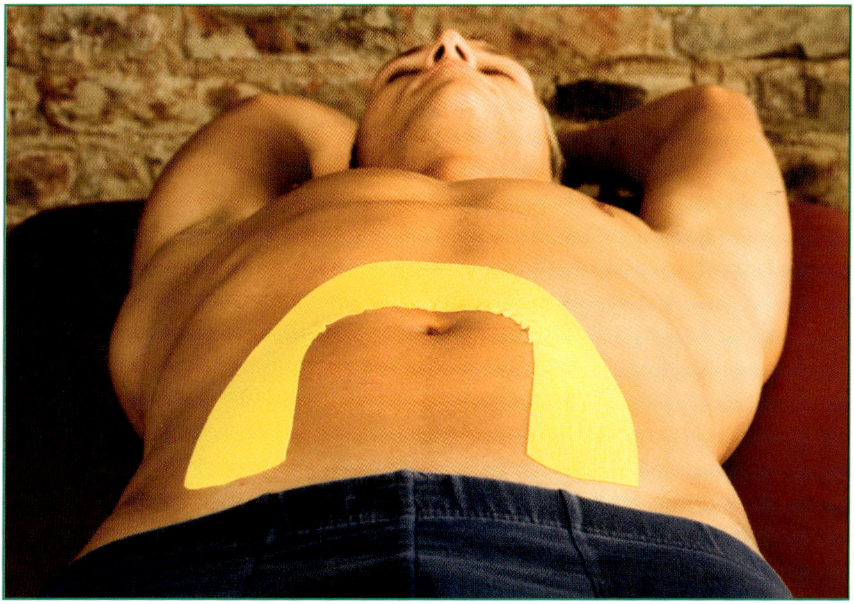

Bei Säuglingen mit einer Dreimonatskolik (siehe Kapitel 5.4) bietet sich dieses Tape ebenfalls an. Man sollte allerdings bei Babys nur die halbe Tapebreite verwenden.

4.5.2 Diaphragma-Tape

Ursprung:	Pars sternalis:	Processus xiphoideus des Sternums
	Pars costalis:	Knorpel der 7.-12. Rippe
	Pars lumbalis:	zwei muskuläre Schenkel an den 1.-3. Lendenwirbelkörpern, Ligg. arcuata
Ansatz:	von Muskelfasern umgebenes Centrum tendineum	
Innervation:	Nn. phrenici C3-C5	
Funktion:	Hauptatemmuskel, aktive Inspiration, passive Expiration	

Bei Beschwerden durch das Diaphragma kommt es zu ausstrahlenden Schmerzen an der gleichseitigen Schulter nahe des Schulter-/Nackenwinkels und am Rippenrand. Es kommt zu Brustschmerzen, Schluckauf, Dyspnoe und der Unfähigkeit, durchzuatmen. Bei schnellem, tiefem Einatmen (Sport) kommt es zum bekannten „Seitenstechen". Durch eine Verkrampfung des Zwerchfells kann es zu Belastungen (Mangeldurchblutung, gestörter Lymphfluss) der unteren Extremitäten kommen.

Der Patient liegt in Rückenlage auf der Behandlungsliege, die Arme sind in einer maximalen Anteversion, damit es zu einer Vordehnung des Brustkorbes kommt. Der Therapeut misst die Tapelänge quer über die gesamte vordere Köperseite bis zu beiden Laterallinien.

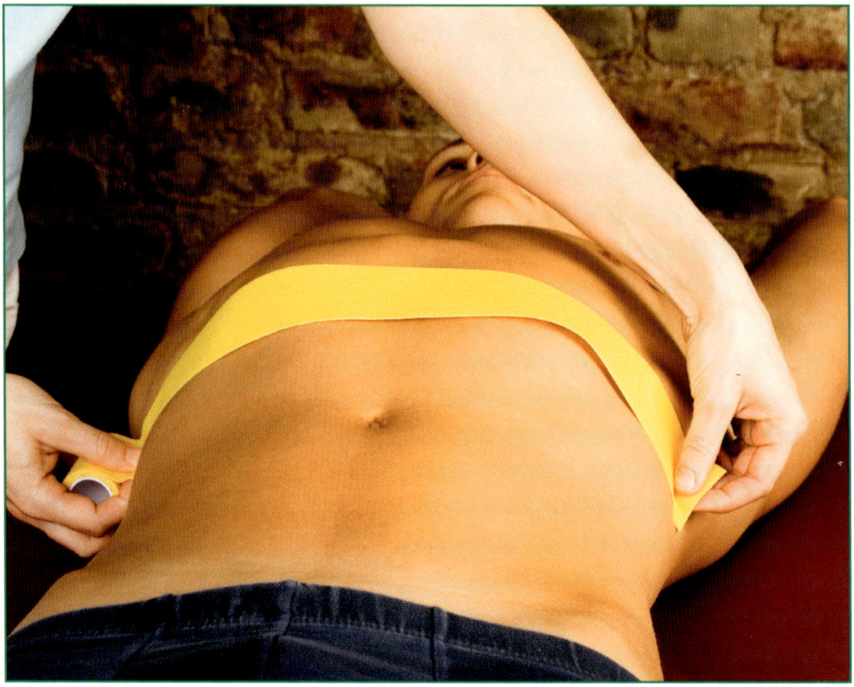

Der Patient führt eine maximale Einatmung aus und hält kurzzeitig den Atem an. Der Therapeut reißt die Trägerfolie des Tapes mittig auf und setzt den Anker unter vollem Zug zwischen den Rippenbögen auf. Das Tape wird beidseits ohne Zug in den Verlauf der Rippenbögen nach lateral ausgestrichen. Jetzt kann der Patient normal weiteratmen.

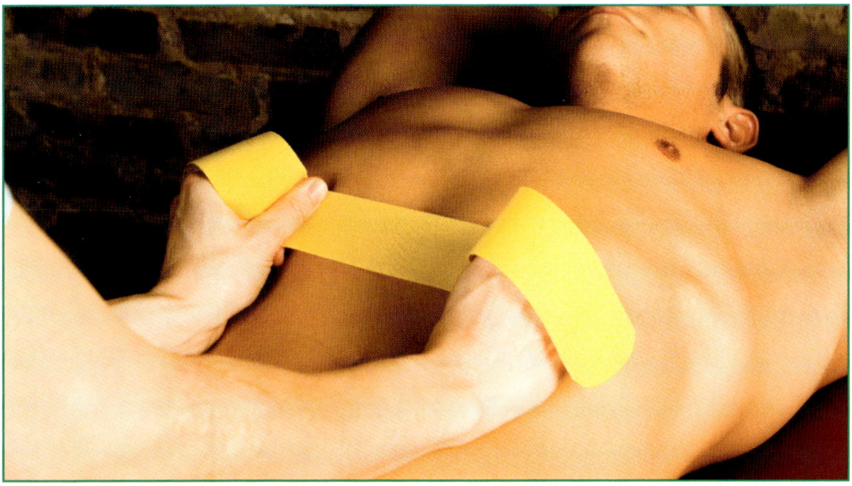

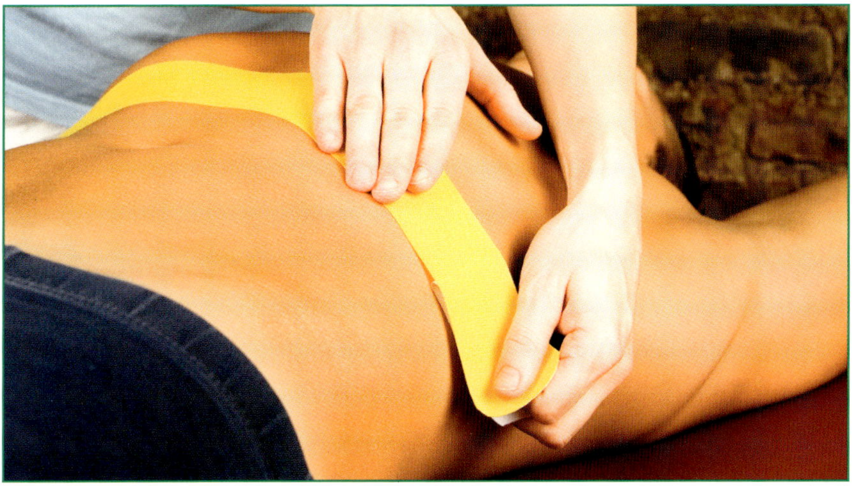

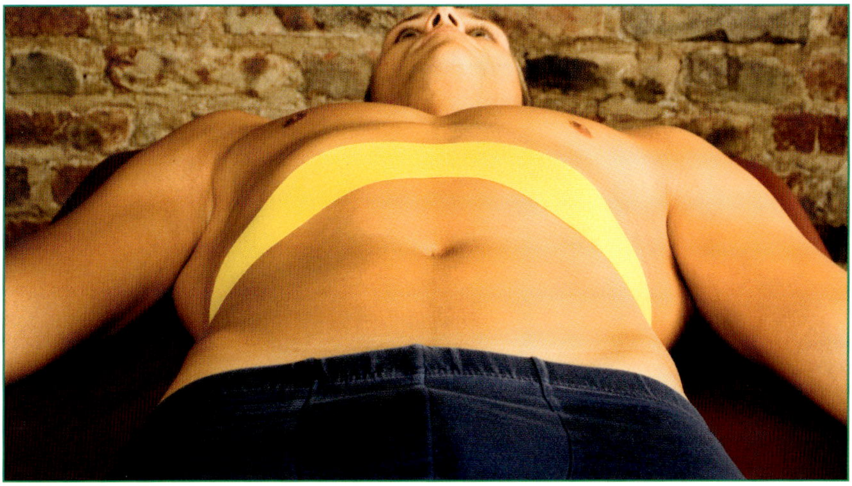

4.5.3 Intercostal-Serratus-Tape

Mm. intercostales externi:

Verlauf: in den Zwischenrippenräumen von hinten oben nach vorne unten, reichen vom Tuberculum costae bis zum Rippenknorpel
Innervation: Nn. intercostales
Funktion: Verspannen und Heben der Rippen bei der Inspiration

Mm. intercostales interni:

Verlauf: in den Zwischenrippenräumen von hinten unten nach vorne oben, reichen vom Sternum bis zum Angulus costae
Innervation: Nn. intercostales
Funktion: Verspannen und Senken der Rippen bei der Expiration

M. serratus anterior:

Ursprung: 1.-9. Rippe
Ansatz: Angulus superior scapulae, Margo medialis scapulae, Angulus inferior scapulae
Innervation: N. thoracicus longus
Funktion: Vorwärtsbewegung und Rotation der Scapula, Heben der Rippen, Fixierung der Scapula am Rumpf

Die Patienten klagen meist über einen dumpfen Schmerz im Brustkorb, der sich bei der tiefen Einatmung verstärkt. Die Triggerpunkte im M. serratus anterior übertragen Schmerzen nach anterolateral, auf mittlere Brusthöhe und in den Bereich medial des Angulus inferior. Des Weiteren kann sich der Schmerz an der ulnaren Unterarmseite bis zur Handinnenfläche und bis zum Ringfinger ausbreiten. Manchmal kommt es auch zu einem Gefühl der Luftnot mit Kurzatmigkeit. Das Tape kann aber außer bei Muskelverspannungen auch bei Prellungen, Rippenbrüchen und sogar bei Schmerzen nach einem Herpes zoster eingesetzt werden. Es wird nicht empfohlen, bei einem akuten Herpes zoster das Tape auf die vorgeschädigte Haut aufzusetzen, sondern erst nach Abklingen der Hauterscheinungen, um den verbleibenden Nervenschmerz zu behandeln.

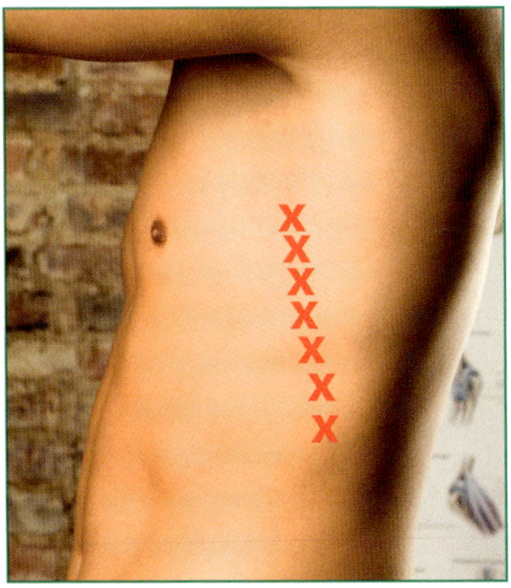

Triggerpunkte findet man hauptsächlich im Bereich des M. serratus anterior auf dem Muskelbauch in der Laterallinie des Oberkörpers.

Kapitel 4

Die Länge des Tapes reicht von der Wirbelsäule bis zur ventralen Mediallinie des Oberkörpers. Für die Vordehnung bringt der Patient den ipsilateralen Arm in maximale Anteversion. Das Tape wird immer auf die Höhe der schmerzhaften Rippenregion gesetzt, und zwar genau in den Verlauf der Rippe. Hierzu reißt man die Trägerfolie des Tapes auf, setzt den Anker mit voller Dehnung auf den schmerzhaften Bereich auf und streicht die Enden ohne Zug bis zur Wirbelsäule bzw. bis zur ventralen Mediallinie aus. Wenn ein Bereich betroffen ist, der breiter als das Tape ist, so können mehrere Tapes über- oder untereinander geklebt werden.

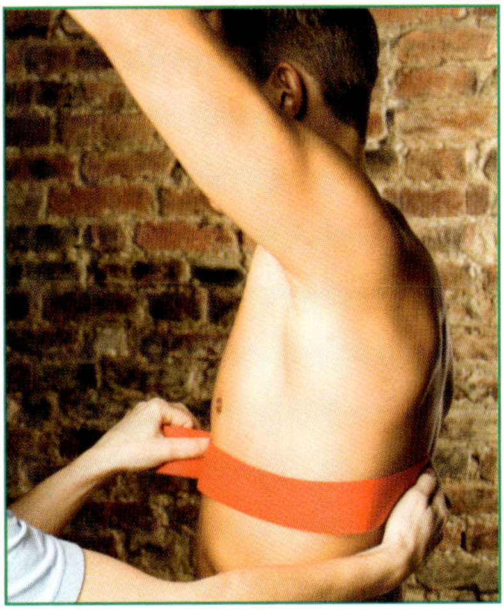

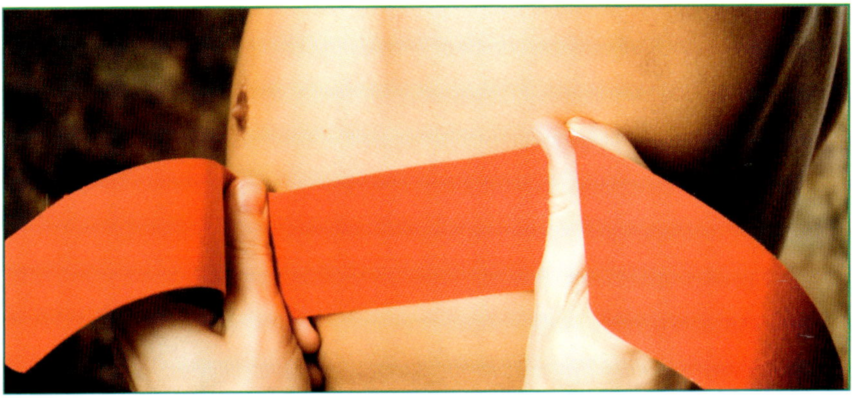

Um den M. serratus anterior mitzubehandeln, setzt man abschließend ein senkrechtes Tape über die Ursprünge des Muskels an den Rippen. Dies gibt dem Brustkorb eine zusätzliche Stabilität und hilft, ihn bei der Inspiration anzuheben. In oben beschriebener Vordehnung wird das Tape ohne Zug aufgesetzt und nach caudal und cranial ausgestrichen.

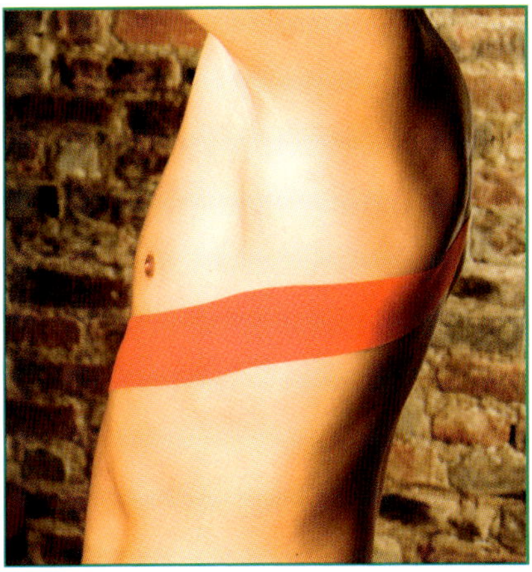

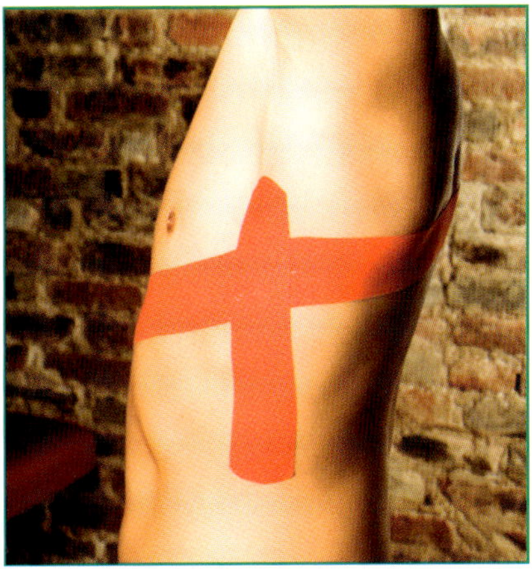

Kapitel 4

4.5.4 Obliqui-abdominis-Tapes

M. obliquus externus abdominis:

Ursprung: Außenfläche der 5.-12. Rippe
Ansatz: Labium externum der Crista iliaca, Ligamentum inguinale, Tuberculum pubicum, Linea alba
Innervation: Plexus lumbalis, Nn. intercostales Th5-Th12
Funktion: Flexion und Lateralflexion des Rumpfes, Rotation zur contralateralen Seite, Senkung der Rippen (Expiration), Anhebung des seitlichen Beckenrandes, Bauchpresse

M. obliquus internus abdominis:

Ursprung: Fascia thoracolumbalis, Linea intermedia der Crista iliaca, Ligamentum inguinale
Ansatz: Unterrand der 10.-12. Rippe, Linea alba
Innervation: Plexus lumbalis, Nn. intercostales Th5-Th12
Funktion: Flexion und Lateralflexion des Rumpfes, Rotation zur ipsilateralen Seite, Senkung der Rippen, Heben des Beckens, Bauchpresse

Die lateralen Bauchmuskeln zeigen ihre Beschwerdebereiche an der ventralen Körperseite. Der M. obliquus externus kann Sodbrennen und Symptome einer Hiatushernie erzeugen sowie epigastrische Schmerzen. Es kann zu ausstrahlenden Schmerzen im Bereich der Hoden und der Leiste kommen. Der M. obliquus internus verursacht häufig eine erhöhte Reizbarkeit und Spasmen im Sphinkter der Blase, was zu Harndrang, verminderter Blasenleerung und Leistenschmerzen führen kann. Sie können einen Einfluss auf das nächtliche Einnässen bei Kindern haben und chronische Durchfälle verursachen.

Die Triggerpunkte des M. obliquus externus liegen auf beiden Seiten in seinem oberen Anteil, entlang der Brustkorbkante und entlang des Labium externum der Crista iliaca. Der M. obliquus internus weist einen Triggerpunkt medial der Spina iliaca anterior superior auf.

Aufgrund der unterschiedlichen Verläufe der Muskeln in den verschiedenen Schichten unterscheiden sich die Tapes.

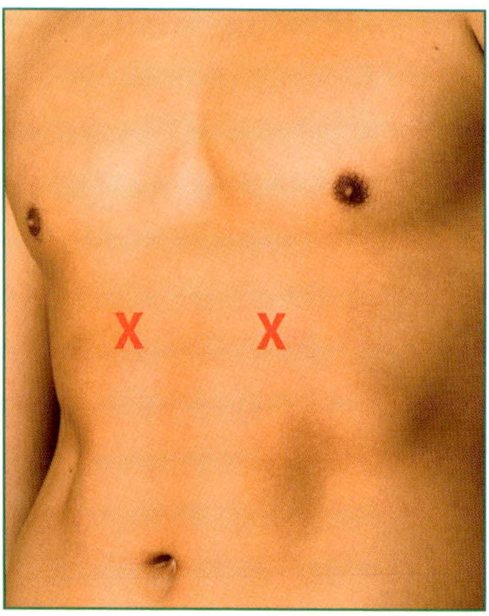

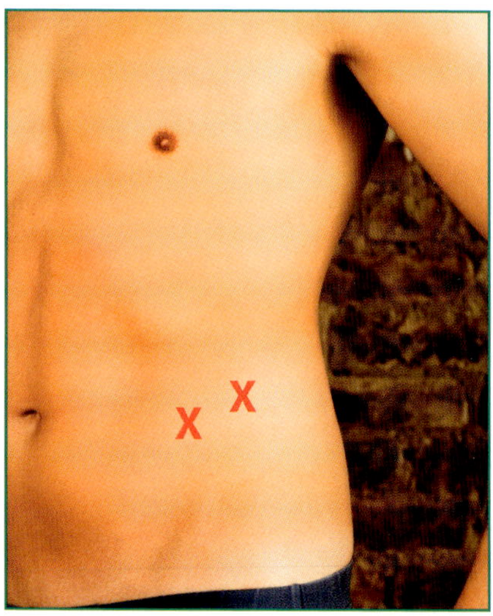

4.5.4.1 Obliquus-externus-Tape

Der Patient steht aufrecht und geht in eine Lateralflexion des Rumpfes zur contralateralen Seite und eine maximale Anteversion des Armes. Der Therapeut misst die Tapelänge vom unteren Brustbein bis zur Spina iliaca anterior superior und setzt den Anker mit vollem Zug lateral des Processus xiphoideus. Das Tape wird ohne Dehnung entlang des Rippenbogens zur Spina iliaca anterior superior ausgestrichen.

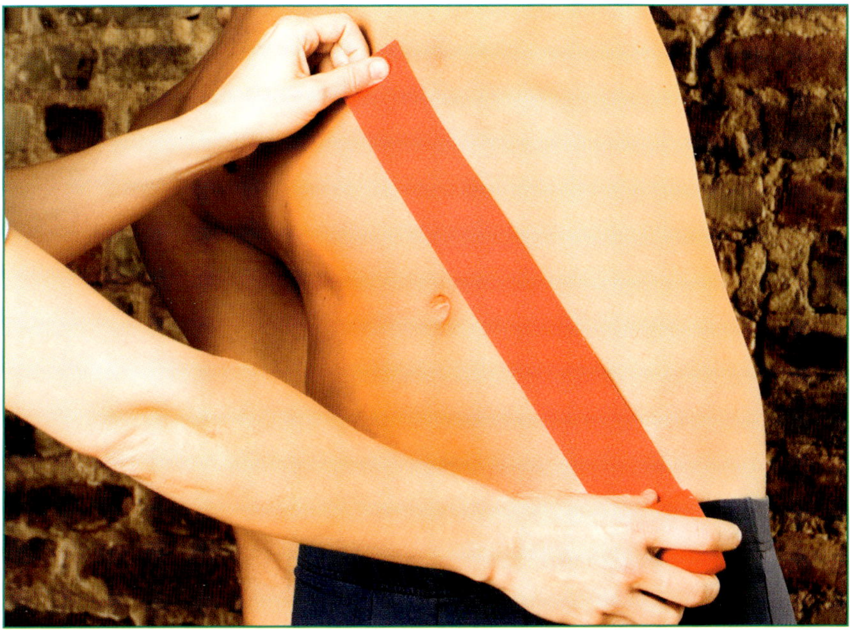

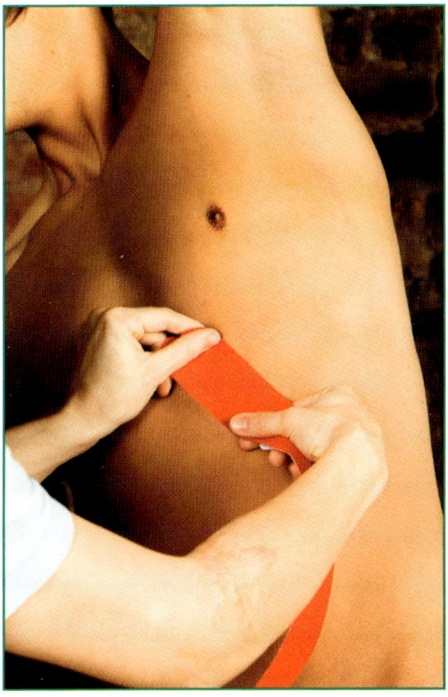

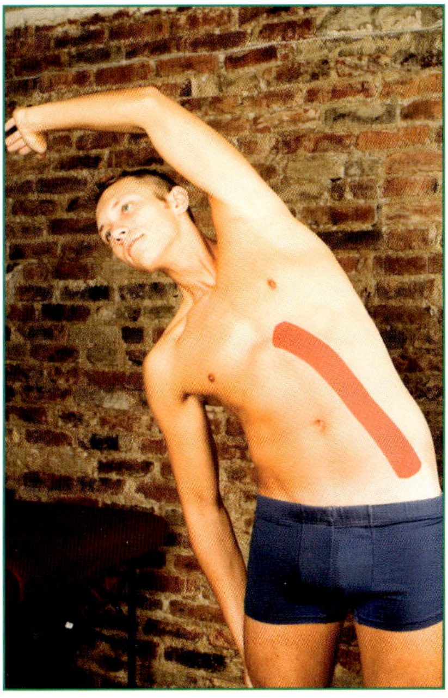

4.5.4.2 Obliquus-internus-Tape

Der Patient steht aufrecht, geht in eine Lateralflexion zur contralateralen Seite und in eine maximale Anteversion des Armes. Die Tapelänge reicht vom 5. Lendenwirbel über die Seite bis zum Processus xiphoideus. Man setzt den Anker mit vollem Zug paravertebral auf den 5. Lendenwirbel auf. Der Therapeut streicht das Tape ohne Zug cranial der Crista iliaca zum Processus xiphoideus aus.

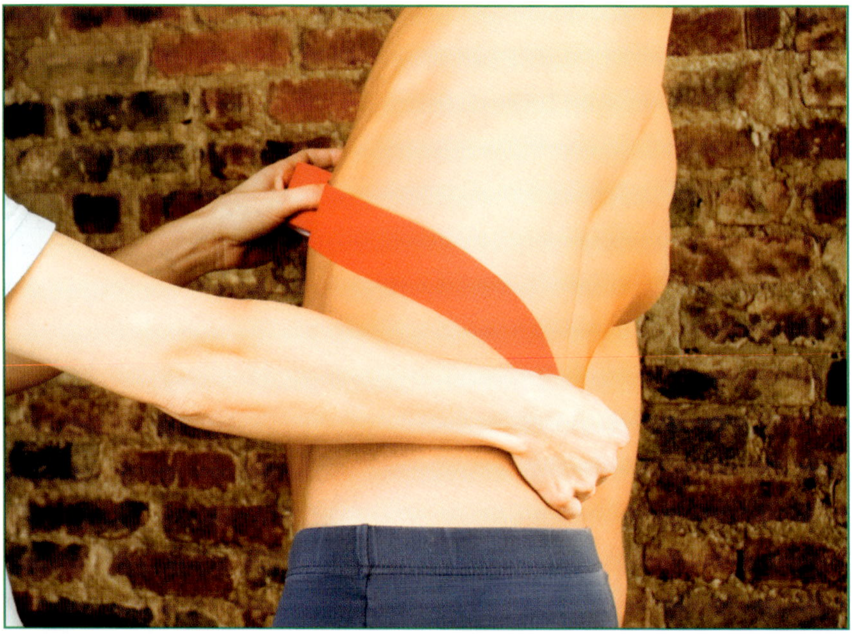

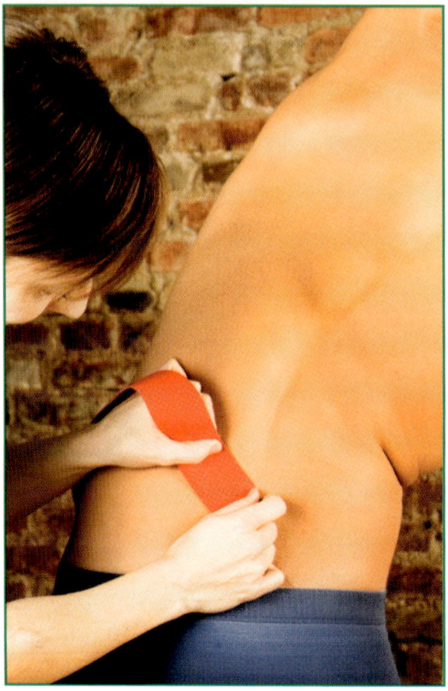

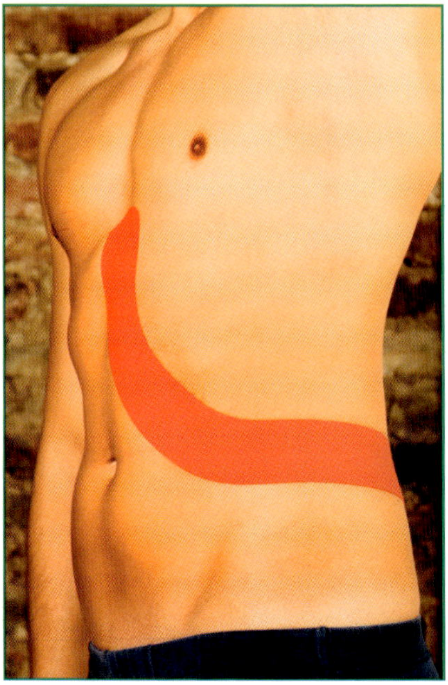

4.5.5 Rectus-abdominis-Tape

Ursprung: 5.-7. Rippenknorpel, Processus xiphoideus
Ansatz: Os pubis, Symphyse
Innervation: Plexus lumbalis L1, Nn. intercostales VII-XII
Funktion: Flexion des Rumpfes, Heben des Beckens, Senkung der Rippen, Bauchpresse

Die Schmerzbereiche des M. rectus abdominis sind zum größten Teil nicht in der ventralen Körperseite zu finden, sondern dorsal im Bereich der unteren Lendenwirbelsäule, des oberen Drittels des Gesäßes und des Os sacrum sowie in der Brustwirbelsäule cranial der Rippenansätze bis ca. Th 7. Ebenso kommt es zu Schmerzregionen im Bereich des rechten Unterbauches rund um den McBurney-Punkt (Drittelpunkt zwischen Spina iliaca anterior superior und dem Bauchnabel). Aufgrund von Muskelverspannungen können Symptome ähnlich einer akuten Appendizitis hervorgerufen werden.

Wenn Muskelfasern des cranialen Anteils des Muskels betroffen sind, kann es zu Schmerzen am Processus xiphoideus kommen oder zu einem Völlegefühl wie nach einer reichhaltigen Mahlzeit. Der periumbilikale Anteil erzeugt Bauchkrämpfe oder kolikartige Schmerzen, bei denen sich der Patient nach vorne beugt, um Schmerzlinderung zu erfahren. Der zwischen Bauchnabel und Symphyse gelegene Anteil kann eine Dysmenorrhoe verstärken.

Die Triggerpunkte des Muskels liegen in den Winkeln zwischen Rippenbogen und Processus xiphoideus bzw. zwischen Symphyse und Bauchnabel, im mittleren und unteren Anteil des Muskels, entlang seines lateralen Randes sowie an seinem Ansatz am Os pubis. Bitte unbedingt vorsichtig tasten!

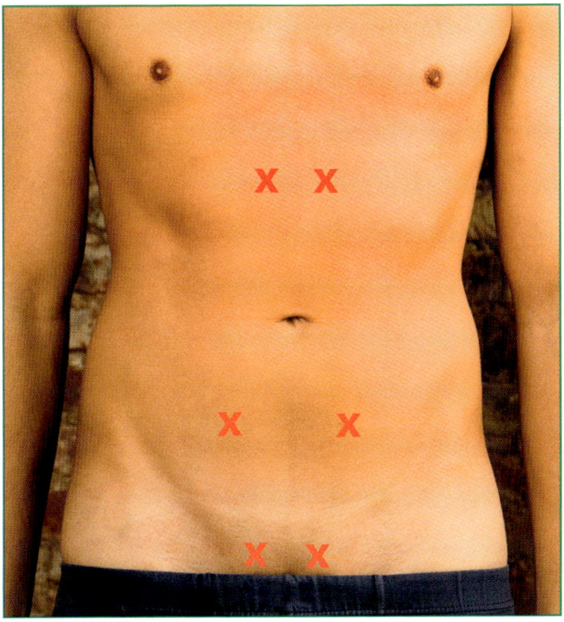

Der M. rectus abdominis ist ein Antagonist der Rückenmuskulatur. Deshalb bietet es sich an, ihn bei Rückenschmerzen mitzubehandeln. Häufig stellt man fest, dass die Farbwahl genau entgegengesetzt zur Farbe des Rücken-Tapes ist.

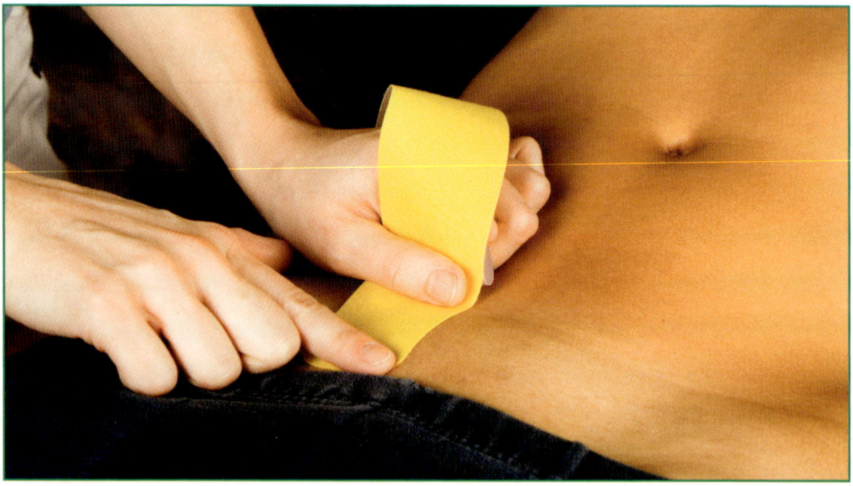

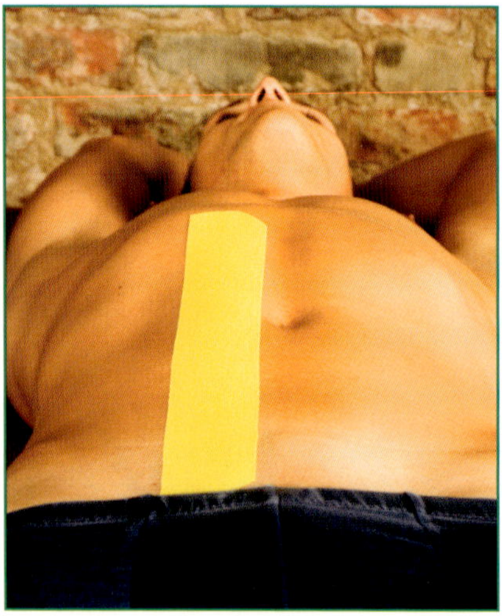

Der Patient liegt in Rückenlage auf der Behandlungsliege und bringt beide Arme in eine maximale Anteversion, sodass es zu einer Streckung im Bauchraum kommt. Die Länge der beiden Tapes reicht von der Symphyse bis auf die Höhe des Processus xiphoideus. Die Anker werden ohne Zug cranial der Symphyse aufgesetzt und die Tapes ohne Dehnung lateral des Bauchnabels bis auf die Rippenbögen und bis auf Höhe des Processus xiphoideus ausgestrichen. Wenn der Patient die Arme wieder an den Körper nimmt, ist klar eine starke Faltenbildung auf dem Tape zu sehen, was verdeutlicht, wie stark hier die Oberhaut angehoben und der Muskel entlastet wird.

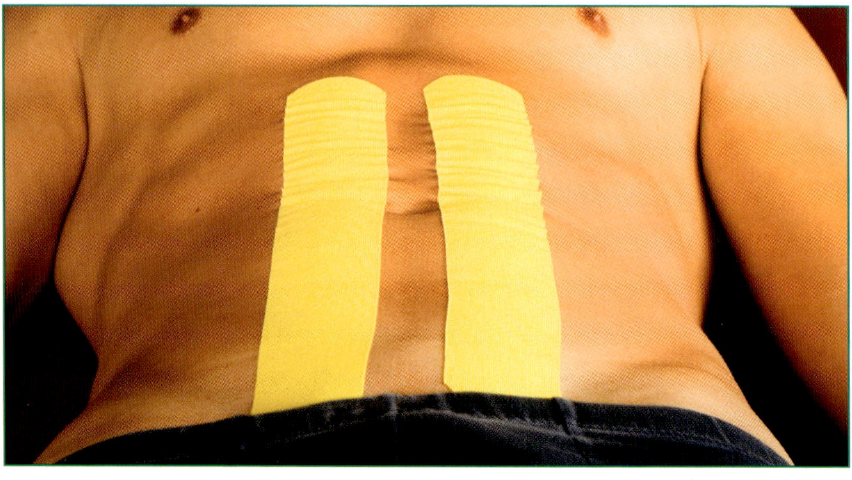

4.5.6 Unterleibs-Tape

Dieses Tape wird bei Frauen angewendet, die Probleme mit der Menstruation haben. Es nimmt sowohl Einfluss auf die Organe im Kleinen Becken als auch auf Regelschmerzen, unter denen viele Frauen allmonatlich leiden. Die Krämpfe im Unterbauch strahlen dabei in die unteren Extremitäten und den unteren Rücken aus.

Die Patientin liegt in Rückenlage auf der Behandlungsliege und der Therapeut misst das Tape im Bereich des Beckens von einer Laterallinie zur anderen ab. Die Trägerfolie des Tapes wird in Längsrichtung mittig aufgerissen und der Anker mit maximalem Zug auf die Mediallinie cranial der Symphyse aufgesetzt. Die Enden des Tapes werden auf beiden Seiten mit 50 %igem Zug über die Leiste auf die Mitte des Oberschenkels geklebt, sodass man ein umgedrehtes U erhält.

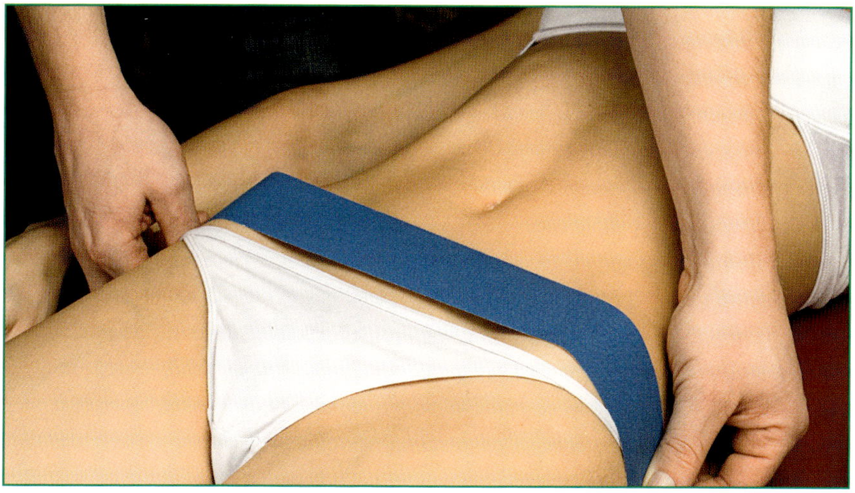

Je nach Lokalisation des Schmerzbereiches im Unterbauch kann das Tape zwischen Symphyse und Bauchnabel in der Horizontallinie verschoben werden.

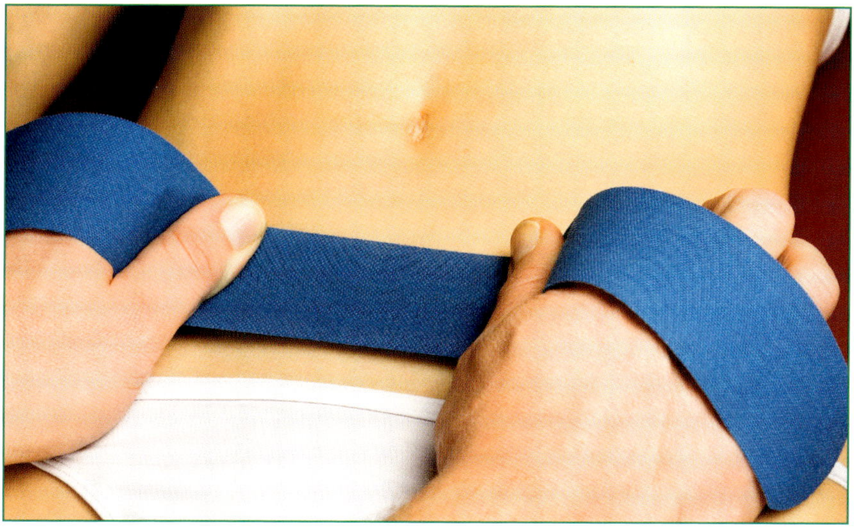

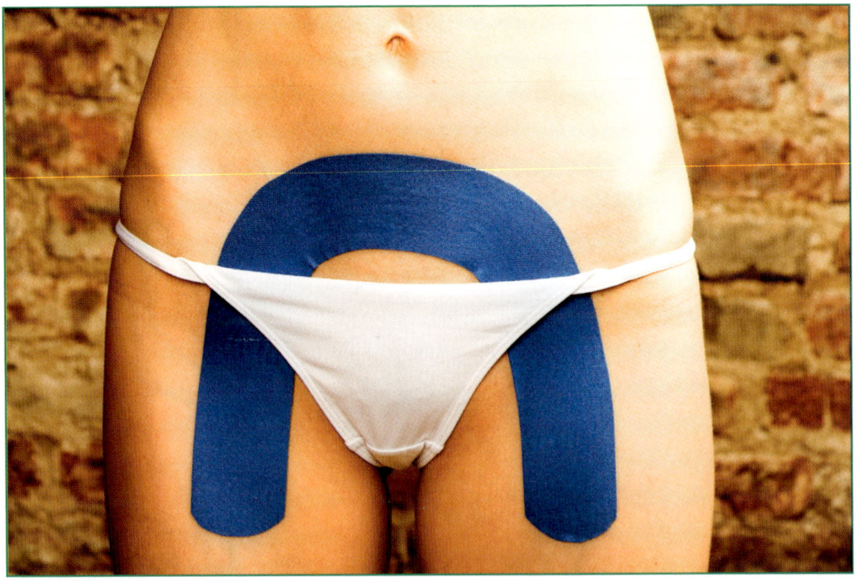

Bei Regelschmerzen hat es sich als günstig erwiesen, vor Einsetzen der Regel ein Becken- und LWS-Tape (siehe Kapitel 4.1.1 und 4.1.2) zusätzlich zu kleben. Es schafft in vielen Fällen Erleichterung. Die Wahl der Farbe ist hier sehr entscheidend und deswegen muss sie unbedingt vorher ausgetestet werden.

4.6 Sonder-Tapes

4.6.1 Narben-Tape

Narbengewebe, egal in welchem Körperbereich, hat Auswirkungen in vielerlei Hinsicht. Es stellt häufig ein Störfeld dar, d. h. Meridianverläufe werden unterbrochen und der Energiefluß ist gestört. Viele Operationen im abdominellen Bereich, wie z. B. der Kaiserschnitt, verlaufen horizontal über die Bauchdecke und durchqueren die Meridianverläufe von Niere, Magen und Leber. Selbst kleine Operationen, die heute endoskopisch durchgeführt werden, erforderten vor einigen Jahren noch den Einsatz eines Skalpells. Eine Störung im Energiefluß der Meridiane bedeutet eine Störung in ihren Verläufen und führt zu Beschwerden an Orten, die von der Narbe häufig weit entfernt liegen.

Narben können sowohl äußerlich als auch innerlich zu physischen Beschwerden führen. Im äußerlichen Bereich kommt es zu Wucherungen und zur Verhärtung des Gewebes, was zur Folge hat, das es zu – wenn auch nur minimalen – Bewegungseinschränkungen kommt, die über Jahre eine Veränderung in der Körperstatik bewirken. Bei Wucherungen und Verwachsungen unter der Haut kommt es zu Beeinflussungen der angrenzenden Strukturen wie Bindegewebe, Gelenken oder inneren Organen. Dies führt zu Bewegungseinschränkungen, Fehl- und Ausweichbewegungen, zu einseitigen Belastungen und im Endeffekt zu einer statischen Unsymmetrie in der Körperhaltung.

Was auch immer der Grund für die Narben ist, an welchen Körperstellen sie liegen mögen und welche Auswirkungen sie haben, sie müssen (!) immer behandelt werden. Hierzu tastet man sie mit einem APM-Stab, Taster oder mit einer Stricknadel auf Schmerzhaftigkeit oder Mißempfindungen ab, die sich meist durch spitzes Stechen, Taubheit oder Gefühllosigkeit bemerkbar machen. Zu diesem Zweck streicht man mit dem Taster ohne festen Druck über das Narbengewebe und seine Umgebung.

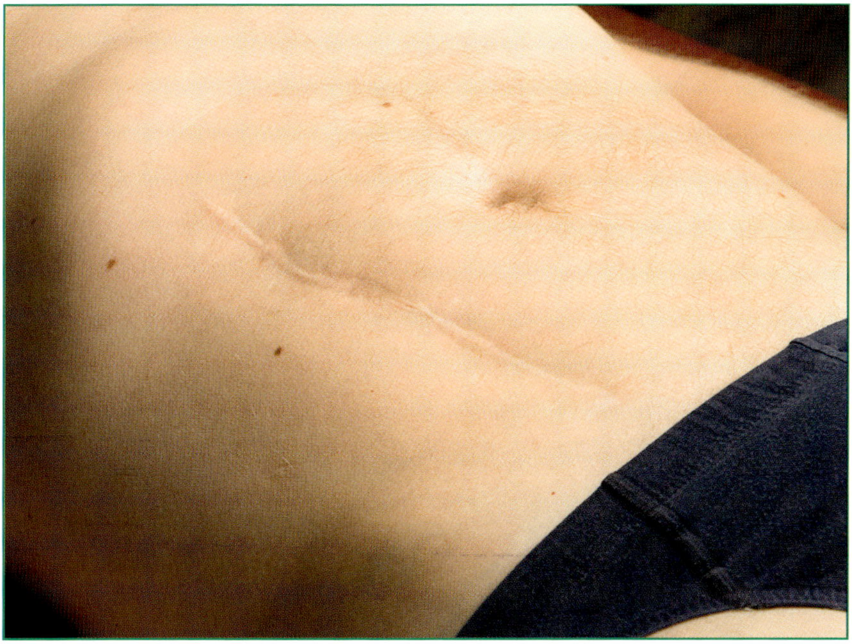

Das Ergebnis dieses Tests ist zunächst sekundär, der Therapeut benötigt es, um nach dem Tapen einen Vergleich zu haben.

Die richtige Farbe wird kinesiologisch ausgetestet und ein Tape geschnitten, welches die Narbe komplett überdeckt. Ggf. können die angrenzenden Areale durch weitere Tapes geklebt werden, wenn dort z. B. Taubheit in der Oberhaut vorliegt. Der Tape-Streifen wird ohne Zug auf die Haut aufgetragen und sollte für längere Zeit getragen werden. Nach jeweils 14 Tagen sollte der Streifen erneuert werden.

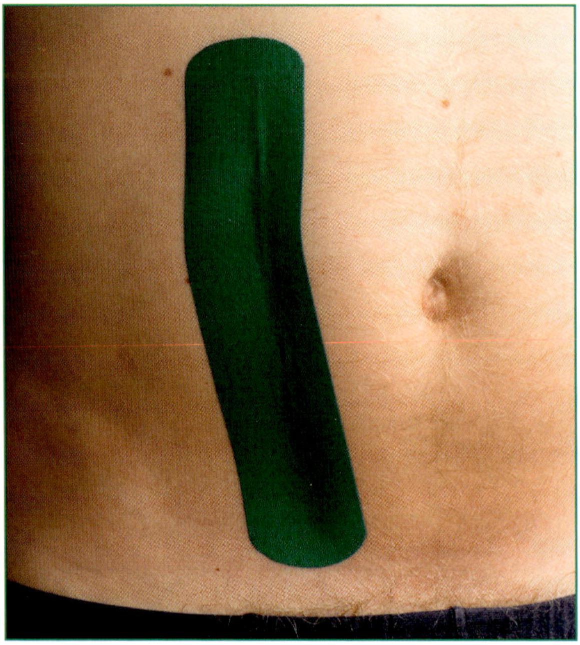

Durch das Tape kommt es zu einer „Aufweichung" harter Narbenstrukturen, besserer Durchblutung und Innervierung der Areale und zum Durchfluss der Meridiane. Selbst bei sehr altem Narbengewebe kann man schnell sichtbare Veränderungen wahrnehmen. Frische Narben sollten verheilt sein und die Kruste verloren haben, bevor sie getaped werden, damit beim Abziehen des Tapes keine zusätzlichen Verletzungen entstehen.

Wenn man nach dem Kleben des Tapes die Narbe nochmals abtastet, wird man feststellen, dass der Patient die vorher geäußerte Empfindung nicht mehr angibt oder sie nur noch sehr schwach wahrnimmt.

Narben-Tapes werden im Rahmen der Prüfung auf Beinlängendifferenzen mitbearbeitet, weil sie diese beeinflussen und mit hervorrufen können.

4.6.2 Warzen-Tape

Die Warzenbehandlung ist ein sehr „exotisches" Einsatzgebiet für die Anwendung von Dolo-Tapes. Der Erfolg bei dieser Behandlung ist auf eine erhöhte Stoffwechseltätigkeit in Verbindung mit der korrekt gewählten Farbe des Tapes zurückzuführen.

Es kann unter Umständen mehrere Wochen dauern, bis die Warzen verschwunden sind oder beim Abziehen am Tape hängen bleiben. Besonders Dornwarzen, die viralen Ursprungs sind, reagieren gut auf diese Therapie, weil die bessere Versorgung des umliegenden Gewebes eine Art Immunschranke erzeugt, die die Viren vernichtet.

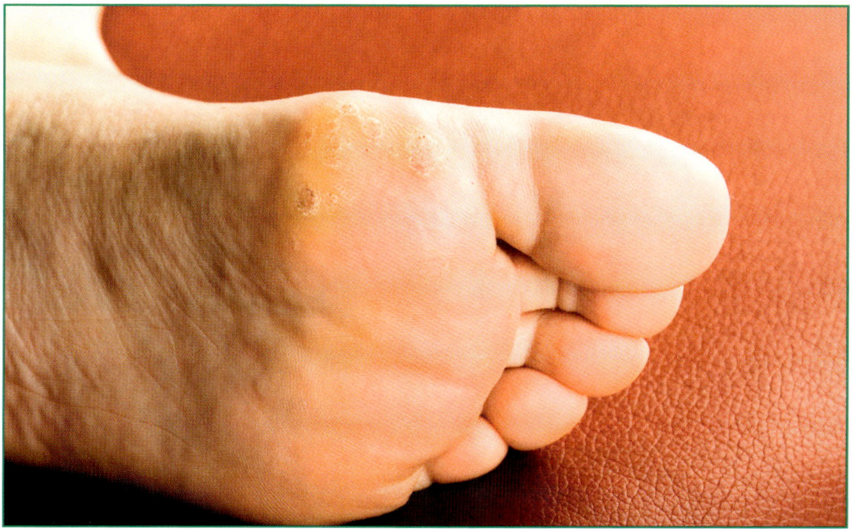

Hierzu wird der Bereich der Warzen mit der zuvor ausgetesteten Farbe getaped. Das Tape wird ohne jeglichen Zug aufgesetzt und kann zum besseren Halt durch ein weiteres Quer-Tape fixiert werden.

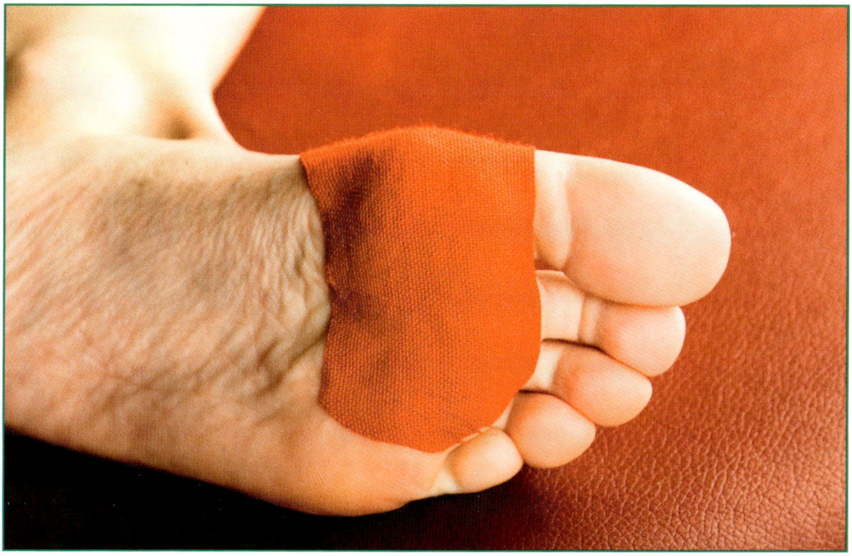

5. Kapitel: Die Krankheitsbilder

5.1 Allergien

Die hier genannte Behandlung bezieht sich auf allergische Geschehen, welche ihre Symptomatiken im Bereich Nase, Augen, Nebenhöhlen, Ohren und Lunge haben, wie z. B. die allergische Rhinitis.

Sowohl akutes Geschehen während der Gräserblüte als auch chronische Verläufe über Jahre können mit Tapes behandelt werden. Man erreicht ein Abschwellen der Schleimhäute, was zu einer regelgerechten Refunktionalisierung des einzelnen Organs führt.

Zur Behandlung wird das Nebenhöhlen-Tape (siehe Kapitel 4.4.3) verwendet, welches man durch ein senkrechtes Tape direkt vor dem Ohr ergänzen kann.

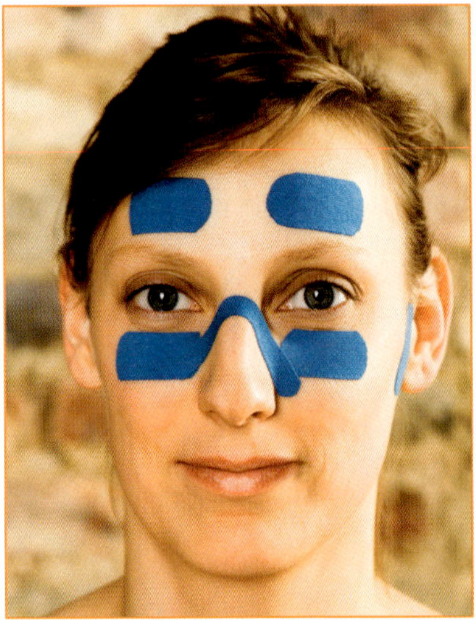

Wie sich in der Praxis der letzten Jahre gezeigt hat, ist es bei Patienten dieser Genese häufig zu einer Verschiebung des 3. BWK gekommen. Da dies eine muskuläre Verziehung zur Folge hat, sollte der 3. BWK gerichtet werden und anschließend ein Tape über die betroffenen Stellen des M. erector spinae geklebt werden.

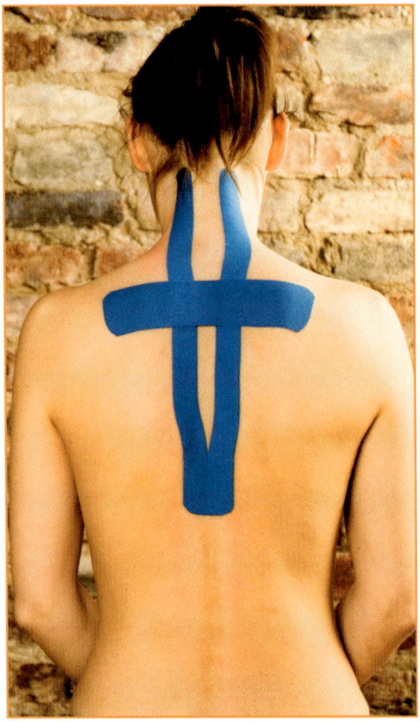

Hierzu misst man ein Tape von ca. Th8 bis C3 und schneidet es bis auf einen 5 cm langen Anker längs in der Mitte zu einem V-Tape auf. Der Patient flektiert den Oberkörper, der Therapeut setzt das Tape ohne Zug auf die paravertebrale Muskulatur und streicht die Flügel aus. Abschließend setzt man ein Quer-Tape mit voller Dehnung in Höhe des 3. Brustwirbels über den Bereich des M. erector spinae hinaus und streicht die Enden ohne Zug aus. Somit sind die Akupunkturpunkte des Blasenmeridians automatisch mit abgedeckt.

5.2 Folgebeschwerden eines Apoplex

Die betroffenen Patienten werden leider vom heutigen Gesundheitswesen oft im Stich gelassen, meist aus finanziellen Erwägungen. Dringend benötigte Krankengymnastik wird nicht in ausreichendem Maße verordnet bzw. unterliegt einer zu kurzen Laufzeit.

Häufig haben diese Patienten mit Folgebeschwerden zu kämpfen, die ihr alltägliches Leben oft schwierig gestalten. Hierzu gehören:

- Halbseitenlähmung, schlaff bzw. spastisch (Unterscheidung zwischen Hemiplegie und Hemiparese)
- hängender Mundwinkel oder hängendes Augenlid
- Schluckstörungen
- Sprachstörung
- Inkontinenz oder Harnverhalten
- Sensibilitätsstörungen (warm/kalt wird nicht mehr gefühlt)
- Störungen in der Selbstwahrnehmung (z. B. die Stellung des eigenen Körpers im Raum; der betroffene Mensch kann nicht gerade sitzen)
- psychische Störungen

Was man mit Taping erreichen kann, ist eine Stimulierung der Muskulatur und der Nervenversorgung, d. h., man ist in der Lage, eine Hemiplegie zu behandeln. Das primäre Ziel der Behandlung ist eine Wiederherstellung der Beweglichkeit und der Funktionalität der Extremitäten, um dem Patienten das Handling im Alltag wieder zu ermöglichen.

In diesem Fall werden die von der Lähmung betroffenen Muskelgruppen und Nervenverläufe geklebt. Die Therapie gibt dem Patienten eine wesentliche Unterstützung bei der Heilung. Dies ersetzt aber auf keinen Fall die regelmäßige Krankengymnastik. Der klare Vorteil des Tapens ist, dass die Tapes 14 Tage geklebt bleiben und in dieser Zeit eine Dauertherapie in die Muskeln einwirkt, sowohl was den Stoffwechsel im gelähmten Areal angeht als auch was den Muskelzug und die Nervenleitung betrifft.

Die unterstützenden Maßnahmen des Dolo-Tapings haben sich in der Praxis als äußerst hilfreich erwiesen.

5.3 Carpaltunnel-Syndrom

Das Carpaltunnel-Syndrom ist ein Nervenkompressionssyndrom des N. medianus im Bereich der Handwurzel.

Der N. medianus wird unterhalb des Lig. carpi transversum abgedrückt. Die Ursachen für diese mechanische Kompression sind vielfältig und können die Kompression akut (z. B. durch Traumata) oder chronisch progredient (z. B. Ablagerungen bei Stoffwechselerkrankungen) bedingen.

Betroffene Patienten klagen über Schmerzen und Parästhesien im Versorgungsgebiet des N. medianus sowie über eine Kraftlosigkeit beim Greifen mit der betroffenen Hand. Häufig werden auch zur Nacht eintretende Schmerzen im Bereich des Unterarmes beschrieben. Nach längerem Bestehen kommt es zur Atrophie der Daumenballenmuskeln.

Beim Abtasten der volaren Seite des Handgelenkes treten schmerzhafte Punkte auf, die teilweise ödematöse Schwellungen aufweisen.

Zur Behandlung des Carpaltunnel-Syndroms kommt das Medianus-Nerv-Tape (siehe Kapitel 4.3.10) zum Einsatz. Darüber hinaus benötigt man ein Quer-Tape, welches mit maximaler Dehnung auf die gesamte volare Seite des Handgelenkes aufgesetzt wird, sodass die schmerzhaften Druckpunkte und Ödeme abgedeckt sind. Die Enden werden ohne Zug zirkulär um das Handgelenk herum geklebt.

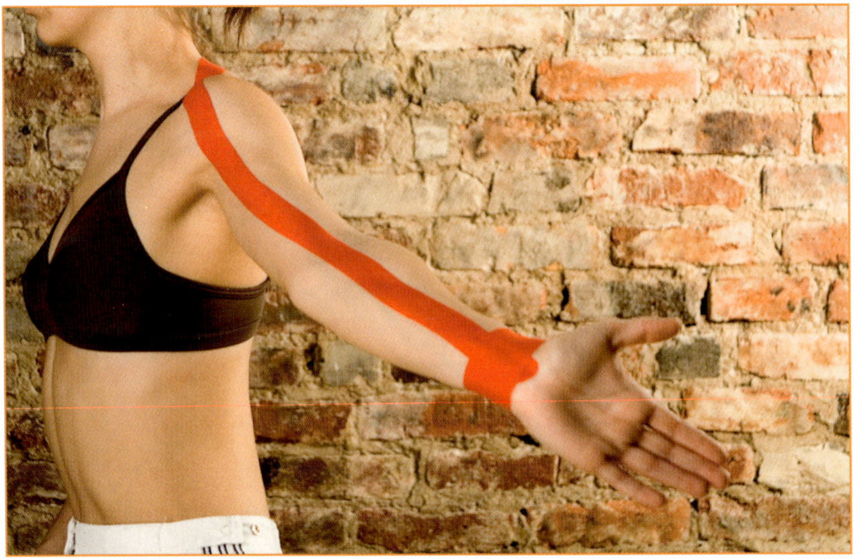

Das Carpaltunnel-Syndrom ist sicherlich nicht als lokale Erscheinung zu sehen, sondern auch als Folge von statischer Fehlbelastung im Becken und im Schultergürtel. Aus diesem Grunde sollte eine Überprüfung dieser Statiken vorausgehen.

5.4 Dreimonatskoliken

Der Begriff „Dreimonatskoliken" ist keine konkrete Erkrankung, sondern beschreibt eher einen Zustand. Babys mit Dreimonatskoliken gedeihen gut, haben aber häufige und manchmal exzessive Schreiattacken. Typischerweise tritt das Schreien abends auf. Es beginnt in den ersten Lebenswochen und endet im Alter von drei bis fünf Monaten, daher der Name.

Die Ursachen der Dreimonatskoliken sind nicht endgültig geklärt. Ein möglicher Grund ist die noch nicht vollständig funktionierende Motorik des Magen-Darm-Trakts. Die Kleinen können die Nahrung noch nicht richtig gut verdauen. Als Folge davon bekommen sie Blähungen und Leibschmerzen. Säuglinge, die besonders viel und hastig trinken, sind auffällig häufig betroffen. Sie schlucken während der Mahlzeiten sehr viel Luft. Funktioniert dann das rechtzeitige Aufstoßen nicht, was bei vielen Säuglingen der Fall ist, bläht die Luft das Bäuchlein auf und verursacht so Schmerzen.

Immer wieder wird die Unverträglichkeit von Kuhmilcheiweiß für die Bauchkrämpfe verantwortlich gemacht. Es gibt zwar diese Unverträglichkeit, sie ist jedoch nur selten für die Koliken verantwortlich.

Nach der heutigen Theorie geht man eher davon aus, dass die Schreiattacken Ausdruck einer Regulationsstörung zwischen dem Nervensystem des Darms, den Emotionen und dem Verhalten des Babys sind. Die Bauchkrämpfe sind somit wohl eher eine Folge davon und nicht die Ursache.

Sehr wahrscheinlich sind die Dreimonatskoliken durch ein Zusammenspiel vieler verschiedener Faktoren bedingt. Interessant ist die Tatsache, dass die Störung oft bei Kindern, deren Mütter unter Wochenbettdepressionen leiden, zu beobachten ist.

Um die Motorik und die Peristaltik im Abdomen positiv zu beeinflussen, wird ein Abdomen-Tape (siehe Kapitel 4.5.1) geklebt. Bedingt durch die geringe Körpergröße eines Säuglings verwendet man dabei einen halben Tapestreifen.

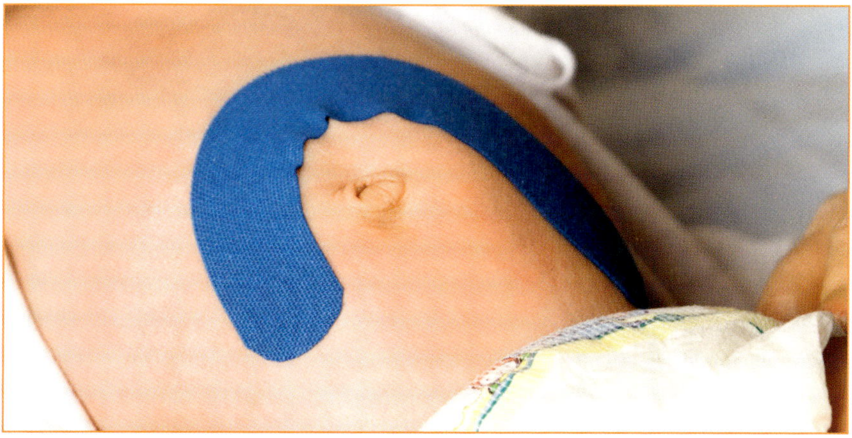

Das Kind liegt in Rückenlage auf der Behandlungsliege. Die Arme werden von der Mutter oder einem Helfer oberhalb des Kopfes gehalten und die Beine flach auf die Liege gedrückt, damit man eine Vordehnung im Abdomenbereich erhält. Der Anker wird ohne Zug auf den Bereich des rechten Unterbauches gesetzt und caudal des Rippenbogens mit leichtem Zug in U-Form zum linken Unterbauch geklebt.

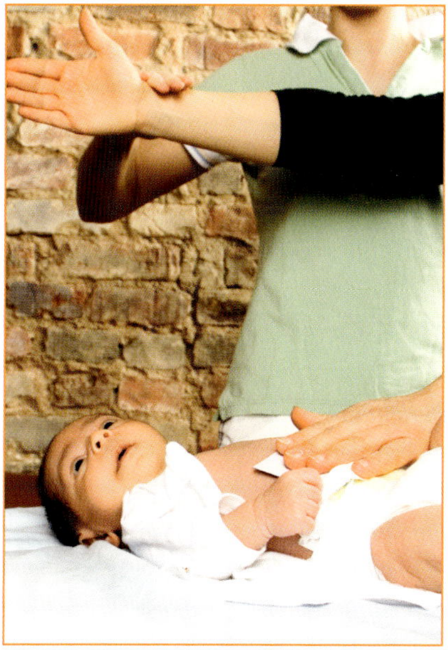

Da es bei einem Säugling nicht möglich ist, die Tapefarbe kinesiologisch auszutesten, erfolgt bei diesen Patienten eine Surogattestung (Ersatztestung) über die Mutter. Hierzu wird das Tape mit der farbigen Seite auf das Abdomen des Säuglings gelegt. Die Mutter legt ihre Hand auf das Tape und die Testung erfolgt über ihren Deltamuskel.

5.5 Epicondylitis humeri radialis (Tennisellenbogen)

Beim Tennisellenbogen kommt es zu schmerzhaften Verschleißerkrankungen im Ansatzbereich der Muskulatur. Hierbei ist die Streckmuskulatur weitaus häufiger betroffen als die Beugemuskulatur im Handgelenk. Ein Tennisellenbogen tritt vorwiegend bei solchen Menschen auf, die berufsmäßig oder bei sportlicher Betätigung Überlastungen ausgesetzt sind. Dies sind überwiegend Handwerker, Mechaniker, Straßen- und Bauarbeiter und nur selten Tennisspieler. Oft tritt der Tennisellenbogen auch bei älteren Patienten auf.

Starke Schmerzen im Bereich des äußeren Ellenbogens treten bei einer Rotation des Unterarms auf, bei einer Extension des Handgelenks gegen Widerstand, bei einer Extension des Mittelfingers gegen Widerstand und bei Extension des Ellenbogens mit einer gleichzeitigen Palmarflexion der Hand. Die Schmerzen können so stark sein, dass kaum noch leichtere Gegenstände angehoben werden können. Die Schmerzen strahlen oft in die Unterarmmuskulatur aus. Macht der Patient eine Faust und drückt diese nach oben oder unten, kommt es zu einer Schmerzverstärkung am Ellenbogengelenk. Oft sind die Muskeln des Unterarmes stark verspannt. Häufig treten auch leichte Sensibilitätsstörungen auf.

Es darf hierbei nicht vergessen werden, dass die Ursache für diese Beschwerden auch in der Schulter-/Nackenmuskulatur zu finden sein kann. Der Schmerz und die Verspannungen werden dann über die Muskelkette vom Schulterblatt über das Schultergelenk bis in den Unterarm und das Handgelenk weitergeleitet.

Der Patient sitzt aufrecht, der zu behandelnde Arm ist im Ellenbogengelenk extendiert und im Handgelenk palmarflektiert. Die Länge des Tapes bemisst sich vom Handgelenk bis über das Ellenbogengelenk. Man benötigt ein zweites, ca. 15 cm langes Tape als Quer-Tape. Der Arm des Patienten wird gestreckt und das Handgelenk plantarflektiert. Der Anker wird mit 50 %igem Zug auf das dorsale Handgelenk aufgebracht und das Tape ohne Dehnung in Richtung des Epicondylus lateralis humeri und über das Gelenk hinaus ausgestrichen. Das Quer-Tape wird diagonal vom Epicondylus lateralis humeri zur radialen Seite des medialen Unterarmes geklebt, wobei es über dem Schmerzpunkt maximal gedehnt aufgebracht wird.

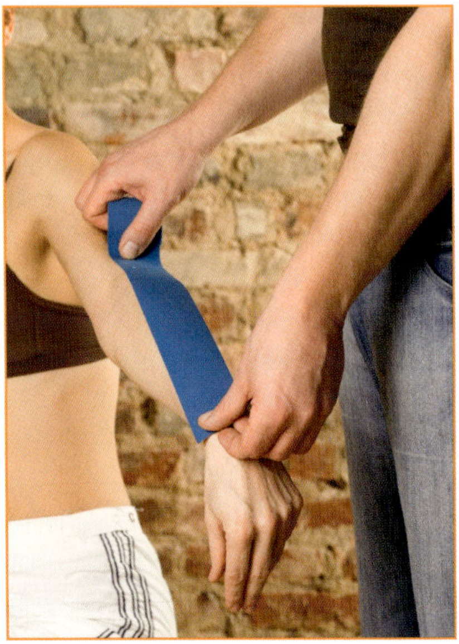

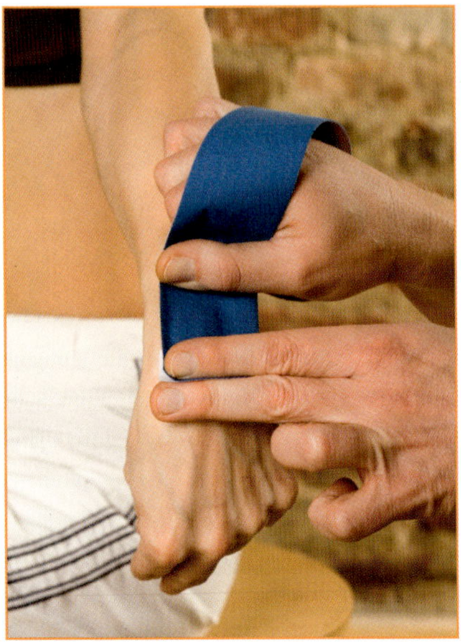

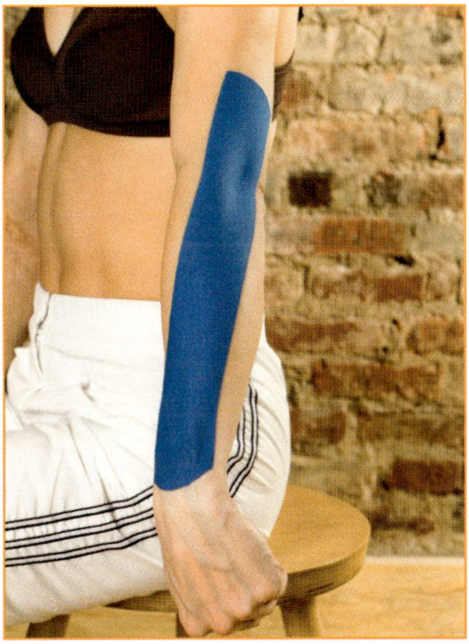

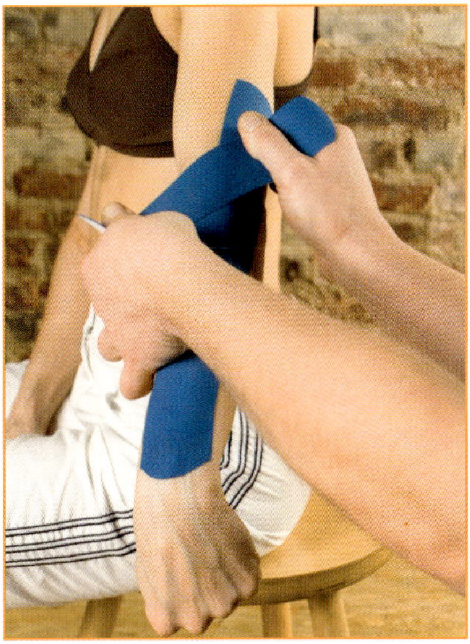

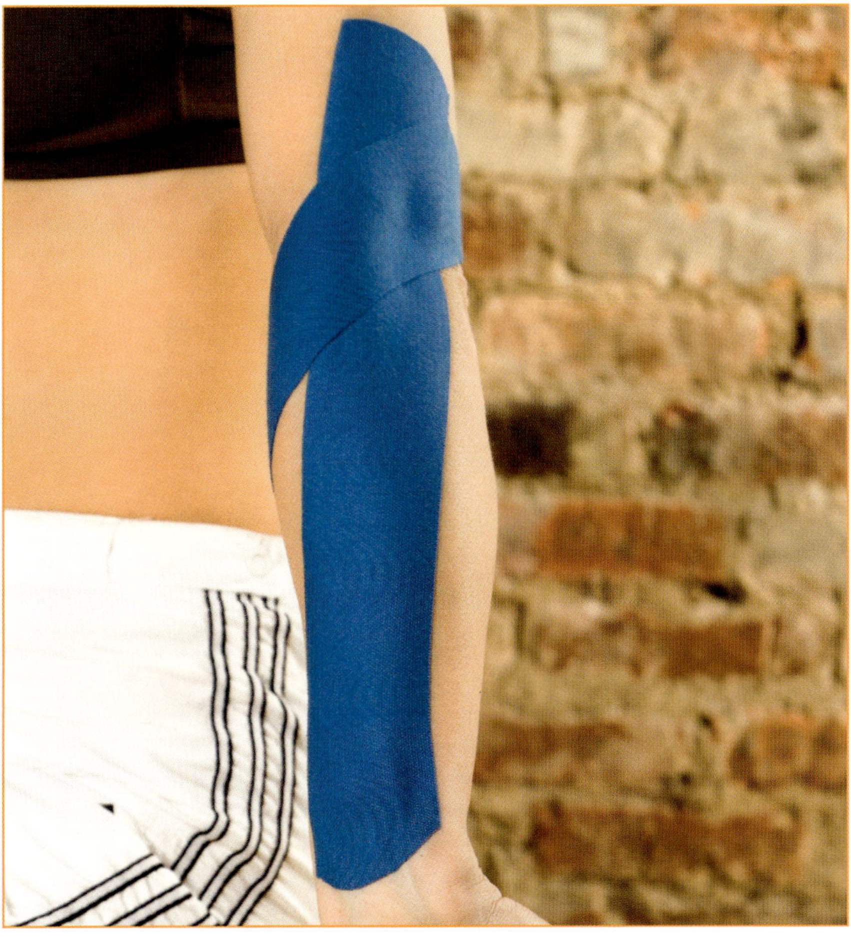

Kapitel 5

5.6 Facialisparese

Die Facialisparese ist die Lähmung des N. facialis, wobei nach Lokalisation (zentral oder peripher) und Symmetrie (einseitig oder beidseitig) unterschieden wird.

Eine Facialisparese kann vielfältige Ursachen haben:

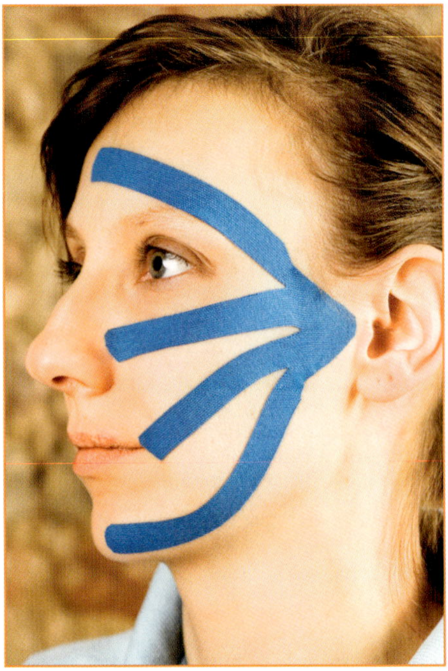

- idiopathisch (Bell'sche Lähmung)
- angeboren (Möbius-Syndrom)
- Traumata (Felsenbeinfraktur, laterale Schädelbasisfraktur)
- Entzündungen und Infektionen (Otitis media, chronische Meningitis, Borreliose)
- Tumore des Kleinhirnbrückenwinkels

Eine leichte Facialisparese macht sich nur durch sehr diskrete Symptome bemerkbar. Stärkere Paresen ziehen eine charakteristische Veränderung der Gesichtsmimik nach sich, die bei der häufigeren einseitigen Facialislähmung zu einer Asymmetrie des Gesichtes führen. Typisch sind auf der befallenen Seite:

- herabhängender Mundwinkel,
- verstrichene Nasolabialfalte,
- abgeschwächtes oder aufgehobenes Stirnrunzeln ,
- inkompletter oder aufgehobener Lidschluss,
- herabhängendes Unterlid.

Da der N. facialis auch sensorische Fasern von der Zunge erhält, können auch Geschmacksstörungen sowie Störungen der Tränen- und Speichelsekretion vorliegen.

Um die Facialisparese zu behandeln, kommt das Facialis-Nerv-Tape (siehe Kapitel 4.4.1) zum Einsatz. Selbstverständlich kann damit die Parese nicht geheilt werden, aber es zeigen sich deutliche Verbesserungen.

5.7 Fersensporn

Fersensporne sind dornartige Knochenauswüchse im Fersenbereich. Sie entstehen an der Stelle, an der die überbeanspruchte Sehne und die Sehnenplatte der Fußsohle (Plantaraponeurose) ansetzen. Oft ist es kein echter Sporn (knöcherne Ausziehung), sondern eine chronische Entzündung, die auch den Schleimbeutel am Fersenbein mit einbezieht. Das kann als eine Alterserscheinung auftreten oder durch Sport hervorgerufen werden. Die Ursache für den Fersensporn ist eine permanente Überbelastung des Fußes, vor allem der großen Sehnenplatte unter der Fußsohle. Durch diese Überbelastung entstehen wiederholt

Risse in der Sehne. Der Körper lagert Kalk ab, um die Risse der Sehne zu reparieren, ähnlich wie bei einem gebrochenen Knochen. So entsteht der Fersensporn mit der Zeit als kleiner Auswuchs an der Ferse.

Bei jedem Schritt tragen die Fersen die gesamte Körperlast. Die Risse in den Sehnen entstehen ursprünglich aus einer falschen Statik heraus. Deshalb ist es unsinnig, lediglich eine lokale Behandlung an der schmerzhaften Stelle am Fuß durchzuführen. Statikkorrekturen sind die ersten Behandlungen, die durchgeführt werden müssen, damit eine dauerhafte Heilung erfolgen kann. Hierzu gehören die Beseitigung einer Beckenverschiebung, Lösung von Blockaden im Iliosacral- und Atlasgelenk, Ausgleich von Beinlängendifferenzen und die Beseitigung von Irritationen in der Wadenmuskulatur. Diese Maßnahmen tragen dazu bei, die Belastungen auf die Plantaraponeurose zu beseitigen und die Entstehung von Kalkbildungen zu vermeiden sowie diese abzubauen.

Nachdem alle statischen Fehlstellungen beseitigt sind, werden die lokalen Behandlungen im Bereich des Unterschenkels und des Fußes begonnen. Die wichtigsten Strukturen sind dabei die Wadenmuskulatur (M. gastrocnemius, M. soleus) und die Achillessehne sowie der Sporn selbst.

Hierzu wird das Triceps-surae-Tape (siehe Kapitel 4.2.16) geklebt. Es wird ergänzt durch ein Quer-Tape, das mit vollem Zug auf die schmerzhafte Stelle an der medialen Seite des Fersenbeins aufgeklebt und zu den Malleolen ausgestrichen wird.

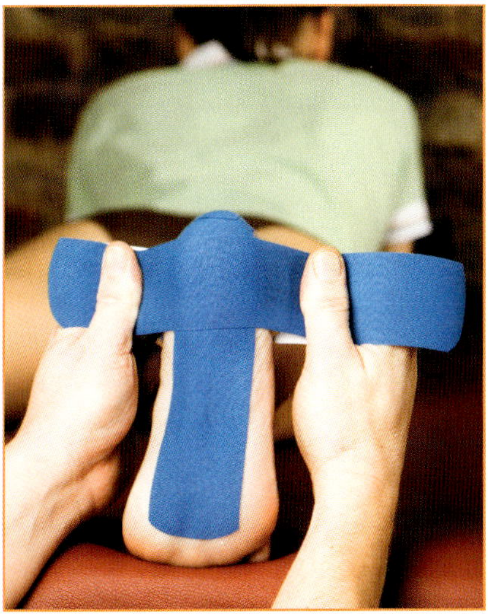

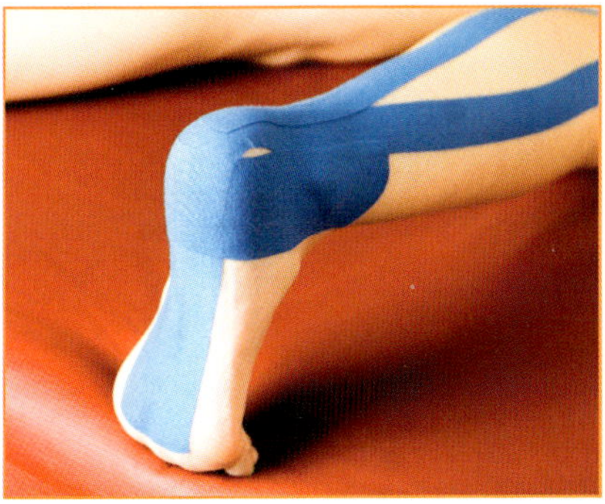

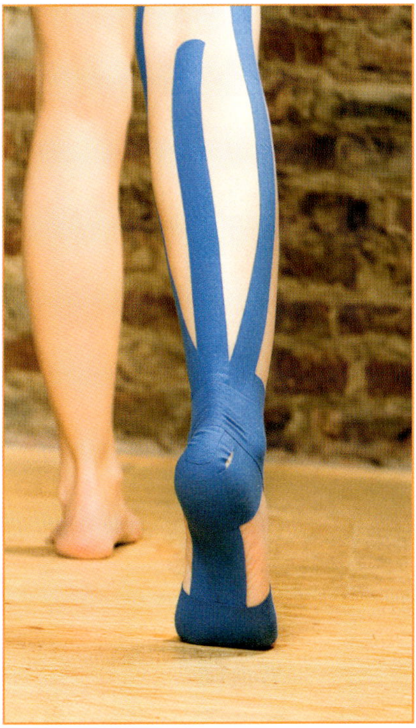

Bereits nach wenigen Behandlungen ist der Patient schmerzfrei und bleibt dies auch aufgrund der Beseitigung der Ursachen für diese Erkrankung.

5.8 Fibromyalgie

Das Fibrositissyndrom (generalisierte Tendomyopathie) ist eine zum einen schwer zu diagnostizierende Erkrankung und zum anderen schulmedizinisch schlecht zu therapieren. Leider wird sie in der heutigen Zeit gegen besseres Wissen für Erkrankungszustände genommen, denen oft keine korrekte Diagnose zugeordnet werden kann. Schmerzen im Bereich der Muskeln, des Bindegewebes und der Knochen sowie Begleitsymptome wie Morgensteifigkeit, Müdigkeit, Colon irritable und Spannungskopfschmerz zeichnen diese Erkrankung aus. Sie kann weit über 100 Einzelsymptome aufweisen.

Diagnostisch gibt es 14 Tenderpunkte (Schmerzdruckpunkte), von denen mindestens sieben druckschmerzhaft sein müssen, um eine halbwegs gesicherte Diagnose stellen zu können.

Diese befinden sich:

- an der Knorpel-Knochengrenze der 2. Rippe, rechts und links des Sternums
- beidseits an den Knien im Bereich des Epicondylus medialis
- an der HWS im Bereich des Lig. supraspinalia bzw. intertransversalia C4-C6
- beidseits an der Mitte des oberen Randes des M. trapecius
- beidseits am Ursprung des M. supraspinatus am medialen Scapularand
- beidseits am M. extensor digitorum, 2 cm distal des Epicondylus lateralis
- am Ligamentum supraspinale L4-L5
- beidseits am oberen äußeren Quadranten der Glutaealmuskulatur

Darüber hinaus sollte **keine** Druckschmerzhaftigkeit an folgenden Kontrollpunkten auslösbar sein:

- laterales Drittel des Schlüsselbeins
- Mitte des dorsalen Unterarmes
- volares Radiocarpal-Gelenk
- Daumenballen und Daumennagel
- dorsales Zeigefingergrundglied
- Tuber calcaneus

Sowohl Laboruntersuchungen (Blut) als auch bildgebende Verfahren zeigen bei dieser Erkrankung keine Befunde.

Da die Ursachen dieser Erkrankung bis heute nicht eindeutig geklärt sind, ist es schwierig, sie zu heilen. Es ist uns jedoch möglich, dem Patienten eine weitestgehende Schmerzerleichterung zu verschaffen. So vielschichtig diese Erkrankung auch ist, so einfach ist es oft, den Patienten zu helfen.

Gerade bei dieser Erkrankung ist es wichtig, auf die richtige Farbwahl zu achten, um möglichst effizient zu arbeiten. Jeder einzelne schmerzhafte Muskel bzw. jede Muskelgruppe wird kinesiologisch nach der Farbe ausgetestet und geklebt.

Es gibt hier keine standardisierte Tape-Zusammenstellung, weil die Erkrankung sich bei jedem Patienten anders darstellt. Es muss also im Einzelfall nach dem Beschwerdebild geklebt werden. Es gilt besonders bei dieser Erkrankung, dass zuallererst die Statik gerichtet werden muss, d. h. die Basis-Tapes müssen geklebt werden. Danach werden die betroffenen schmerzhaften Partien geklebt. Diese Tapes werden mit leichter Dehnung (ca. 30 %) auf den schmerzhaften Bereich aufgebracht. Nach der ersten Behandlung sollte der Patient bereits eine Erleichterung in der Schmerzintensität und nach der 2. bis 3. Behandlungen eine deutliche Besserung erfahren. Wenn dies nicht der Fall ist, liegt die Möglichkeit nahe, dass man einen (eher seltenen) Fall vorliegen hat, dem durch Dolo-Taping nicht geholfen werden kann.

5.9 Golferellenbogen (Epicondylitis humeri ulnaris)

Beim Golferellenbogen handelt es sich um eine Erkrankung im Bereich der Sehne der Beugemuskulatur des Unterarms und der Hand, die aber verhältnismäßig selten durch degenerative oder verschleißbedingte Veränderungen ausgelöst wird. Die Ursache ist unklar, man geht jedoch davon aus, dass eine Überbeanspruchung im Beruf oder Sport die Entzündung auslöst.

Die Bezeichnung „Golferellenbogen" bedeutet nicht, dass nur Golfspieler oder Sportler unter dieser Erkrankung leiden. Tatsächlich tritt der Golferellenbogen bei Sportlern nur verhältnismäßig selten auf, meist infolge einer falsch erlernten Technik.

Da der Golferellenbogen durch ständige Überbeanspruchungen hervorgerufen wird, sind davon besonders Handwerker, Mechaniker, Straßen- und Bauarbeiter oder Bürotätige, aber auch Hausfrauen betroffen.

Symptome sind ausstrahlende Schmerzen bis in den Unter- und/oder Oberarm, sodass unter Umständen der gesamte Arm wehtun kann. In der Regel besteht ein örtlich stechender Druckschmerz am Knochenansatz der betroffenen Muskulatur sowie Schmerzen an der Innenseite des Ellenbogens, die durch Faustschluss und Beugung, insbesondere gegen Widerstand hervorgerufen werden. Auch Schmerzen im Bereich des inneren Ellenbogens, die bei einer Drehung des Unterarms gegen Widerstand auftreten, sind Merkmale für einen Golferellenbogen. Die Schmerzen treten beim Ausüben alltäglicher Tätigkeiten immer häufiger auf und sind schließlich so stark, dass selbst das Anheben leichter Gegenstände zur Qual wird.

Im Rahmen der Untersuchung führt man den so genannten Widerstandstest durch. Der Patient muss dabei eine Faust machen und gegen die Kraft des Therapeuten nach oben oder unten drücken. Bei einer Erkrankung am Golferellenbogen tritt durch diesen Test eine Schmerzverstärkung am Ellenbogengelenk auf. Dies zeigt sich ebenfalls bei einer Palmarflexion des Handgelenkes. Oftmals ist die gesamte Unterarmmuskulatur stark verspannt und es können unter Umständen auch leichte Gefühlsstörungen auftreten, die sich beispielsweise durch ein Kribbeln bemerkbar machen.

Bei Druck auf die Ursprungszonen der Finger- und Handflexoren tritt ein starker, stechender Schmerz auf. Bedingt durch die Schmerzen des Patienten findet man auch immer wieder eine Bewegungseinschränkung des Ellenbogengelenks. Diese ist allerdings nur in ganz seltenen Fällen auf degenerative Veränderungen zurückzuführen und ist eher schmerzbedingt.

Um den Golferellenbogen mit Dolo-Taping zu behandeln, reicht es oft nicht aus, nur den Bereich der Muskulatur des Unterarmes und der Epicondylen zu behandeln. Es ist immer angezeigt, die Muskulatur des betroffenen Schultergürtels auf schmerzhafte Triggerpunkte hin zu untersuchen und ggf. zu tapen.

Darüber hinaus werden selbstverständlich die schmerzhaften Bereiche des Unterarmes, des Ellenbogens und Handgelenks therapiert.

Die Behandlung besteht aus einer Kombination aus dem Extensor-digitorum-Tape (siehe Kapitel 4.3.4) und dem Ulnaris-Nerv-Tape (siehe Kapitel 4.3.24).

Unter Vordehnung (Palmarflexion des Handgelenkes) setzt der Therapeut den Anker ohne Zug auf den Handrücken und streicht das Tape entlang des Extensor digitorum zum Epicondylus lateralis humeri aus. Anschließend wird das Ulnaris-Nerv-Tape (siehe Kapitel 4.3.24) aufgebracht. Danach setzt man ein Quer-Tape vom Epicondylus lateralis humeri zur radialen Seite des medialen Unterarmes. Es wird im Bereich des Schmerzpunktes mit voller Dehnung aufgesetzt und die Enden werden locker ausgestrichen. Zum Schluss werden die beiden Quer-Tapes des Extensor-digitorum-Tapes geklebt.

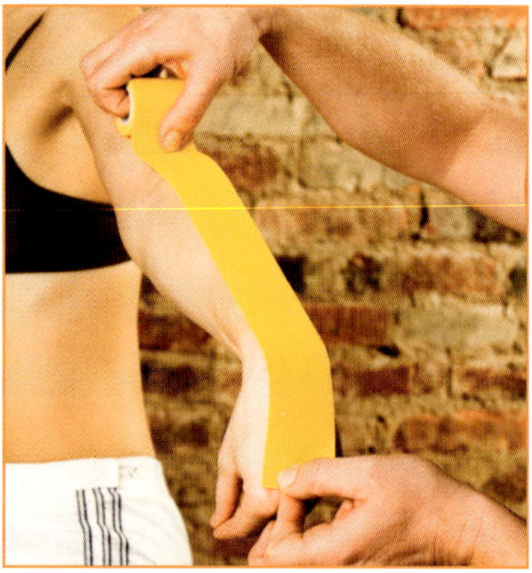

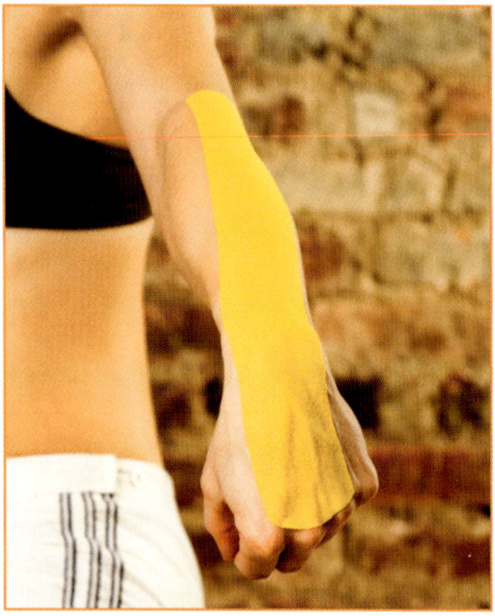

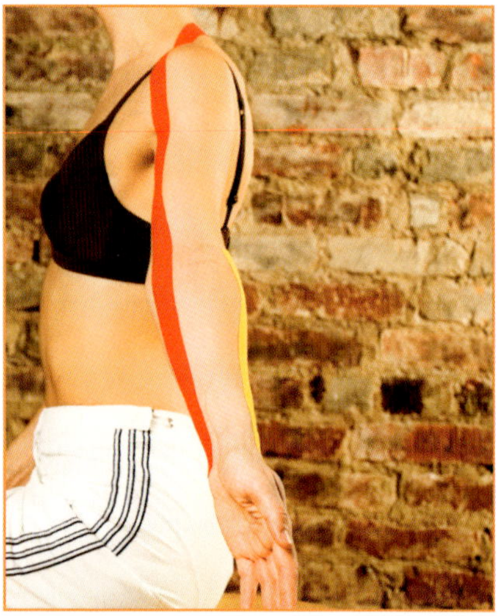

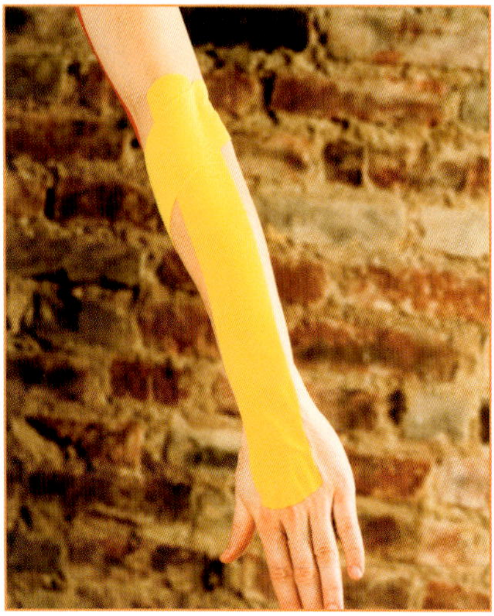

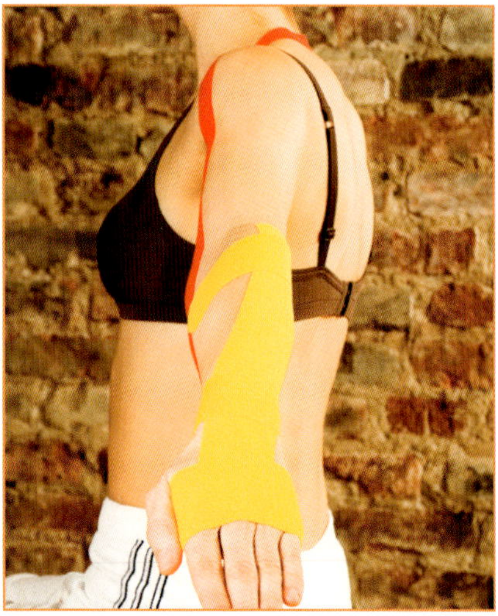

5.10 Impingement-Syndrom

Unter einem Impingement-Syndrom versteht man eine Funktionsbeeinträchtigung des Schultergelenkes, die infolge einer chronischen Überbelastung entstehen kann.

Häufig jedoch kann man keine eigentliche Ursache erkennen, die die Erkrankung auslöst, in diesen Fällen besteht anlagebedingt eine Enge unter dem Schulterdach.

Bei dieser Erkrankung handelt es sich um eine verschleißbedingte (degenerative) Veränderung der Supraspinatussehne. Diese Veränderung entsteht als Folge einer Enge im Bereich der armdrehenden Schultermuskulatur (Rotatorenmanschette) und des darauf liegenden Schleimbeutels (Bursa subacromialis). Die Schmerzen entstehen als Folge der Einquetschungen zwischen dem Acromion und dem Ligamentum acromio-claviculare.

Die seitliche Abduktion des Armes erfolgt durch den Zug der Rotatorenmanschette, insbesondere durch den M. supraspinatus. Im Rahmen dieser Bewegung rutscht der Oberarmkopf unter das Schulterdach mit der Folge, dass sowohl die Rotatorenmanschette selbst als auch der Schleimbeutel (Bursa subacromialis) unter das Schulterdach gleiten. Dieser Ablauf gilt als normal physiologisch, sodass in der Regel für diese Verschiebungen ausreichend Platz vorhanden ist. Ist allerdings zu wenig Platz vorhanden, tritt das so genannte Impingement-Syndrom auf. Problematisch ist dabei, dass durch das ständige Reiben der Rotatorenmanschette am Schulterdach auf Dauer Schädigungen der Rotatorenmanschette auftreten können, die im Endzustand auch einen kompletten Riss derselben mit sich bringen können.

An der Entstehung eines Impingement-Syndroms sind drei Komponenten beteiligt. Diese sind:

- der Oberarmkopf
- das Schulterdach (Acromion und Ligamentum acromio-acromiale)
- die Rotatorenmanschette mit der Bursa subacromialis

Veränderungen einer oder die Kombination mehrerer Komponenten können mögliche Ursachen für die Entstehung eines Impingement-Syndroms sein:

- Übergewicht der oberarmhebenden Muskelgruppen und dadurch bedingtes Aufsteigen des Oberarmkopfes
- falsch verheilte Knochenbrüche am Oberarmkopf
- Überlastungs- und/oder trainingsbedingte Verdickungen der Sehne an der Rotatorenmanschette
- Volumenzunahme der Sehne und des Schleimbeutels durch chronische Entzündungen
- Kalkablagerunen an der Sehne
- knöcherne Vorsprünge an der Unterfläche des Acromions
- Arthrose des Schultereckgelenkes (AC-Gelenk)
- ungünstige, von der Norm abweichende Formvarianten des Acromions, beispielsweise mit nach unten abgewinkelter Spitze

Patienten leiden in der Regel unter einem bewegungsunabhängigen Schmerz, der, sofern darüber hinaus auch die Schleimbeutel eine Entzündung aufweisen, auch in Ruhe und nachts auftreten kann. Übt man Druck auf den vorderen Gelenkspalt im Bereich des Tuberculum majus und weitere Untersuchungspunkte aus, treten Druckschmerzen auf.

Auch ein Anheben des Armes gegen Widerstand schmerzt im Bereich zwischen 60 bis 120°. Dies bezeichnet man als so genannten „schmerzhaften Bogen" oder „painful arc".

Zur positiven Beeinflussung dieses Symptomenkomplexes, der Steigerung der Schmerzfreiheit und der Vergrößerung des Gelenkrotationswinkels benötigt man folgende Grund-Tapes:

- das Supraspinatus-Tape (siehe Kapitel 4.3.20)
- das Infraspinatus-Tape (siehe Kapitel 4.3.7.
- das Deltoideus-Tape (siehe Kapitel 4.3.3)
- das Pectoralis-Tape (siehe Kapitel 4.3.12)
- das Teres-Tape (siehe Kapitel 4.3.21)
- das Schulterblatt-Tape (siehe Kapitel 4.3.18)
- das Biceps-brachii-Tape (siehe Kapitel 4.3.2)

Darüber hinaus können sämtliche den Schultergürtel beeinflussende Tapes zum Einsatz kommen. Hier ist besonders das Latissimus-dorsi-Tape (siehe Kapitel 4.3.8), das Scaleni-Tape (siehe Kapitel 4.3.16), das Levator-scapulae-Tape (siehe Kapitel 4.3.9) und das Triceps-brachii-Tape (siehe Kapitel 4.3.23) zu nennen.

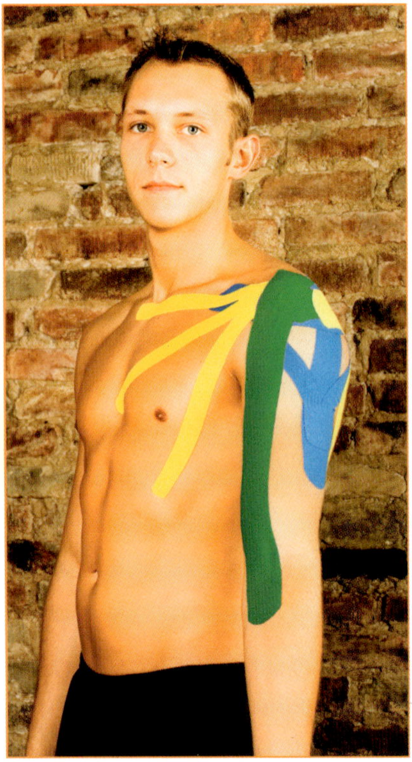

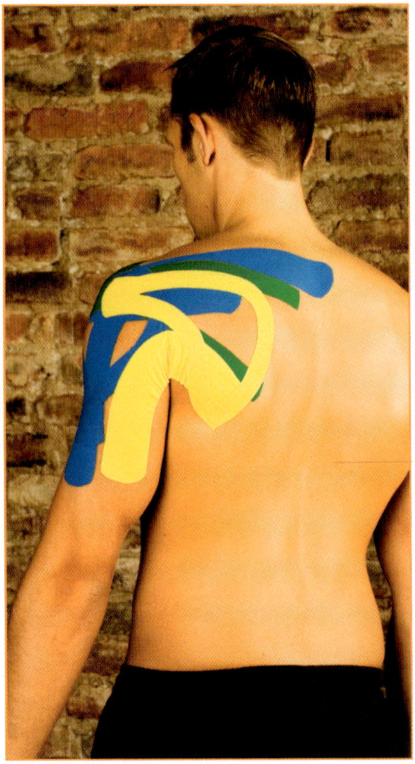

5.11 KISS-Syndrom

KISS ist die Abkürzung für Kopfgelenk-Induzierte-Symmetrie-Störung. Damit wird eine Fehlhaltung im Bereich der Halswirbelsäule bezeichnet. Häufig wird auch synonym der Begriff Schiefhals verwandt, der aber nicht korrekt ist. Verursacht wird diese Fehlhaltung meistens bei der Geburt. Wenn das Köpfchen durch den engen Geburtskanal der Mutter gepresst wird, ist es sehr starkem Druck ausgesetzt und kann sich zusätzlich verdrehen. Durch den Druck und die Drehbewegungen kann die empfindliche Halswirbelsäule so stark belastet werden, dass es zu Beschwerden kommt. Auch nach schweren Geburten mithilfe einer Saugglocke, bei Zangengeburten und Notkaiserschnitten kann das KISS-Syndrom auftreten.

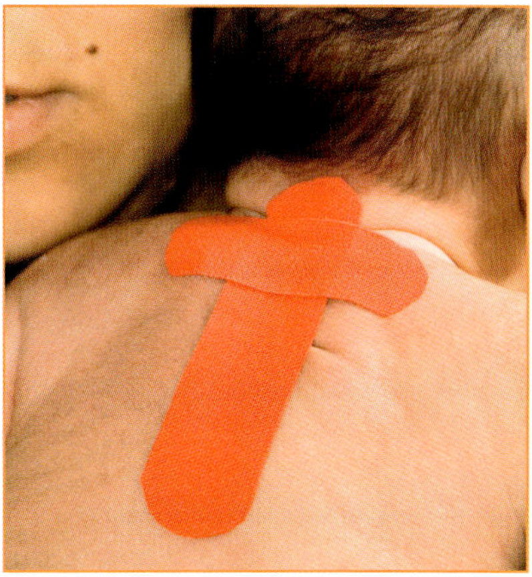

Typische Symptome des KISS-Syndroms sind:

- Empfindlichkeit gegenüber Berührungen. Die Kinder schreien und weinen oft, insbesondere, wenn sie hochgenommen werden.
- Asymmetrische Haltung. Weil Ihnen jede Bewegung weh tut, drehen die betroffenen Kinder den Kopf krampfhaft auf eine Seite. Sie spannen die Muskeln an und liegen oft schief im Bett.
- Trinkprobleme mit häufigem Sabbern. Oft können die Kinder nicht richtig schlucken.
- Unruhe und Schlafstörungen mit häufigem Aufwachen.

Unbehandelt kann das KISS-Syndrom noch im Schulkindalter zu häufigen Kopfschmerzen, Müdigkeit, Unwohlsein und Konzentrationsproblemen führen.

Bislang wurde das KISS-Syndrom von dafür ausgebildeten Kinderärzten manualtherapeutisch oder osteopathisch behandelt. Auch mit der Dorn-Therapie kann man durch das Richten des ersten Halswirbels einen schnellen Erfolg erzielen.

Die Behandlung mit Dolo-Taping ist genauso schnell wie effektiv und der Therapeut belastet das Kind nicht durch zusätzlichen Schmerz.

Da es bei einem Säugling nicht möglich ist, die Tapefarbe kinesiologisch auszutesten, erfolgt bei diesen Patienten eine Surogattestung (Ersatztestung) über die Mutter. Hierzu wird das Tape mit der farbigen Seite auf den Rücken des Säuglings gelegt. Die Mutter legt ihre Hand auf das Tape und die Testung erfolgt über ihren Deltamuskel.

Das zu klebende Tape ist denkbar einfach. Die Mutter legt den Säugling quer über ihren Oberschenkel und hält ihn so, dass der Rücken und der Kopf flektiert sind. Der Therapeut misst ein Tape vom Becken bis zum Occiput und klebt dieses ohne Zug über die gesamte Wirbelsäule. Ähnlich wie beim HWS-Tape (siehe Kapitel 4.1.4) setzt man abschließend ein Quer-Tape auf den Übergang BWS zur HWS. Ergänzend hierzu können noch ein Scaleni-Tape (siehe Kapitel 4.3.16) und ein Sternocleidomastoideus-Tape (siehe Kapitel 4.3.19) gesetzt werden. Hierfür benötigt man die Hälfte bzw. ein Drittel der normalen Tape-Breite. Bei einem Säugling ist dies völlig ausreichend, um den Muskelverlauf abzudecken.

In der Regel stellt man sofort nach dem Kleben des Tapes eine Begradigung der Wirbelsäule des Säuglings sowohl in Bauch- als auch in Rückenlage fest. Vorher aufgetretene Beschwerdebilder verschwinden sofort oder nach wenigen Tagen.

5.12 Kniebeschwerden

Das Knie ist ein sehr komplexes Gelenk und wird sowohl von Muskeln des Oberschenkels, des Unterschenkels als auch des Beckens beeinflusst. Es ist bei der Behandlung zu bedenken, dass eine falsche Körperstatik immer Auswirkungen auf die Knie hat. Eine verdrehte Beckenschaufel zieht einen falschen Aufstellwinkel des Hüftgelenkes nach sich und somit auch eine Fehlstellung des Kniegelenkes. Ebenso ist der entgegengesetzte Weg von caudal nach cranial möglich, indem eine Fehlstellung des Fußes und der Sprunggelenke Auswirkungen auf die oberhalb liegenden Gelenke haben.

In den meisten Fällen liegt die Ursache an einer Fehlstellung der Muskelzüge, welche durch eine Verkürzung oder durch unsymmetrischen Zug Beschwerden am Kniegelenk hervorrufen.

Je nach Auftreten der Beschwerden werden die entsprechenden Tapes gesetzt. Eine Korrektur der Statik ist in jedem Fall Voraussetzung und ein Becken-Tape (siehe Kapitel 4.1.1) sollte ebenfalls geklebt werden. Alle beteiligten Muskeln von Ober- und Unterschenkel, die Verkürzungen, Schmerzen oder aktive Triggerpunkte aufweisen, sind genauso in die Behandlung mit einzubeziehen wie Verkürzungen im Bandapparat. Erst dann geht man dazu über, den lokalen Bereich an den Knien mit Dolo-Tapes zu versorgen.

Das Kniegelenk ist neben dem Schultergelenk das komplexeste Gebilde, das es zu bearbeiten gibt.

5.13 Kopfschmerz

Kopfschmerzen, die körperliche Ursachen haben, sind meistens Spannungskopfschmerzen, die durch Verkürzungen von Muskeln entstehen. Wenn die Ursachen eher psychischer Natur sind und der Patient sich den Kopf „zerbricht", kann dies nur durch psychologische Therapien behandelt werden. Allerdings zeigen sich auch dann schnell somatische Beschwerden in der Muskulatur des Schulter-/Nackenbereiches.

Oft sind es folgende Muskeln, die dem Patienten Beschwerden bereiten:

- M. trapecius
- M. levator scapulae
- Mm. scaleni
- M. sternocleidomastoideus
- M. erector spinae

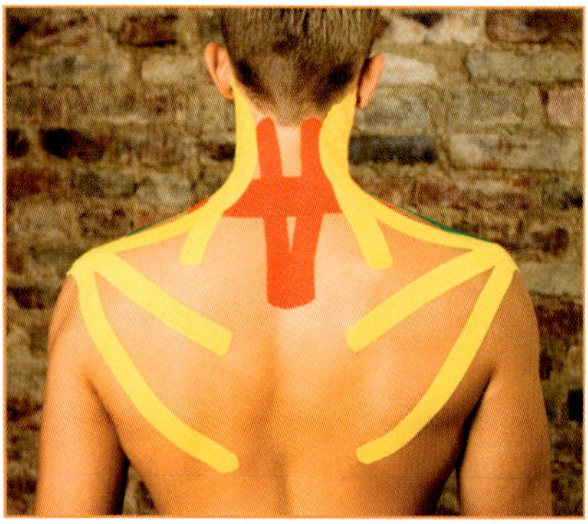

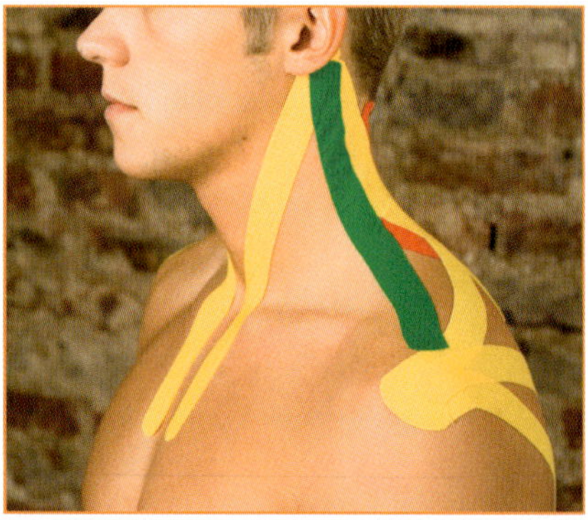

Für die Behandlung reicht es häufig, ein HWS-Tape (siehe Kapitel 4.1.4) zu setzen. Wenn weiterhin Schmerzen auftreten, können nach und nach die weiteren Muskeln getaped werden, bis die Schmerzen nachlassen. Auf keinen Fall darf vorher vergessen werden, die Beckenstatik zu richten und mit entsprechenden Tapes zu versorgen.

5.14 Lähmungen (spastisch/schlaff)

Ursächlich kommt eine Schädigung der für Bewegung zuständigen Bereiche im zentralen Nervensystem infrage. Im Rückenmark liegen Zellen, die mit ihren langen Axonen zum Muskel ziehen, um diesen zu stimulieren. In solchen Zellen laufen diverse Informationen von „oben" zusammen, deren Summe darüber entscheidet, in welchem Ausmaß ein Muskel kontrahiert. Das Ausmaß der Kontraktion erfährt dabei ständig eine feine Abstimmung, im Fall der Skelettmuskulatur geschieht dies zwischen den Agonisten und Antagonisten einer Bewegung. Verschiedenste Schädigungen, insbesondere aber eine Schädigung des extrapyramidalen Systems, führen zur spastischen Lähmung. Dieser unbewusste Teil des Gehirns und Rückenmarks schickt beständig beruhigende Impulse an den Muskel, fehlen diese jedoch, kommt es zur Verkrampfung. Häufige Ursachen dieser Erkrankung sind Verkehrsunfälle (Paraplegie, Tetraplegie) oder akute Durchblutungsstörungen (Hemiparese) durch Schädigung der extrapyramidalen Bahnen im Rückenmark.

Auch eine zerebrale Kinderlähmung, spastische Spinalparalyse oder Multiple Sklerose kommen als Ursache infrage. Auf jeden Fall liegt eine Schädigung auf dem Weg von der ersten Entstehung eines Bewegungsimpulses zu der letzten Nervenzelle, die die Muskelfaser versorgt, vor. Der betroffene Muskel wird im Fall einer Rückenmarksverletzung durch den spinalen Schock zunächst schlaff und kraftlos. Im Verlauf von Wochen bis Monaten entwickelt sich dann die überhöhte Spannung. Kennzeichnend für den Betroffenen ist nun nicht mehr die Kraftlosigkeit (schlaffe Lähmung), sondern die mangelnde Kontrolle und Koordination, denn die übergeordnete Feinsteuerung durch das pyramidale System und die Beruhigung durch das extrapyramidale System fehlen.

Bei einer ausgeprägten spastischen Tonuserhöhung im Fall einer Zerebralparese ist die aktive Beweglichkeit erheblich eingeschränkt. Aktive Bewegungen sind mühsam, wenig differenziert und nur als Massenbewegungen möglich. Seltener treten athetonische (langsame geschraubte Bewegungen) oder choreatische (plötzlich einschießende unwillkürliche Bewegungen) auf. Die Muskelstarre ist tageszeitlichen Schwankungen unterlegen. Zusätzlich kann sie durch verschiedenste Reize der inneren und äußeren Umgebung spontan verstärkt werden. Hierzu gehören die Dehnung der Muskeln selbst, Signale aus den Eingeweiden, z. B. Blasenfüllung, Umgebungsbedingungen wie Wärme, Feuchtigkeit, Berührungen oder psychische Einflüsse (z. B. Angst, Ärger oder Depression). Eine langfristige Folge der Bewegungsstörung sind Fehlhaltungen und -stellungen in Gelenken. Teilweise treten die genannten Symptome auch bei Rückenmarksverletzten auf.

Patienten, die seit ihrer Kindheit mit diesen Beschwerden leben, haben sich arrangiert und versuchen, die Bewegungseinschränkungen zu kompensieren. Es folgt also nicht nur eine Fehlhaltung aus der Lähmung, sondern auch aus der Kompensation heraus.

Diesen Patienten kann durch das Aufbringen von Dolo-Tapes geholfen werden, da durch die Tapes ein besserer und störungsfreierer Gebrauch der Muskulatur und der Gesamtstatik ermöglicht wird.

Hierzu werden alle betroffenen Muskeln und Hauptnervenverläufe getaped und die Statik über ein Becken- und Wirbelsäulen-Tape (siehe Kapitel 4.1.1 und 4.1.5) behandelt.

5.15 LWS- und Ischiassymptomatik

Diese Problematik ist wohl die häufigste Beschwerde, die in der Praxis auftritt. Der Schweregrad geht von leicht bis ernsthaft schwer und kann unter Umständen auch eine Bandscheibenoperation notwendig machen. Doch bis dahin ist es ein langer Weg, den 95 % der Patienten glücklicherweise nicht beschreiten müssen.

Häufig rühren die Beschwerden von Muskelverspannungen und Statikfehlstellungen her. Aufgrund von funktionellen Beinlängendifferenzen, Beckenverschiebungen oder dreidimensionale Beckenverwringungen, Skoliosen oder Ödemen im Bereich der Lendenwirbelsäule treten Schmerzen auf, die sich im Bereich der Lendenwirbelsäule, im Gesäßbereich oder entlang des N. ischiadicus bemerkbar machen. In vielen Fällen kommt es aufgrund der Statikfehlstellung zu einer Blockade im Iliosacralgelenk (ISG).

Die Behandlung erfordert folgende Maßnahmen:

- Beseitigung der Beinlängendifferenzen (siehe Kapitel 2.2.1, 2.2.2 und 2.2.3)
- Korrektur der Beckenstatik (siehe Kapitel 2.2.4 und 2.2.5)
- Tapen des Beckens und der Wirbelsäule (siehe Kapitel 4.1.1 und 4.1.5)
- Glutaeus-Tape (siehe Kapitel 4.2.3)
- Piriformis-Tape (siehe Kapitel 4.2.9)
- Ischiadicus-Nerv-Tape (siehe Kapitel 4.2.6)
- Iliopsoas-Tape (siehe Kapitel 4.2.5.
- Ischiocrural-Tape (siehe Kapitel 4.2.7)
- Tensor-fascia-latae-Tape (siehe Kapitel 4.2.13)
- Adduktoren-Tape und Gracilis-Tape (siehe Kapitel 4.2.1 und 4.2.1.2)

Alle weiteren Muskeln, die positive Triggerpunkte aufweisen oder schmerzhaft sind, werden ebenfalls behandelt.

Dabei legt man Tape für Tape an und lässt den Patienten immer wieder in die Belastung gehen, um zu sehen, welche Schmerzen beseitigt sind und welche noch bearbeitet werden müssen.

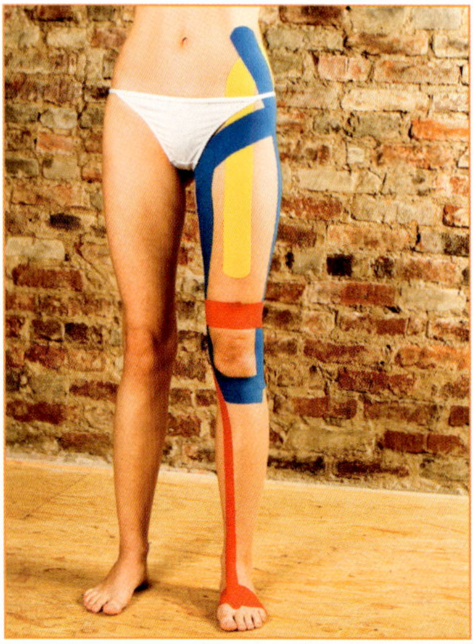

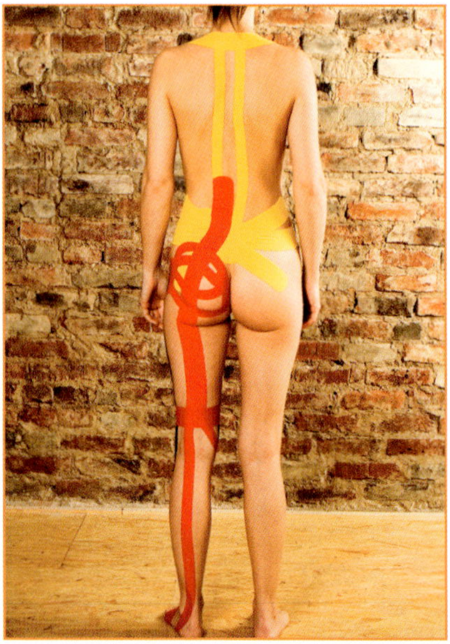

5.16 Magenschmerz (Gastralgie)

Häufig liegen die Ursachen in einem übertriebenen Genussmittelgebrauch (Zigaretten, Alkohol, Kaffee), in einem Schmerzmittelmissbrauch (ASS) oder sind Folge der Aufnahme übermäßiger oder zu fetter Nahrung, deren Verdauung schwierig ist.

Der Magenschmerz kann von einer Magenschleimhautentzündung, einem Magengeschwür oder sogar Tumoren herrühren, obwohl in den meisten Fällen die Ursachen für unklare Oberbauchbeschwerden, unter denen man auch den Magenschmerz einordnet, funktioneller Natur sind.

Der Schmerz bei einem Magengeschwür ist meist scharf umschrieben, bei anderen Magenerkrankungen eher diffus. Gibt es einen charakteristischen Verlauf der Schmerzempfindung im Zusammenhang mit der Nahrungsaufnahme, so sind die Ursachen oft in einem Ungleichgewicht der Säure- und Schleimhautproduktion zu finden.

Folgende Beschwerden treten häufig mit funktionellen Oberbauchbeschwerden auf:

- Mundtrockenheit
- Mundgeruch
- Zungenbrennen
- Schluckbeschwerden
- Krampf- und Druckgefühle
- Aufstoßen
- Sodbrennen
- Blähungen
- Appetitstörungen
- Übelkeit und Erbrechen

Konnten gravierende organische Ursachen für den Magenschmerz ausgeschlossen werden, muss immer auch an seelische Verursachungen gedacht werden. In diesem Zusammenhang ist es erwähnenswert, dass mit lang andauernden funktionellen Oberbauchbeschwerden häufig depressive Verstimmungen oder auch ausgeprägtere depressive Erkrankungen einhergehen.

Der Volksmund kennt verschiedene Redewendungen und Sprachbilder, die den Zusammenhang zwischen meist belastenden Erfahrungen und Reaktionen des Magens beschreiben. Menschen, die unter Magenschmerz leiden, sagen häufig, es sei ihnen „etwas auf den Magen geschlagen". Andere Äußerungen sind: „Ich bin sauer." – „Es liegt mir etwas wie ein Stein im Magen." – „Ich schlucke alles herunter." – „Es ist zum Kotzen." – „Etwas kotzt mich an." – „Mir dreht sich der Magen um." – „Etwas ist schwer zu verdauen." – „Das ist mir übel aufgestoßen."

Die meisten dieser sprachlichen Wendungen im Zusammenhang mit dem Auftreten von Magenschmerz benennen Zusammenhänge zwischen Erfahrungen der Überlastung (Stress), Gefühlen von Wut, Ärger und dem Auftreten der Beschwerden. Menschen mit häufig auftretendem funktionell bedingtem Magenschmerz sind oft sehr verantwortungsbewusst, engagieren sich für andere und zeigen eine ausgesprochene Helferhaltung. Sie reagieren sehr empfindlich auf die ungerechte Behandlung ihrer Mitmenschen und setzen sich für die Rechte anderer ein, während es ihnen sehr schwerfällt, eigene Wünsche und Bedürfnisse adäquat zu äußern und durchzusetzen. Oft liegen uneingestandene, nicht zu befriedigende und übergroße Wünsche nach Zuwendung zugrunde, die niemals nach außen getragen werden und zu enttäuschenden Interaktionen mit Mitmenschen führen.

Auch bei diesen Beschwerden zeigt sich wieder der starke Einfluss der psychischen Seite und es ist ersichtlich, dass ohne eine Behandlung in dieser Richtung kaum eine endgültige Heilung möglich ist.

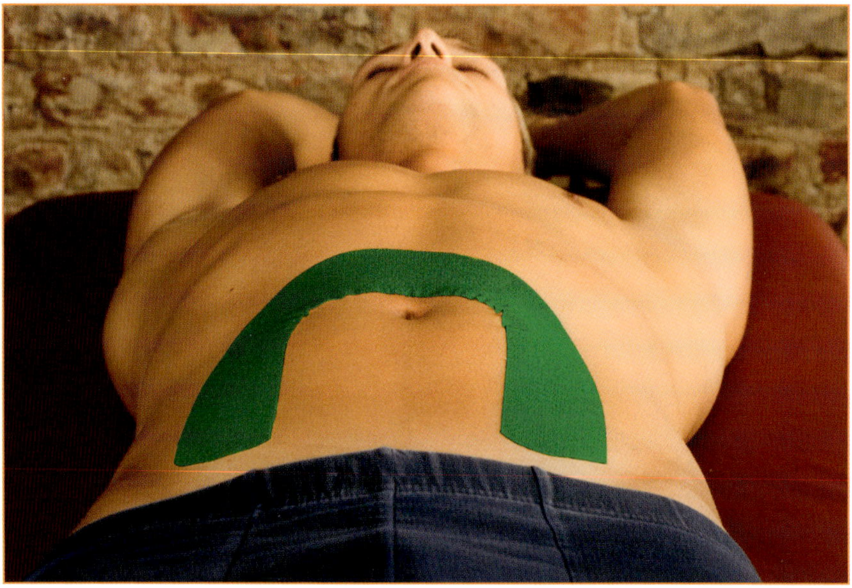

Zur Erleichterung der körperlichen Beschwerden ist es möglich, ein Abdomen-Tape (siehe Kapitel 4.5.1) oder ein Diaphragma-Tape (siehe Kapitel 4.5.2) zu setzen, um sowohl auf die viszeralen Bereiche als auch auf die Muskulatur Einfluss zu nehmen. Dies ersetzt allerdings nicht die Behandlung der Grundursache, und der Patient sollte darauf hingewiesen werden, zusätzliche Behandlungsmaßnahmen aufzunehmen.

5.17 Menstruationsbeschwerden

Bei primären Regelschmerzen ist keine ursächliche Erkrankung im Beckenbereich vorhanden. Auslöser für die Regelschmerzen sind körpereigene Botenstoffe, so genannte Prostaglandine (PGF2). Ihre Vorstufen werden während des Schleimhautaufbaus durch Östrogene bzw. Gestagene vermehrt gebildet und während der Regel in Prostaglandine umgewandelt. Diese bewirken ein Zusammenziehen der Gebärmuttermuskulatur, damit die Schleimhaut abgestoßen werden kann. Der Blutfluss im Gewebe vermindert sich infolge des Zusammenziehens, was zu einer Unterversorgung mit Sauerstoff führt.

Sekundäre Regelschmerzen treten bei krankhaften Veränderungen im Becken auf, wie bei Entzündungen oder Myomen der Gebärmutter. Eine weitere häufige Ursache der Regelschmerzen ist die Endometriose, eine Wucherung der Gebärmutterschleimhaut. In über 50 % der Fälle wird sie nicht als Ursache für Regelschmerzen erkannt. Daher muss beim Auftreten von häufigen oder regelmäßigen Menstruationsbeschwerden und -störungen stets eine Endometriose mittels ausreichender Diagnostik ausgeschlossen werden. Sekundäre Regelschmerzen können außerdem Folge mechanischer Verhütungsmittel (Spirale) im Bereich des Gebärmutterhalses sein.

Vermehrte Kontraktionen der Gebärmuttermuskulatur können bei primären Regelschmerzen zu den typischen Unterbauch- und Rückenschmerzen führen, die auch bis in die Beine ausstrahlen können. Im Gegensatz zu den Kontraktionen einer normalen Menstruation können sie mehrere Minuten andauern und häufiger sowie unkoordiniert auftreten. Der dadurch entstehende Druck übersteigt oftmals den des Blutflusses. Hält die Minderversorgung des Gewebes mit Sauerstoff an, kommt es zur Anreicherung von Stoffwechselprodukten, die Schmerznerven aktivieren und Regelschmerzen verursachen. Zusätzlich wirken die Prostaglandine auch an anderen Organen wie den Bronchien, dem Magen-Darm-Trakt und an der Gefäßmuskulatur. Dadurch können typische Nebensymptome wie Durchfall, Übelkeit und Erbrechen entstehen.

Primäre Regelschmerzen treten nur in Zyklen auf, in denen ein Eisprung stattfindet. Die krampfartigen Schmerzen beginnen kurz vor oder mit Einsetzen der Blutung, halten über zwölf bis zweiundsiebzig Stunden an und variieren in ihrer Intensität. Außerdem kommt es häufig zu Kopfschmerzen, Unwohlsein, Durchfall oder Müdigkeit. Die Leistungsfähigkeit ist insgesamt eingeschränkt.

Da das Dolo-Tape sowohl einen Einfluss auf die Entspannung der Muskulatur als auch auf den Stoffwechsel hat, lässt es sich bei Regelschmerzen zur Linderung der Beschwerden einsetzen. Es kommt dann zu einer Regulierung im visceralen Bereich des Unterbauches und zu einer Herabsetzung der Schmerzsymptomatik.

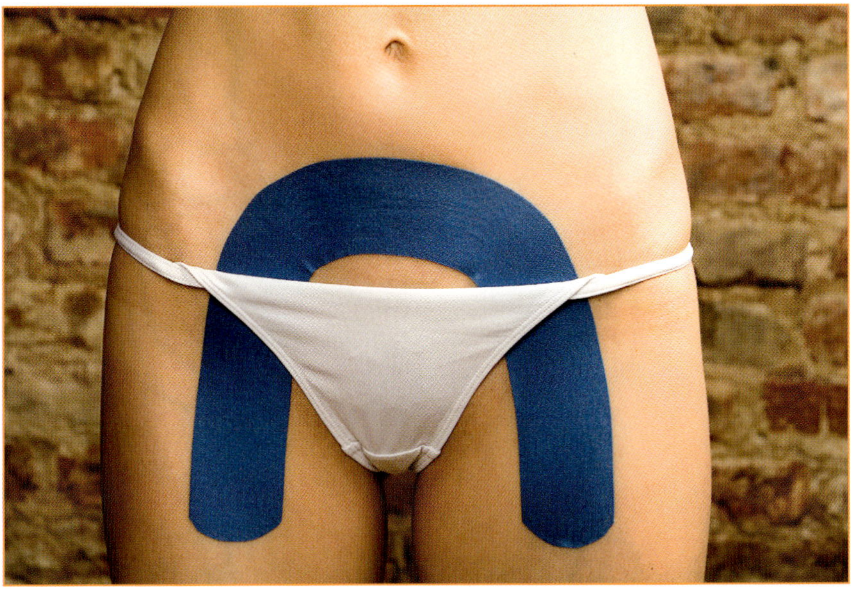

Bei Menstruationsbeschwerden wird das Unterleibs-Tape (siehe Kapitel 4.5.6) angewendet. Um den Bereich des gesamten Kleinen Beckens zu beeinflussen und um ausstrahlenden Schmerzen in den Rücken zu begegnen, werden zusätzlich ein Becken- und LWS-Tape (siehe Kapitel 4.1.1 und 4.1.2) geklebt. Es ist von großer Wichtigkeit, die Tapefarben vorher zu testen, um sie den energetischen Verhältnissen im Unterleib der Patientin anzupassen.

5.18 Migräne

Die Migräne ist eine in Episoden anfallsartig auftretende Form des chronischen Kopfschmerzes. Der durch Migräne bedingte Kopfschmerz tritt in Form von Attacken auf, deren Dauer zwischen vier Stunden und drei Tagen schwankt. Eine über drei Tage hinaus bestehende Migräneattacke wird als Status migraenosus bezeichnet.

Die einfache Migräne zeichnet sich durch vegetative Begleitsymptome wie Übelkeit, Erbrechen, audiovisuellen Missempfindungen (Photophobie, Phonophobie), Palpitationen und Diarrhöen aus.

Die Entstehung von Migräneanfällen wird häufig durch Stresssituationen, ungeregelte Schlafgewohnheiten, Hypoglykämie und ausgelassene Mahlzeiten, bestimmte Nahrungsmittel und Lebensmittelzusätze, Bewegungsmangel, Alkoholkonsum und Passivrauchen gefördert.

Ein weiterer häufiger Auslöser für Migräne sind Muskelverspannungen im Schulter-/Nacken-/Armbereich. Es ist somit möglich, durch das Aufbringen von Dolo-Tapes diese Muskelpartien zu entlasten und einen Migräneanfall in seiner Entstehung positiv zu beeinflussen, es sind jedoch mehrere Sitzungen notwendig, um die Erkrankung in den Griff zu bekommen. Auch hier ist die richtige Wahl der Tape-Farbe immens wichtig: Die richtige Farbe kann die Therapie um die Hälfte der Zeit verkürzen. Es hat sich gezeigt, dass bei einem Auftreten von Rückfällen immer die Triggerpunkte der Muskeln aktiv waren und die Rückfälle nach ein bis zwei Behandlungen verschwunden sind.

Die Verspannungen in den Muskeln haben selten ihren Ursprung in körperlicher Tätigkeit oder Traumen. Vielmehr stehen diese Patienten unter starkem Druck durch Stress, Überbelastung oder großer Verantwortung. Bei vielen Patienten zeigt sich eine Übereinstimmung im Bereich von übersteigerter Verantwortung und Übergenauigkeit, gepaart mit Unzufriedenheit mit dem Erreichten und Furcht vor der Zukunft. Es ist wichtig, dies den Patienten in einem offenen Gespräch klarzumachen und an einer Umstellung der Denkweise bzw. an der Änderung der Ausgangssituationen zu arbeiten, sonst werden sich in kurzer Folge immer wieder Rezidive einstellen.

Aufgrund der Vielzahl der infrage kommenden Muskeln ist die Behandlung der Migräne dementsprechend komplex. Sie umfasst die Beckenstatik ebenso wie den gesamten Rücken, die Schulter-/Nackenpartie und die Arme.

In der Regel ist die Vorgehensweise wie folgt:

1. Ausgleich der Beckenstatik (siehe Kapitel 2.1 und 2.2)

2. Setzen der Dolo-Tapes im Becken- und Rückenbereich:
- Becken-Tape (siehe Kapitel 4.1.1)
- LWS-Tape (siehe Kapitel 4.1.2)
- BWS-Tape (s. Kapitel 4.1.3)
- HWS-Tape (siehe Kapitel 4.1.4)

3. Setzen der Dolo-Tapes im Schulter-/Nackenbereich:
- Scaleni-Tape (siehe Kapitel 4.3.16)
- Levator-scapulae-Tape (siehe Kapitel 4.3.9)
- Sternocleidomastoideus-Tape (siehe Kapitel 4.3.19)
- Pectoralis-Tape (siehe Kapitel 4.3.12)

4. Setzen der Dolo-Tapes im Bereich der Arme:

- Supraspinatus-Tape (siehe Kapitel 4.3.20)
- Biceps-brachii-Tape (siehe Kapitel 4.3.2)
- Extensor-digitorum-Tape (siehe Kapitel 4.3.4)
- Flexor-digitorum-Tape (siehe Kapitel 4.3.5)

Alle anderen Muskeln in diesen Bereichen, die schmerzhafte Triggerpunkte aufweisen, werden ebenso getaped.

Das Kleben der Tapes bewirkt eine Veränderung der Stoffwechseltätigkeit im gesamten geklebten Areal, was sowohl eine positive Regulation bei Hormonschwankungen (Menstruation, Wechseljahre) als auch positive Auswirkungen im visceralen Bereich und im Bereich der Blutgefäße und Nerven hat.

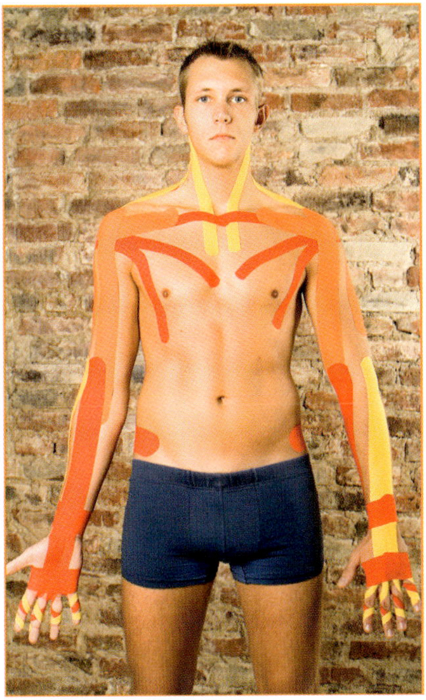

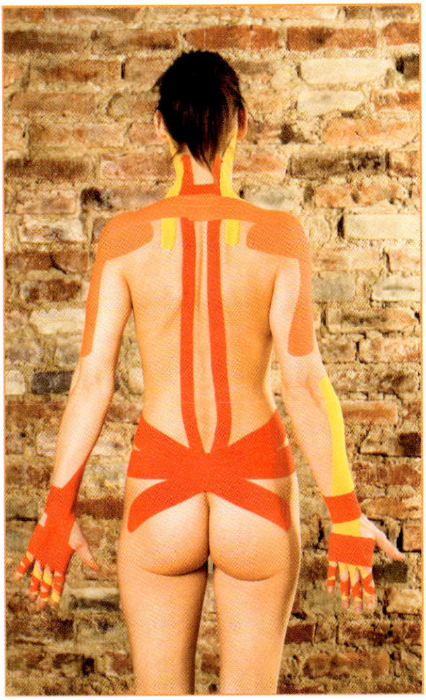

5.19 Morbus Perthes

Der Morbus Perthes ist eine im Kindesalter auftretende aseptische Knochennekrose des Caput femoris. Die Ursache dieser Erkrankung ist nicht definitiv geklärt. Als Auslöser anzunehmen sind Anomalien der Gefäßversorgung im Hüftkopfbereich oder eine hormonelle Dysbalance in der Wachstumszeit.

Ischämisch bedingt kommt es im Initialstadium zu einer Nekrose des Knochenkernes in der Epiphyse. Es folgen im Rahmen des Nekroseabbaus ein Gelenkerguss und eine Wachstumsstörung des Femurkopfes. Röntgenologisch erscheint der Gelenkspalt zu weit, und daher kommt es zu Kondensation und Fragmentation des Knochenkernbereichs. In der Reparationsphase erfolgt der Wiederaufbau des Knochenkernes.

Im Endstadium liegt das Ausheilungsergebnis vor. Dabei kann je nach Verlauf ein normaler Femurkopf oder aber ein variabel deformierter, funktionell beeinträchtigter Femurkopf bestehen.

Der Krankheitsverlauf ist geprägt durch Nekrose, Wiederaufbau und die im Rahmen des Wiederaufbaus stattfindende Deformierung. Ist die Epiphysenfuge mitbetroffen, können ernsthafte Wachstumsstörungen daraus resultieren.

Ein Morbus Perthes ist meist einseitig, eine doppelseitige Erkrankung findet sich bei bis zu 20 % der Betroffenen.

Diese Erkrankung tritt symptomatisch durch Schmerzen in Hüfte und Knie (!) in Erscheinung. Betroffene Patienten hinken und ermüden schnell beim Gehen. Bei der klinischen Prüfung des Bewegungsausmaßes sind Innenrotation und Abduktion meist schmerzhaft und eingeschränkt. Wird eine frühe Diagnose verpasst, kann es infolge der nekrotisch bedingten Deformierung bereits zu Beinlängendifferenzen gekommen sein.

Die Muskeln im Becken-, Gesäß- und Oberschenkelbereich sind immer in Mitleidenschaft gezogen, sei es durch Verkürzungen oder Fehlbelastungen. Das Hüftgelenk selbst kann in der Aufbauphase durch das Aufbringen von Tapes stark beeinflusst werden, indem die Stoffwechselleistung erhöht wird. Das Ganze wird stark durch die Farbwahl des Tapes unterstützt.

Bei Morbus-Perthes-Patienten wird symptomatisch im Bereich vom Becken bis caudal des Kniegelenkes getaped. Es ist unumgänglich, vorher die Statik des Beckens zu richten und ungleichmäßige Züge des M. erector spinae im Bereich der BWS durch Tapes auszugleichen. Erst dann werden die Tapes im Oberschenkelbereich gesetzt, und zwar ausgehend von den aktiven Triggerpunkten der Muskeln.

Folgende Tapes haben sich für die Behandlung bewährt:

- Becken-Tape (siehe Kapitel 4.1.1)
- LWS-Tape (siehe Kapitel 4.1.2)
- BWS-Tape (siehe Kapitel 4.1.3)
- Glutaeus-Tape (siehe Kapitel 4.2.3)
- Iliopsoas-Tape (siehe Kapitel 4.2.5)
- Tensor-fasciae-latae-Tape (siehe Kapitel 4.2.13)
- Adduktoren-Tapes (siehe Kapitel 4.2.1)
- Sartorius-Tape (siehe Kapitel 4.2.12)
- Ischiocrural-Tape (siehe Kapitel 4.2.7)
- Kniegelenk-Tapes (siehe Kapitel 4.2.8)

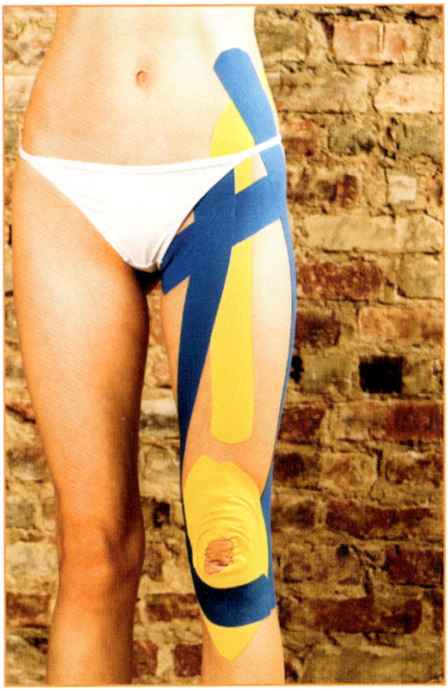

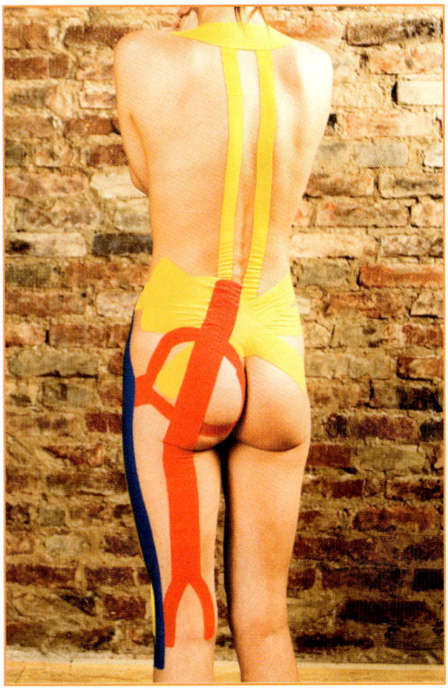

5.20 Morbus Sudeck (CRPS)

Das CRPS (Complex Regional Pain Syndrome) ist eine chronische neurologische Erkrankung, die nach einer Weichteil- oder Nervenverletzung, häufig in Zusammenhang mit der Fraktur einer Extremität auftritt. Für das CRPS vom Typ I wird häufig noch die ältere Bezeichnung Morbus Sudeck verwendet – benannt nach ihrem Entdecker Paul Sudeck (1866-1945), einem Hamburger Chirurgen.

Die Ursache des CRPS ist nicht vollständig geklärt. Es handelt sich um einen irregulären Heilungsverlauf des verletzten Gewebes. Das Auftreten eines CRPS ist dabei nicht von der Schwere der Verletzung abhängig – die Verletzung kann sogar so geringfügig sein, dass der Patient sich nicht an sie erinnert. Infolge der Verletzung kommt es zu einer Fehlregulation des sympathischen Nervensystems, die den normalen Heilungsverlauf blockiert und stattdessen einen Teufelskreis von Schmerz und nachfolgender Sympathikusreaktion in Gang setzt.

Die Symptome des CRPS sind anfangs unspezifisch und werden oft falsch interpretiert. Typische Krankheitszeichen sind:

- Ödeme
- brennende Schmerzen
- Hyperhidrose (starke Schweißbildung)
- erhöhte oder erniedrigte Hauttemperatur
- Hyperästhesie
- Allodynie (über normal gesteigerte Schmerzempfindlichkeit)
- Bewegungseinschränkungen
- Hautveränderungen (livides Kolorit, trockene Haut, Salbenhaut)
- verändertes Haar- und Nagelwachstum

Fortgeschrittene Symptome sind:

- Osteoporose
- Gelenkversteifung
- Atrophien
- Dystrophien

Der Krankheitsverlauf ist individuell sehr unterschiedlich. Milde Verlaufsformen können nach Wochen spontan zurückgehen. In anderen Fällen nimmt die Erkrankung an Intensität zu und kann schließlich so gravierend werden, dass die normale Lebensführung des Patienten stark eingeschränkt ist.

Einteilung in Schweregrade:

- **Grad 1** (Akutes Stadium): Umschriebener Schmerz am Ort der Verletzung, Hyperästhesie, weiche Ödeme, Muskelkrämpfe, Bewegungseinschränkung, Hyperhidrose
- **Grad 2** (Dystrophisches Stadium): Zunehmender, diffuser werdender Schmerz, induziertes Ödem, Wachstumsstörungen von Haaren und Nägeln, Osteoporose, beginnender Muskelschwund, subkutane Gewebeeinblutungen
- **Grad 3** (Atrophisches Stadium): Nicht mehr lokalisierbarer Schmerz, irreversible Gewebsatrophie, Generalisierung der Beschwerden

Wärme- oder Kälteanwendungen sind beim CRPS kontraindiziert, auch passive Bewegung verschlechtert das Krankheitsbild. Übungen in den Schmerz verschlimmern das Bild zusehends, wobei schmerzarme aktive Bewegungen die Muskelverhältnisse normalisieren und die Nerven positiv anregen.

Für die Behandlung des CRPS benötigt man vier Tapestreifen. Die ersten beiden Tapes reichen von den Fingerspitzen bis zur Ellenbeuge und werden an einem Ende zu einem vierfingerigen Tape (Strahlen-Tape) auf ca. 8 cm eingeschnitten. Das dritte Tape von gleicher Länge wird an einem Ende auf ca. 5 cm zu einem V-Tape eingeschnitten. Das vierte Tape wird als Quer-Tape verwendet und auf eine Länge von ca. 20 cm geschnitten.

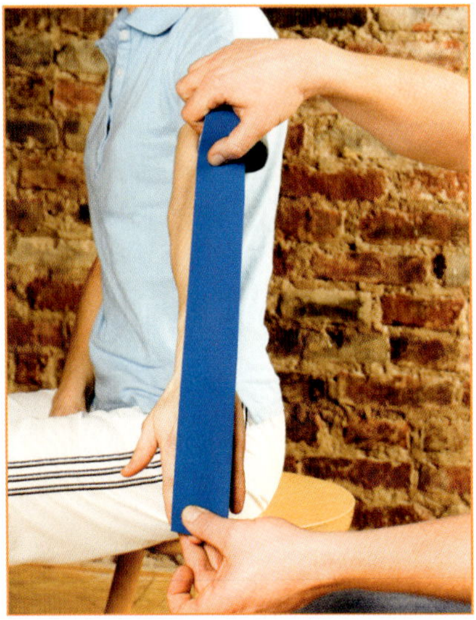

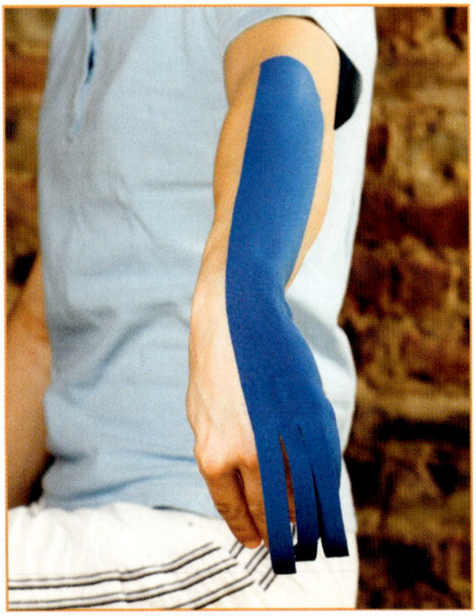

Der Patient sitzt aufrecht, der zu behandelnde Arm ist im Ellenbogengelenk extendiert, und das Handgelenk des Patienten ist palmarflektiert. Die beiden vierfingerigen Tapes werden nebeneinander ohne Zug auf den Handrücken geklebt und zwar so, dass der Übergang der vier Finger des Tapes distal der Fingergrundgelenke aufsetzt, das Tape zum Ellenbogen hin ohne Zug ausgestrichen wird und die schmalen Tapestreifen ohne Zug zirkulär um die Finger herum geklebt werden. Das V-Tape wird ohne Zug auf die palmare Seite des dorsalflektierten Handgelenkes aufgesetzt und zur Ellenbeuge hin ohne Zug ausgestrichen. Die schmalen Tape-Streifen werden ebenfalls ohne Zug zur Zeige- bzw. Kleinfingerseite ausgestrichen.

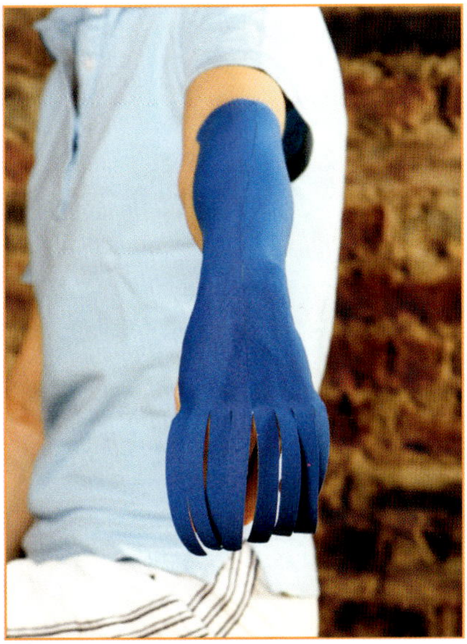

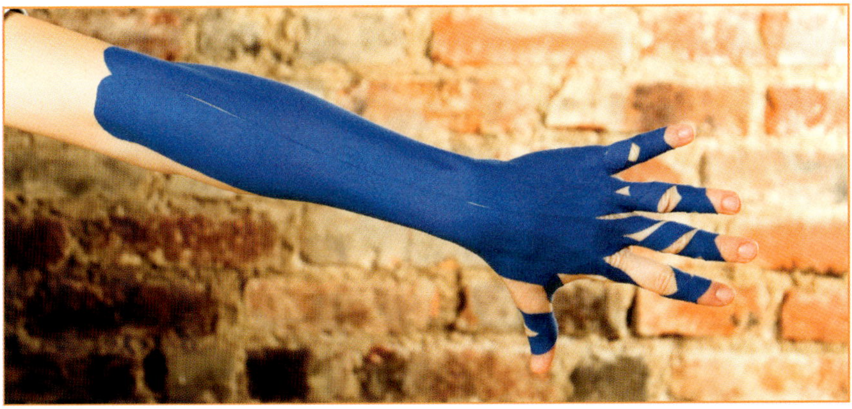

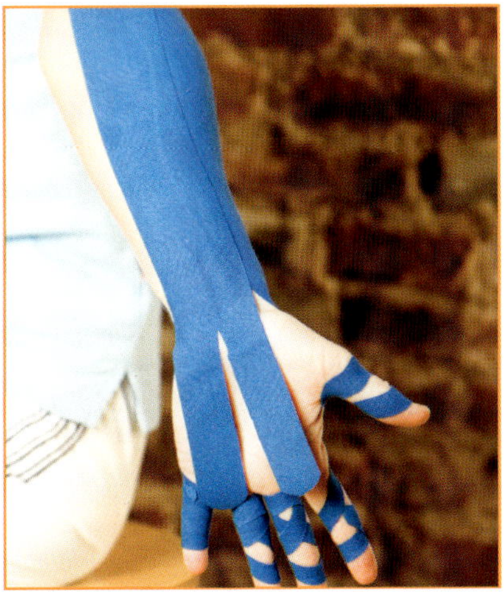

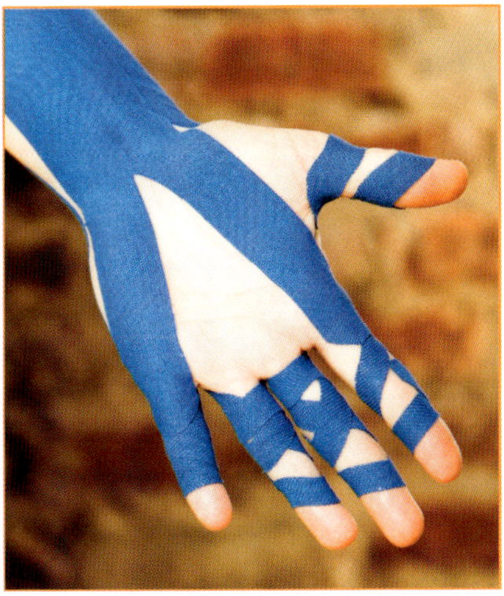

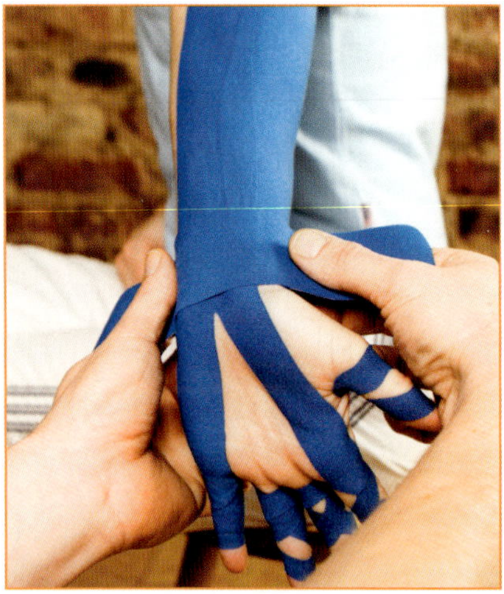

Das Quer-Tape wird ohne Zug auf die palmare Handgelenksseite aufgesetzt und zirkulär ohne Zug nach dorsal ausgestrichen.

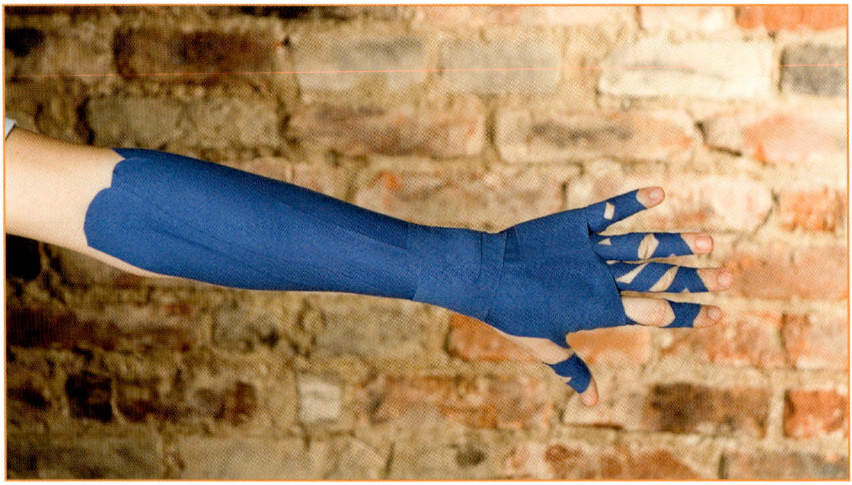

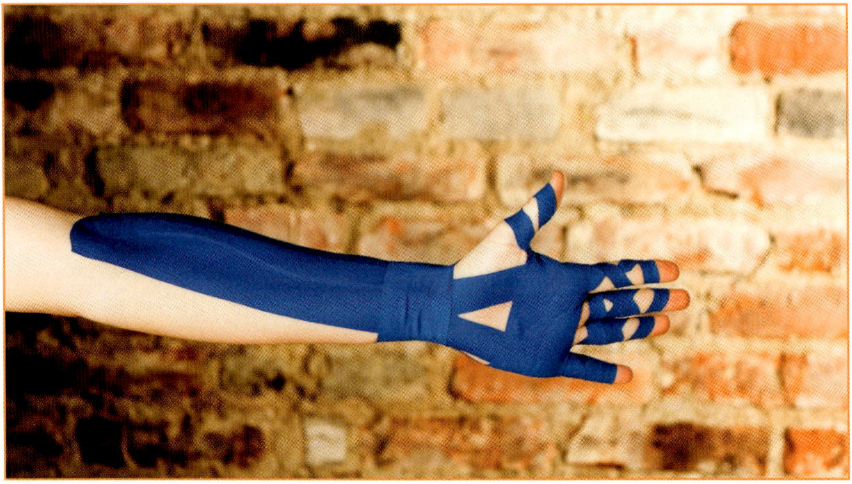

5.21 Multiple Sklerose (MS)

Das wesentliche Merkmal der Erkrankung sind im Gehirn und teilweise auch im Rückenmark verstreut auftretende Entzündungen, die durch den Angriff körpereigener Abwehrzellen auf die Myelinscheiden der Nerven verursacht werden. Durch die Zerstörung dieser Markscheiden und durch die von der Entzündung verursachten Schwellungen wird die Leitfähigkeit der Nervenzellen reduziert.

Die typischen Symptome der Multiplen Sklerose sind:

- allgemeine Schwäche
- schnelle Ermüdbarkeit
- Kribbeln
- Spastiken
- Lähmungen
- Sensibilitätsstörungen
- Sehstörungen
- Ataxie

Begleitend können psychische Symptome wie Depression und emotionale Labilität auftreten. Während die Entzündungen beim schubförmigen Verlauf in akuten Phasen auftreten und nach Abklingen der Entzündung meistens auch die Symptome wieder verschwinden, geht die Verstärkung der Symptome beim progredienten und sekundär progredienten Verlauf schleichend und beim fulminanten Typ sehr schnell vor sich.

Auch die Multiple Sklerose lässt sich durch Dolo-Taping selbstverständlich nicht heilen. Die Aufgabe des Dolo-Tapes ist es, bei Spastiken und Lähmungen Schmerzen und Beschwerden zu lindern und die Beweglichkeit des Patienten wiederherzustellen bzw. aufrechtzuerhalten. Lediglich die Entzündungsprozesse im Rückenmark lassen sich positiv beeinflussen, da es hier zu einer vermehrten Stoffwechselleistung des Gewebes durch das Dolo-Tape kommt.

Das primäre Ziel der Behandlung ist es, die Beweglichkeit wiederherzustellen, und hier ist hauptsächlich das Gehen gemeint. Es ist äußerst wichtig, den Patienten ihre Mobilität wiederzugeben – erst danach beschäftigt man sich mit den oberen Extremitäten. Diese Vorgehensweise hat sich als sinnvoll herausgestellt, da der Körper sonst überfordert werden könnte, was dem Heilungsverlauf nicht dienlich ist.

Auch bei dieser Erkrankung wird individuell nach dem Beschwerdebild therapiert. Die ersten Schritte der Behandlung gelten, so weit dies möglich ist, wieder der Beckenstatik und dem Rücken. Erst danach erfolgt die lokale Therapie an den unteren Extremitäten.

Durch eine Verkürzung der Psoasmuskulatur schafft es der Patient nicht, das Becken aufzurichten und kommt so mit dem Körper in eine Vorhalteposition.

Um diese Statikfehlstellung zu beseitigen, wird das Iliopsoas-Tape (siehe Kapitel 4.2.5) geklebt. Ebenso wichtig sind das Triceps-surae-Tape (siehe Kapitel 4.2.16) und die Adduktoren-Tapes (siehe Kapitel 4.2.1). Auf keinen Fall darf man vergessen, den Hauptnervenast des N. ischiadicus mit einem Tape (siehe Kapitel 4.2.6) zu versorgen. Darüber hinaus wird jeder schmerzhafte Muskel bzw. Muskel mit positiven Triggerpunkten getaped.

Das Gleiche gilt für die Muskeln der oberen Extremitäten und des Oberkörpers. In diesem Bereich sind das Ulnaris-Nerv-Tape (siehe Kapitel 4.3.24), das Medianus-Nerv-Tape (siehe Kapitel 4.3.10) und das Radialis-Nerv-Tape (siehe Kapitel 4.3.14) von besonderer Wichtigkeit. Hier muss peinlich genau darauf geachtet werden, dass die Tapes in den Verlauf des Nervs gesetzt werden. Danach wird entsprechend des Beschwerdebildes Muskel für Muskel mit einem Tape versehen.

5.22 Obstipation

Die Stuhlverstopfung ist keine Krankheit, sondern ein Symptom. Die normale Stuhlfrequenz variiert individuell von dreimal täglich bis zu dreimal wöchentlich. Hat eine Person weniger als dreimal pro Woche Stuhlgang, spricht man von einer Obstipation. Der Stuhl ist meist hart und die Entleerung schwierig. In den meisten Fällen ist eine Verstopfung harmlos, sie kann jedoch auch das Symptom einer anderen Krankheit sein.

Eine Verstopfung kann verschiedene Ursachen haben, vor allem aber funktionelle Störungen, d. h., die Funktion des Darms ist verändert. Die häufigste Ursache der funktionellen Störungen ist eine Kombination aus zu geringer Flüssigkeitszufuhr, zu wenigen Ballaststoffen in der Ernährung und zu geringer körperlicher Bewegung.

Seltener sind Darmerkrankungen, Stoffwechselerkrankungen oder Medikamente die Ursache der Verstopfung. Ein langjähriger Gebrauch von Abführmitteln führt häufig zu Obstipation. Auch während der Schwangerschaft oder durch eine Ernährungsumstellung im Urlaub kann es vorübergehend zur Verstopfung kommen.

Eine Verstopfung kann sich durch unterschiedliche Symptome äußern. Anfangs leiden die Patienten unter Völlegefühl und allgemeinem Unwohlsein, der Bauch kann aufgebläht sein. Häufig ist der Stuhlgang schwierig, schmerzhaft und es werden meist viele kleine, harte Kotportionen ausgeschieden. Zusätzlich können Missempfindungen wie Kopfschmerzen, Müdigkeit, Abgeschlagenheit, Druck- und Völlegefühl, Mundgeruch oder Appetitlosigkeit auftreten.

Liegen keine ernsthaften Grunderkrankungen vor, sollte dieses Symptom nach den Ursachen (Flüssigkeitszufuhr, Ballaststoffe, Bewegung) behandelt werden. Unterstützend haben sich Dolo-Tapes bewährt.

Zur Anwendung kommt hier das Abdomen-Tape (siehe Kapitel 4.5.1), wobei besonders in den Verlauf des Dickdarmes geklebt wird. Die Farbe des Tapes wird vorher kinesiologisch ausgetestet.

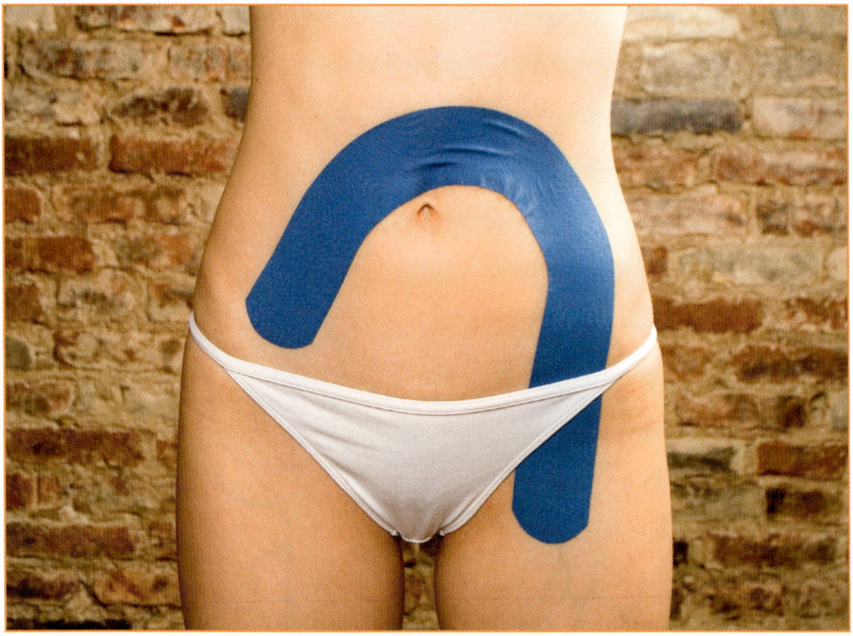

5.23 Polyneuropathie

Als Polyneuropathie wird eine systemisch bedingte Schädigung von peripheren Nerven (sensibel oder motorisch) bezeichnet.

Zu den häufigsten Ursachen gehört der Diabetes mellitus (diabetische Polyneuropathie) und der chronische Alkoholmissbrauch (alkoholische Polyneuropathie). Seltener liegen infektiöse, endokrine, exogen toxische oder genetische Ursachen vor.

Häufigstes Symptom sind Parästhesien und Sensibilitätsstörungen vor allem an den Extremitäten. Des Weiteren können motorische Ausfälle auftreten, später auch Druckempfindlichkeit peripherer Nerven (z. B. Wadendruckschmerz) und trophische Störungen (Ernährungsstörung des Gewebes durch Schädigung vegetativer Nerven).

Diesen Patienten ist hauptsächlich im symptomatischen Bereich mit Dolo-Tapes zu helfen. Eine Heilung der Erkrankung ist nicht möglich. Die greifenden Punkte bei der Behandlung sind eine Steigerung der Durchblutung, eine Entspannung der Muskulatur und eine Verbesserung der Stoffwechseltätigkeit des Gewebes.

Die meisten Patienten geben an, dass die Beschwerden hauptsächlich in den unteren Extremitäten auftreten. Aber auch die oberen Extremitäten sind betroffen. Es gibt also kein Patentrezept für die Aufbringung der Tapes, sondern nur ein individuelles Therapieren. Dort, wo Beschwerden auftreten, werden sie auch behandelt.

Auch hier gilt wieder, dass zuerst die Statik gerichtet werden muss, sodass auf jeden Fall das Becken- und Wirbelsäulen-Tape (siehe Kapitel 4.1.1 und 4.1.5) zum Einsatz kommen. Für die Versorgung der unteren Extremitäten benötigt man häufig das Ischiadicus-Nerv-Tape (siehe Kapitel 4.2.6. und das Triceps-surae-Tape (siehe Kapitel 4.2.16) und im Bereich der oberen Extremitäten das Ulnaris-, das Medianus- und das Radialis-Nerv-Tape (siehe Kapitel 4.3.24, 4.3.10, 4.3.14).

5.24 Prostatopathie

Dieses chronische abakterielle Schmerzsyndrom des Beckens ist eine Erkrankung, deren Ursache oft unklar ist und die meist Männer von 25-40 Jahren betrifft. Die Beschwerden gleichen denen bei chronischer Prostatitis.

Zu dieser Erkrankung werden zwei Krankheitsbilder (mit zahlreichen früheren Bezeichnungen) zusammengefasst: die chronische abakterielle Prostatitis (Kongestionsprostatitis) und das chronische nicht entzündliche Schmerzsyndrom des Beckens (Prostatodynie, Prostatakongestion, Prostatose, Beckenbodenmyalgie, vegetatives Urogenitalsyndrom = VUG).

Eine chronische Entzündung der Prostata kann vorliegen, die aber nicht durch Krankheitserreger bedingt ist.

Die Beschwerden gleichen denen einer chronischen Prostatitis: Spannungs- oder Druckgefühl in der Dammgegend oder am Anus, ziehende Beschwerden in den Leisten mit Ausstrahlung in die Hoden, Druck- oder Kältegefühl oder Brennen hinter dem Schambein, Spannungsgefühl im Kreuzbeinbereich, Stuhlunregelmäßigkeiten, Stuhldrang, vermehrter Harndrang, gelegentlich erschwertes und verlangsamtes Wasserlassen, Brennen am Ende der Harnröhre, Nachträufeln von Harn und Restharngefühl. Eher im Vordergrund stehen einige Störungen der Sexualfunktion wie verminderte Libido (Lust), Erektionsstörungen, vorzeitiger Samenerguss (Ejaculatio praecox) und Schmerzen beim Geschlechtsverkehr.

Die Prostatopathie wird in den Bereich der psychosomatischen Erkrankungen eingeordnet und man kann die psychischen Ursachen mit Dolo-Tapes nicht beseitigen. Allerdings ist es möglich, die körperlichen Beschwerden stark positiv zu beeinflussen. Eine Kombination aus Psychotherapie und Dolo-Taping ist somit angeraten.

Zur Behandlung kommen die Tapes des Beckenbereiches zur Anwendung. Als erstes Tape der Wahl kommt das Becken-Tape (siehe Kapitel 4.1.1) zum Einsatz. Es bewirkt einen globalen Einfluss auf den gesamten visceralen Bereich aller Beckenorgane. Das Unterleibs-Tape (siehe Kapitel 4.5.6), welches sich schon bei Frauen mit Unterleibsbeschwerden als wirksam erwiesen hat, zeigt auch hier gute Wirkung.

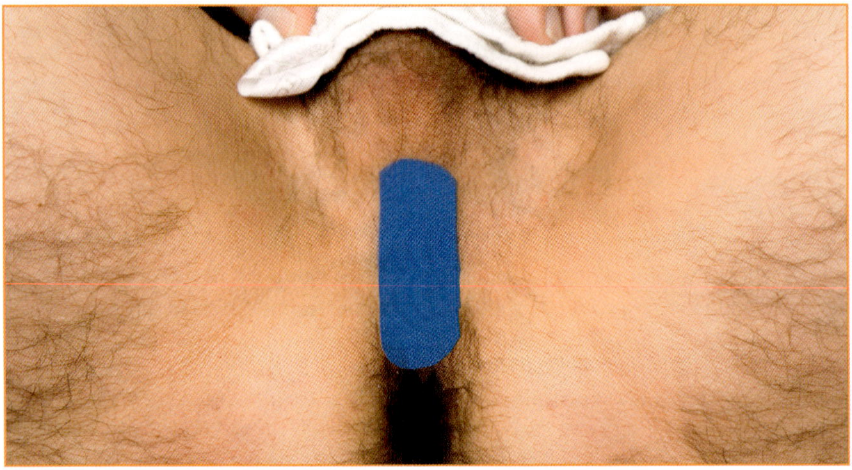

Es wird ergänzt durch ein Tape, das in den Bereich zwischen Anus und Skrotum in voller Dehnung aufgebracht wird. Hierzu wird der Tapestreifen halbiert und das Areal vorher rasiert. Es ist weniger unangenehm zu tragen, als man denkt. Es sind hauptsächlich zwei Akupunkturpunkte, die wirkungsvollen Einfluss nehmen. Zur Stimulierung des ersten Akupunkturpunktes Konzeptionsgefäß 2 (KG 2) wird ein halbes Tape mit vollem Zug auf den Rand des Schambeines geklebt. Der Akupunkturpunkt Lenkergefäß 2 (LG 2) wird bereits durch das Becken-Tape stimuliert.

5.25 Restless-legs-Syndrom

Diese Bezeichnung steht für einen Symptomenkomplex, der schon seit drei Jahrhunderten bekannt ist und auch als „Unruhige Beine" bezeichnet wird. Charakteristisch sind, bei unauffälligem neurologischem Befund, in Ruhe bzw. hauptsächlich nachts auftretende, kribbelnde, ziehende oder als Spannung empfundene Missempfindungen in den Beinen und in manchen Fällen auch in den Armen, die von einem starken Bewegungsdrang begleitet werden. Die Missempfindungen werden überwiegend nicht oberflächlich oder hautnah gespürt, sondern eher „tief in den Muskeln oder Knochen". Solange die Missempfindungen anhalten, ist es fast unmöglich, die Beine ruhig zu halten, wobei dieser Zustand als äußerst unangenehm geschildert wird. Auf psychischem Gebiet bestehen oft Nervosität, innere Spannung und Verunsicherung. Ob dies ein Symptom der Erkrankung oder eine Folge davon ist, ist unklar.

Typischerweise treten die Beschwerden ausschließlich in Ruhe und im entspannten Zustand auf, besonders abends und nachts, während am Tag völlige Beschwerdefreiheit bestehen kann. Aber auch am Tage bei entspanntem Sitzen oder Liegen können diese Beschwerden auftreten.

Typisch ist, dass die Missempfindungen 5-30 Minuten nach dem Zubettgehen beginnen. Je nach Schweregrad halten sie einige Stunden oder bis zum Morgen an. Bewegung, in welcher Form auch immer, ist die einzige Möglichkeit, die Beschwerden kurzfristig zu lindern. Nur bei ganz milden Verläufen ist es den Patienten möglich, trotz der Missempfindungen zu schlafen. Der Bewegungsdrang ist so stark, dass die Patienten ständig das Verlangen haben, die Beine zu bewegen oder zu massieren. Die meisten müssen aus dem Bett aufstehen und umhergehen. Bei manchen Patienten treten außerdem sichtbare Muskelzuckungen auf, vergleichbar mit Muskelkrämpfen. Bei alten und dementen Patienten kann die Diagnose schwieriger sein, denn ständiges Betasten der Beine, ständige Beinbewegungen im Bett, Schwierigkeiten, ruhig zu sitzen, vor allem nächtliche Unruhe oder Besserung bei Bewegung können auch bei dementen Patienten hinweisend auf das Krankheitsbild sein. Eine Fehldiagnose der Symptome bei diesen Patienten kann dazu führen, dass mit Neuroleptika versucht wird, sie ruhig zu stellen und dadurch eine Verschlimmerung eintritt. Auch diese Verschlimmerung kann bei Alterspatienten hinweisend sein. Unnötige Fixierungen im Pflegeheim oder Krankenhaus können so vermieden werden.

Als Ursache der Erkrankung werden eine neurologische Schädigung im Bereich der zentralen und peripheren Strukturen sowie eine Störung des Eisenstoffwechsels angenommen. Eine wesentliche Rolle scheint eine veränderte Erregbarkeit auf Rückenmarksebene zu spielen, die möglicherweise durch den Einfluss supraspinaler Rhythmen auf Hirnstammebene gebildet wird.

Durch die Behandlung mit Dolo-Tapes lässt sich dieses Syndrom nicht heilen. Allerdings ist die Therapie sehr wohl in der Lage, die Symptome stark zu lindern. Es ist auch hier sehr wichtig, die statischen Gegebenheiten zu überprüfen und zu korrigieren und die Wirbelsäule zu behandeln. Erst dann wird an den lokalen Schauplätzen der Beschwerden therapiert.

Da die Hauptbeschwerden im Bereich der Unterschenkel auftreten, empfiehlt es sich, zunächst ein Ischiadicus-Nerv-Tape (siehe Kapitel 4.2.6) und ein Triceps-surae-Tape (siehe Kapitel 4.2.16) zu setzen. Die Farbe der Tapes sollte sehr gewissenhaft getestet werden.

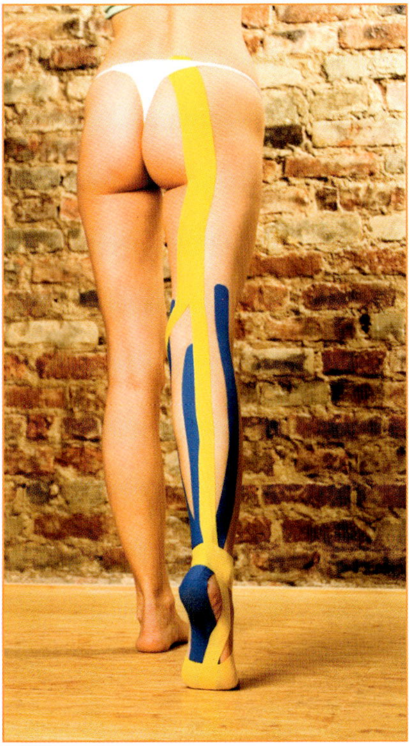

5.26 Sattelgelenksschmerzen

Die Articulatio carpometacarpalis pollicis ist die gelenkige Verbindung zwischen dem Os trapezium und dem Os metacarpale I. Es ist die einzige der fünf Articulationes carpometacarpales, die frei beweglich ist (Adduktion, Abduktion, Flexion, Extension, Opposition).

Das Daumensattelgelenk wird vor allem für die Opposition des Daumens benötigt und hat daher eine zentrale Bedeutung für das Greifen. Genau dies ist auch der Grund, warum es in vielen Fällen überlastet wird. Die beiden Muskeln, die hauptsächlich Einfluss auf dieses Gelenk nehmen, sind:

- M. flexor pollicis longus
- M. flexor pollicis brevis

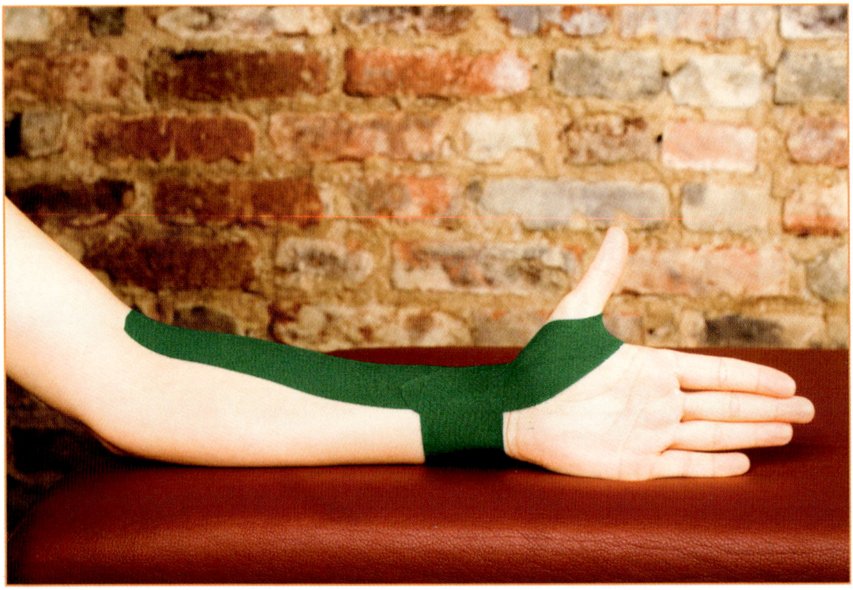

Dementsprechend findet bei einer Belastung dieses Gelenkes das Flexor-pollicis-Tape (siehe Kapitel 4.3.6) seine Anwendung. Das Tape sorgt für eine leichte Stabilisierung, für eine gesteigerte Stoffwechseltätigkeit im Gelenkbereich und bewirkt eine Entspannung der beiden Flexoren.

5.27 Schleudertrauma

Der umgangssprachliche Begriff Schleudertrauma wird in der Medizin eher Beschleunigungstrauma, HWS-Zerrung oder HWS-Distorsion genannt. Es handelt sich um eine Weichteilverletzung der Strukturen rund um die Halswirbelsäule.

Das akute Schleudertrauma ist häufig Folge eines Auffahrunfalls. Der Betroffene sitzt zumeist in dem vorderen Fahrzeug und hat keine Möglichkeit, sich auf den Aufprall vorzubereiten. Der Zusammenstoß erfolgt typischerweise unerwartet von hinten oder seitlich hinten (Heckaufprall). Dabei wirkt plötzlich eine starke Kraft auf den Nacken ein und führt zu einer schnellen Vor- und Rückbewegung des Kopfes (Peitschenhieb-Bewegung) mit einer entsprechenden Zerrung der Halsmuskeln.

Die Scherkräfte wirken dann besonders verheerend, wenn sie auf eine unvorbereitete Halsmuskulatur treffen. Denn gleichmäßig angespannte Muskeln schützen alle Halsweichteile vor der Überdehnung durch die Peitschenhieb-Bewegung. Der Aufprall belastet die Halsmuskeln, die von Wirbelkörper zu Wirbelkörper vertikal verlaufenden Haltebänder und die Wirbelgelenke. Nur sehr selten sind auch die Wirbelknochen, Nerven und Blutgefäße im Hals mitverletzt.

Vorbestehende schwere Schäden der Halswirbelsäule, etwa durch frühere Beschleunigungstraumata, Knochenmetastasen, Morbus Bechterew oder eine rheumatoide Arthritis mit Halswirbelsäulenbeteiligung, begünstigen ausgeprägtere Beschwerden. Da die Betroffenen den Unfall und die Verletzung häufig sehr bewusst erleben, geht ein guter Teil der Beschwerden auf die psychologische Verarbeitung des Ereignisses zurück.

Die häufigsten Symptome sind Schmerzen im Nacken, Kopfschmerzen und Verspannungen der Muskeln im Nackenbereich („Steifer Hals"). Diese treten typischerweise nach einer kurzen beschwerdefreien Zeit und nicht direkt nach dem Unfall auf. In etwas schwereren Fällen treten Schmerzen zwischen den Schulterblättern oder am Übergang von Unterkiefer zum Hals (Mundboden) mit Schluckstörungen hinzu. Auch kribbelnde Mißempfindungen in den Armen sind möglich.

Vor der Behandlung mit Dolo-Tapes steht hier das Aufspüren der an diesem Trauma beteiligten Muskeln. So individuell das Trauma liegen kann, so individuell sind auch die betroffenen Muskeln. Hauptsächlich sind die Muskeln des Schulter-/Nackenbereiches beteiligt. Bei Auswirkungen in den Arm sind auch diese Muskelgruppen zu therapieren. Es empfiehlt sich, trotz Vorliegen eines lokalen Traumas, zunächst die Beckenstatik zu behandeln.

Die am häufigsten verwendeten Tapes sind:

- HWS-Tape (siehe Kapitel 4.1.4)
- Trapecius-Tape (siehe Kapitel 4.3.22)
- Scaleni-Tape (siehe Kapitel 4.3.16)
- Levator-scapulae-Tape (siehe Kapitel 4.3.9)
- Sternocleidomastoideus-Tape (siehe Kapitel 4.3.19)

Alle Muskeln in diesem Bereich und den Armen, die positive Triggerpunkte oder Schmerzen aufweisen, werden ebenso getaped.

CAVE! **Tapes, die im Bereich der HWS gesetzt werden, dürfen niemals unter Dehnung des Tape-Bandes geklebt werden, da es sonst zu einer Hyperämisierung unter der dünnen Haut kommen kann, die mit Schmerzen und starkem Juckreiz einhergeht.**

Da bei einer eingeschränkten Beweglichkeit nach einem HWS-Trauma eine Vordehnung der Muskulatur nicht oder nur minimal möglich ist, müssen die Tapes immer wieder nach ein bis zwei Tagen neu gesetzt werden, um sie an die veränderte Dehnfähigkeit des Muskels anzugleichen.

Durch das Tragen der Tapes bekommt der Patient neben der Herabsetzung des Schmerzes zusätzlich das Gefühl von Stabilität im Halsbereich und ist trotzdem nicht wie bei einer Halskrause fixiert, die bei längerem Tragen eine Atrophie in der Muskulatur begünstigen kann. Im Gegensatz dazu wird die Muskulatur besser durchblutet, durch die Tapes sanft massiert und kann sich somit leichter regenerieren, weil keine Schonhaltung eingenommen wird.

5.28 Schultergelenksluxation

Man unterscheidet Schulterluxationen nach ihrer Entstehung. Es gibt die

- traumatische Schultergelenksluxation als Folge eines direkten Unfallgeschehens,
- posttraumatisch rezidivierende Luxation, die nach einer primär rein traumatisch bedingten Luxation bereits bei geringen Traumen zu wiederkehrenden Luxationen führt,
- atraumatische Luxation, bei der das Schultergelenk ohne Trauma schon bei gewohnheitsmäßigen Bewegungen herausspringt, meist aufgrund einer Pfannendysplasie oder eines schlaffen Bandapparates.

Bei der Behandlung hat das Tape auf der einen Seite die Aufgabe, das Schultergelenk in seiner korrekten Lage zu fixieren und auf der anderen Seite eine bestmögliche Beweglichkeit zuzulassen.

Hierzu benötigt man vier Tape-Streifen von ca. 25 cm Länge, die an den Enden abgerundet werden. Der Patient sitzt aufrecht und die Arme hängen locker seitlich neben dem Körper. Die Tapes werden überkreuz und mit vollem Zug über das Schultereckgelenk geklebt, wobei die Enden der Tapes immer ohne Zug ausgestrichen werden. Die Schulter ist somit fixiert, kann sich aber noch bewegen, damit der Patient mit dem Arm leichtere Bewegungen durchführen kann.

Der Steigerung des Lymphtransportes ist es zu verdanken, dass der geklebte Bereich rasch sein Ödem verliert und das Gelenk somit durch Gewebsdruck nicht weiter geschädigt werden kann.

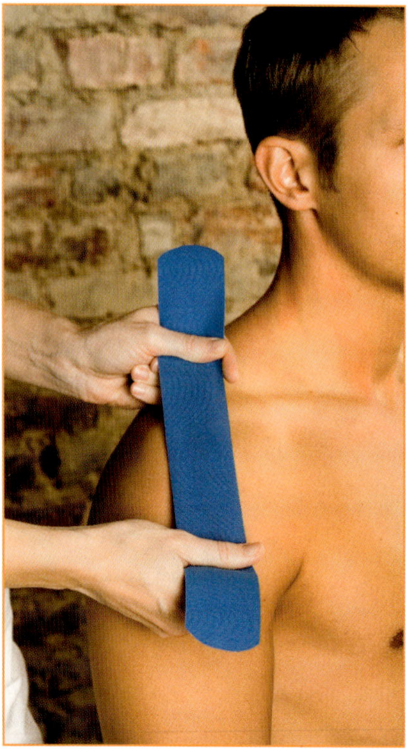

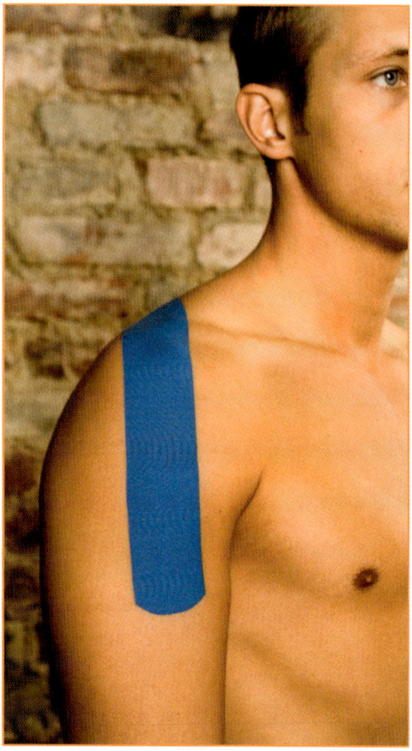

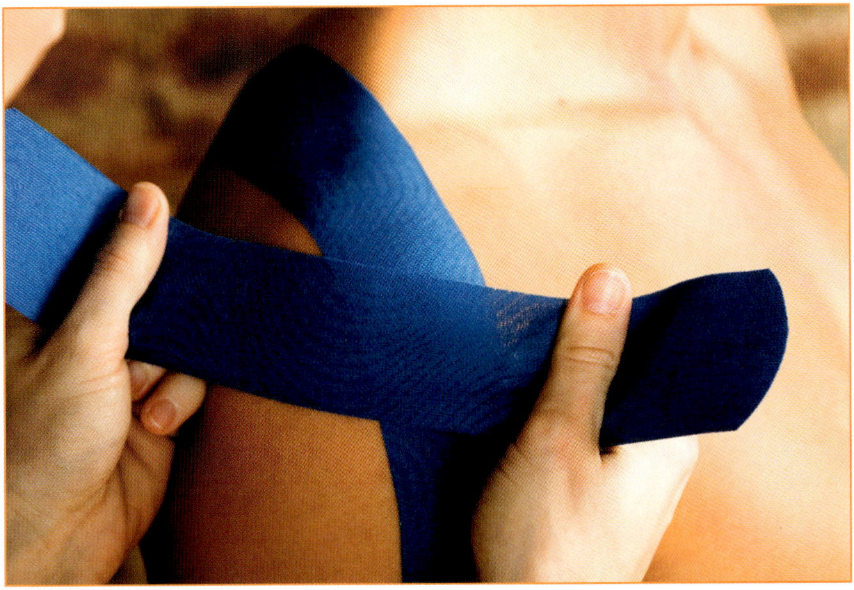

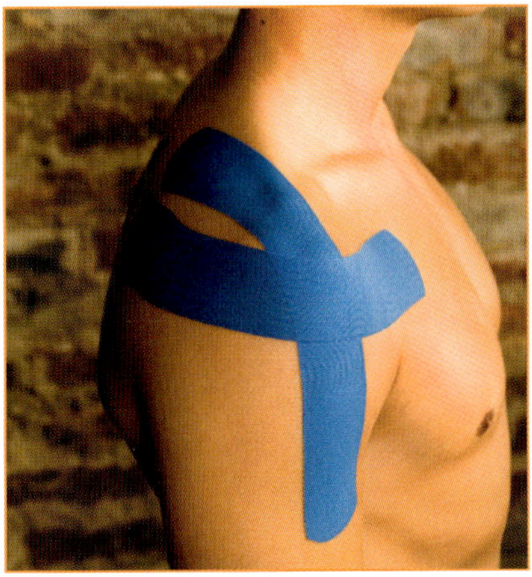

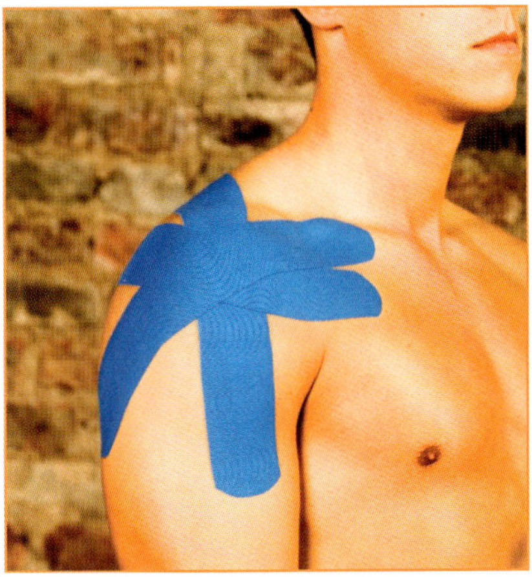

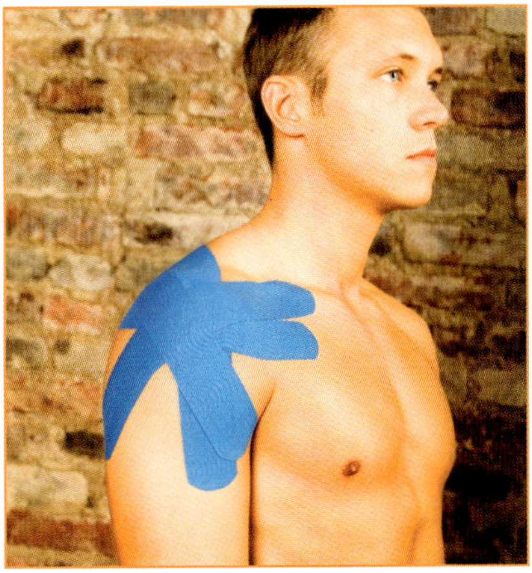

5.29 Schulterschmerz

Der Bereich der menschlichen Schulter ist ein mehr als komplexes Gebilde, das aus verschiedenen Gewebsstrukturen und Knochen zusammengebaut ist. Genauso komplex sind die Beschwerden, die an diesem Gelenk auftreten können. Es reicht von einfachen Schmerzen ohne weitere Symptomatik bis zu ernsthaften Erkrankungen.

Es ist festzustellen, dass viele Schmerzsymptome und Bewegungseinschränkungen von der Muskulatur herrühren. Somit ist auch die Muskulatur der Einsatzort für die Therapie.

Muskulär bedingte Schulterbeschwerden lassen sich mit Dolo-Tapes erfolgreich behandeln, egal welchen Diagnosenamen sie bekommen haben, ob Impingement-Syndrom, Gelenkserguss, Arthritis oder Bursitis.

Aber auch bei der Behandlung des Schultergelenkes darf die richtige Statik nicht vergessen werden. Zuerst müssen die Beinlängen korrigiert, das Becken gerichtet werden und die Wirbelsäule behandelt worden sein, bevor die lokale Behandlung der Schulter beginnen kann.

Die Tapes für die Behandlung der Schulter sind:

- Supraspinatus-Tape (siehe Kapitel 4.3.20)
- Infraspinatus-Tape (siehe Kapitel 4.3.7)
- Pectoralis-Tape (siehe Kapitel 4.3.12)
- Scaleni-Tape (siehe Kapitel 4.3.16)
- Biceps-brachii-Tape (siehe Kapitel 4.3.2)
- Triceps-brachii-Tape (siehe Kapitel 4.3.23)
- Teres-Tape (siehe Kapitel 4.3.21)
- Schulterblatt-Tape (siehe Kapitel 4.3.18)
- Levator-scapulae-Tape (siehe Kapitel 4.3.9)
- Deltoideus-Tape (ist im Supraspinatus-Tape enthalten)

Auch hier ist die Wahl der Farbe sehr wichtig, und deshalb muss (!) jeder Muskel einzeln ausgetestet werden. Es muss unbedingt darauf geachtet werden, dass energetisch gegenläufige Farben nicht übereinander geklebt werden (siehe Kapitel 1.4: „Die Bedeutung der Tape-Farbe" und Kapitel 2.3: „Testen der Tape-Farbe").

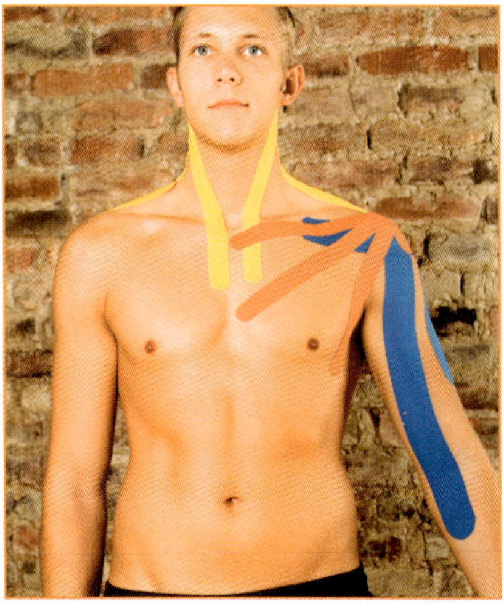

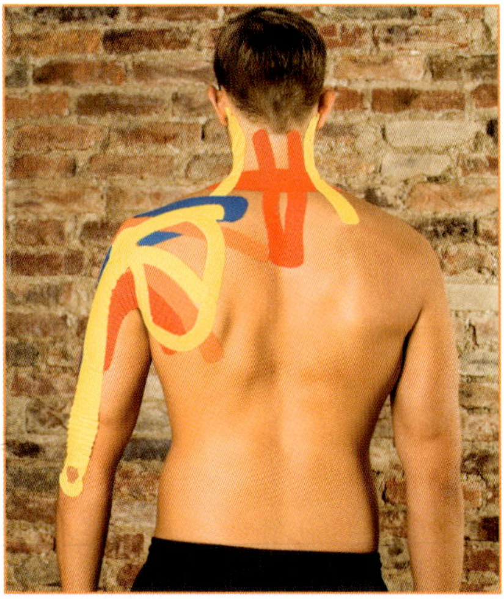

5.30 Schwindel

Damit der Mensch das Gleichgewicht halten kann und weiß, wo oben, unten, vorne und hinten ist, braucht das Gehirn eine Menge Informationen. Die bezieht es aus drei Quellen: vom Gleichgewichtsorgan im Ohr, von den Augen und von sensiblen Nerven im Körper. Ein Ausfall dieser Informationssysteme führt zu Schwindelgefühlen.

Das Gleichgewicht hängt auch vom zuständigen Zentrum im Gehirn ab. Widersprechen die dort eintreffenden Informationen den früheren Erfahrungen, kommt es ebenfalls zu Schwindelgefühlen. Ein typisches Beispiel ist die Seekrankheit.

Drehschwindel

Der Betroffene hat ganz plötzlich das Gefühl, dass sich alles um ihn dreht und dass er das Gleichgewicht nicht halten kann. Der Schwindelanfall dauert meist nur einige Sekunden. Die gleichzeitig meist auftretende Übelkeit hält länger an. Drehschwindel tritt häufig das erste Mal beim Hinlegen oder Aufsetzen auf. Er kann auch durch schnelle Kopfdrehungen, nach oben Schauen oder Bücken ausgelöst werden. Auch im Liegen kann es zu einem Drehschwindel kommen, wenn man sich auf die andere Seite dreht.

Schwankschwindel

Langsam wird dem Betroffenen schwarz vor den Augen, er hat das Gefühl, „weggetreten" zu sein und zu schwanken. Ausgelöst wird dieser Schwindel vor allem durch schnelles Aufstehen vom Liegen oder Sitzen.

Schwindelanfälle können sehr verschieden verlaufen. Der Betroffene kann ein Gefühl des Drehens oder des Schwankens spüren – das sind die beiden häufigsten Formen. Er kann das Gefühl haben, in die Höhe gehoben zu werden oder zu fallen (Liftschwindel). Er kann den Eindruck haben, dass sich die Umgebung hin und her oder auf und ab bewegt. Die einzelnen Arten von Schwindel können auch kombiniert auftreten.

Es ist erstaunlich zu beobachten, wie viele Arten von Schwindel auf die Therapie mit Dolo-Tapes ansprechen. Patienten mit einer Diagnose im Ohr und im Kopf haben gleichermaßen gut auf die Therapie reagiert wie orthopädische Patienten. Das lässt den Schluss zu, dass viele Patienten eine Ursache für den Schwindel in der Muskulatur des Schulter-/Nackenbereiches haben, ohne es zu wissen.

Auch beim Symptom des Schwindels darf die psychische Komponente nicht aus den Augen verloren werden, denn durch Stress, Sorge, Anspannung und einem Zuviel an Verantwortung neigt der Mensch zu Verspannungen der Schulter-/Nackenmuskeln.

Durch die anatomisch bedingte Enge im Halsbereich kommt es durch eine Verdickung oder auch durch eine Verkürzung der Muskeln zum Druck auf Nervengewebe und den Gefäßbereich. Nerveninformationen kommen so nicht mehr vollständig an ihren Erfolgsorganen an und durch die unvollständige Durchblutung treten Mangelfunktionen an den Organen auf. Es ist nicht verwunderlich, dass viele Schwindelpatienten gleichzeitig unter einem Tinnitus leiden, was die hier gemachte Aussage unterstützt.

Zunächst muss die Statik des Patienten überprüft und die Wirbelsäule behandelt werden. Eine ausschließlich lokale Behandlung der Schulter-/Nackenmuskulatur ist in den meisten Fällen nicht ausreichend.

Den größten Anteil an der Therapie hat die Behandlung des M. sternocleidomastoideus. Ohne diesen Muskel war keine Behandlung von Erfolg gekrönt.

Der Bereich des 1. bis 3. Halswirbels zeigt sowohl knöchern als auch muskulär den größten Einfluss auf das Gleichgewichtsorgan. Deshalb ist darauf zu achten, dass Atlas und Axis frei beweglich sind und in der anatomisch senkrechten Achse stehen.

Zur Therapie werden neben den Statik-Tapes folgende lokale Tapes geklebt:

- HWS-Tape (siehe Kapitel 4.1.4)
- Sternocleidomastoideus-Tape (siehe Kapitel 4.3.19)
- Scaleni-Tape (siehe Kapitel 4.3.16)
- Levator-scapulae-Tape (siehe Kapitel 4.3.9)

Falls Muskelverspannungen im Bereich der oberen Extremitäten befundet werden, müssen diese ebenfalls mit Tapes versehen werden.

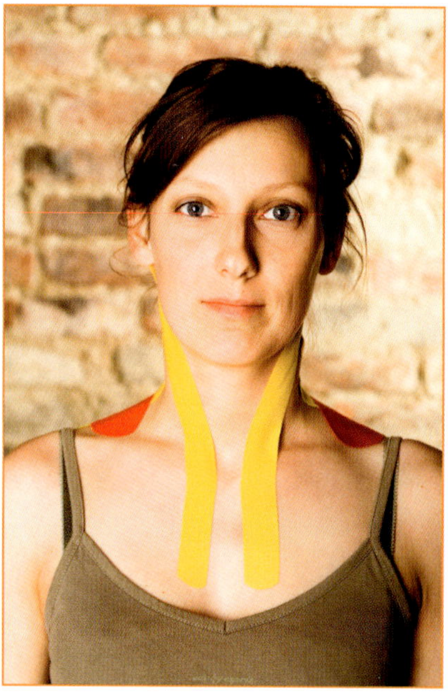

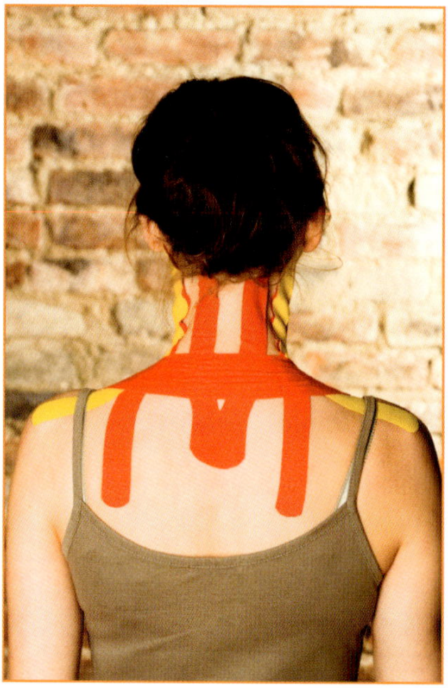

5.31 Sehnenscheidenentzündung (Tendovaginitis)

Eine Sehnenscheidenentzündung (Tendovaginitis) entsteht vorwiegend durch übermäßige mechanische Reibung, wie etwa durch anhaltende monotone Bewegungen oder dauerhaft falsche Haltung. Durch eine solche Reizung kommt es mit der Zeit zu Abnutzungserscheinungen an der Sehnenscheide. Die Wände werden aufgeraut und kleinere Verletzungen können sich entzünden.

Gründe für eine übermäßige mechanische Reibung können sein:

- Ungeeigneter Arbeitsplatz: Hierzu zählen u. a. ein falsch eingestellter Tisch, die falsche Computermaus (Mausarm) oder eine falsch eingestellte Tastatur.
- Dauerhafte monotone Bewegungen, z. B. beim Hanteltraining.
- Starke Belastungen, z. B. bei Sportarten wie Bodenturnen oder Klettern, aber auch beim Musizieren, beispielsweise mit Gitarre, Geige oder Klavier.

Auch entzündliche Gelenkerkrankungen und Infektionen können zu einer Sehnenscheidenentzündung führen. Erreger solcher Infektionen können Chlamydien, Mykoplasmen oder Gonokokken (Gonorrhoe-Erreger) sein.

Typisch für eine Sehnenscheidenentzündung sind stark ziehende oder stechende Schmerzen sowie ein deutlich hör- und fühlbares Knirschen an der Sehne. Die betroffene Stelle kann gerötet, angeschwollen und erwärmt sein. Bei einer chronischen Tendovaginitis können sich knotige Verdickungen bilden.

Die Behandlung der Sehnenscheidenentzündung wird mit zwei Tapes durchgeführt:

- Palmaris-longus-Tape (siehe Kapitel 4.3.11)
- Extensor-digitorum-Tape (siehe Kapitel 4.3.4)

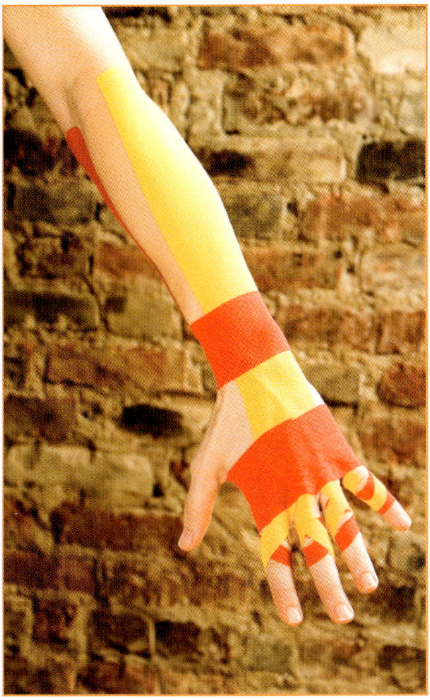

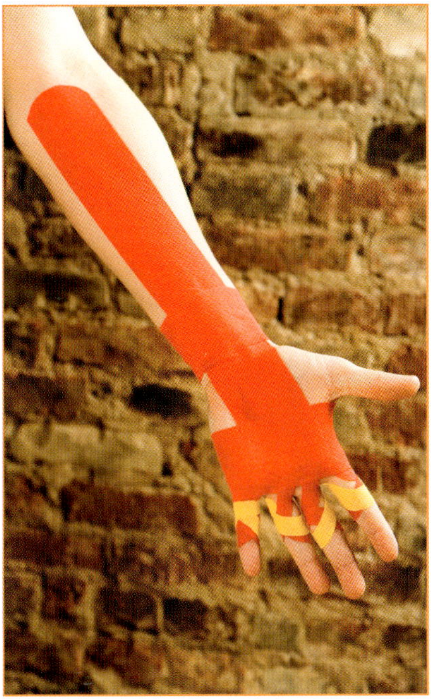

5.32 Sinusitis

Die Nasennebenhöhlen sind normalerweise gut belüftet und mit der gleichen Schleimhaut ausgekleidet wie die Nase. Um den Hohlraum zu reinigen, produziert die Schleimhaut ein Sekret, das aus den Höhlen in den Nasen-Rachenraum abtransportiert wird. Ist dieser Weg verstopft, staut sich das Sekret in der Höhle. Dies begünstigt das Wachstum von Bakterien und anderen Erregern und eine Entzündung der Schleimhaut.

Die Ursachen der Verstopfung können sein:

- Schleimhautschwellungen, die durch eine Erkältung oder Allergien hervorgerufen werden,
- Verkrümmungen der Nasenscheidewand,
- Nasenpolypen, die durch häufige Nasennebenhöhlenentzündungen entstehen.

Eine Kieferhöhlenentzündung kann auch durch eine Zahnwurzelentzündung hervorgerufen werden.

Bei der akuten Sinusitis bestand meist einige Tage zuvor ein Schnupfen. Folgende Symptome zeigen, dass sich zusätzlich eine Entzündung der Nasennebenhöhlen entwickelt hat:

- Kopfschmerzen oder Druckgefühl im Kopf; in schweren Fällen pocht der Schmerz über der Stirn, im Wangenbereich, hinter den Augen oder seltener im Bereich des Hinterkopfes.
- Die Schmerzen verschlimmern sich, sobald man sich nach vorne neigt oder fest mit dem Fuß auftritt.
- Schnupfen, der eitrig sein kann.
- Bei schweren Entzündungen treten Fieber, Abgeschlagenheit und Sehstörungen auf; manchmal entsteht eine schmerzhafte Schwellung, die von außen sichtbar ist.

Bei der chronischen Sinusitis sind die Beschwerden deutlich schwächer. Schmerzen können ganz fehlen. Oftmals ist nur die Nasenatmung behindert, und es tritt ein schleimiges oder eitriges Sekret auf.

Sowohl für die Behandlung der akuten als auch der chronischen Sinusitis kommt das Nebenhöhlen-Tape (siehe Kapitel 4.4.3) zum Einsatz. Durch dieses Tape öffnet sich der Abflussweg aus den Neben- und Stirnhöhlen, was von den Patienten durch freiere Nasenatmung bemerkt wird. Es erfolgt somit eine bessere Belüftung, und das Festsetzen von Erregern wird erschwert. Es reicht, die Tapes während der Nacht zu tragen.

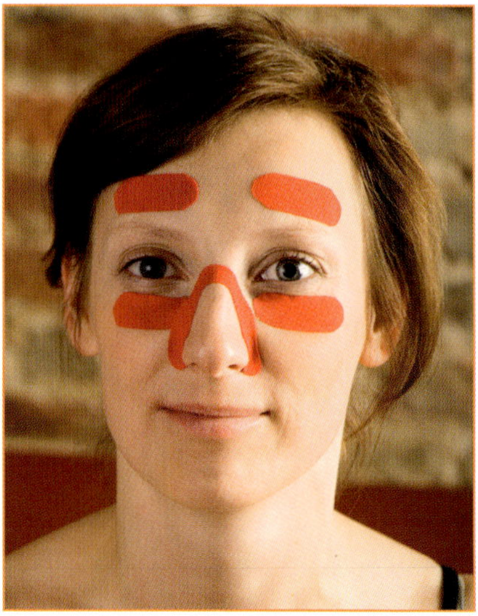

5.33 Skoliose der Wirbelsäule

Die Skoliose ist eine Seitverbiegung der Wirbelsäule bei gleichzeitiger Rotation der Wirbel, welche nicht mehr vollständig aufgerichtet werden kann. Die Wirbelsäule bildet dabei in der Regel mehrere, einander gegenläufige Bögen, die sich kompensieren, um das Körpergleichgewicht aufrechtzuerhalten (S-Form).

Bereits im Kindesalter können Skoliosen auftreten. In der Regel wird diese Erkrankung als idiopathisch eingestuft, doch mehr und mehr setzt sich der Verdacht durch, dass sich bereits im Kindesalter eine Beckenverschiebung mit gleichzeitiger Beinlängendifferenz als Ursache ausmachen lässt. Es ist ein Mittel des Körpers, den Kopf im Lot zu halten. Eine andere recht häufig auftretende Ursache scheint die Psyche zu sein, wobei man sich am Sprachgebrauch orientieren kann, indem man sich fragt, für wen oder was sich diese Kinder „verbiegen" müssen. Häufig findet man als Antwort den Hunger nach Liebe und Zuwendung.

Eine Skoliose lässt sich vor dem Einsetzen der Pubertät verhältnismäßig gut therapieren. Danach und im Erwachsenenalter, wenn die Wirbelsäule verknöchert ist, wird es sehr schwierig, die Bögen und Rotationen wieder in die richtige Statik zu bewegen. Aber es ist nicht unmöglich.

Man macht sich bei der Therapie der Skoliose die energetische Wirkung der Tape-Farben zunutzen. Man klebt die entgegengesetzten Farben Blau und Rot rechts und links des Bogens auf die paravertebrale Muskulatur, und zwar so, dass das energienehmende blaue Tape an der konvexen Seite und das energiegebende rote Tape auf die konkave Seite aufgebracht wird. Dies bewirkt, dass die konkave Seite gestärkt wird und gleichzeitig die konvexe Seite geschwächt. Es kommt zu einer Entspannung der Mm. erector spinae und zu einer Aufrichtung der Wirbelsäule. Es empfiehlt sich, die gesamte Tape-Breite zu verwenden.

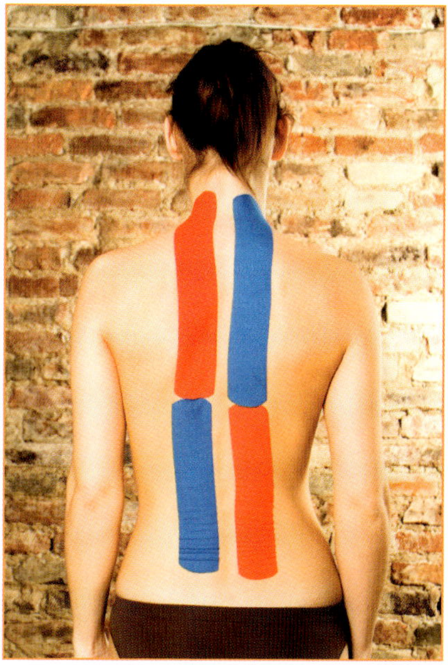

Je nach Lebensalter des Erwachsenen kann die Therapie über einen langen Zeitraum erfolgen, um einen Erfolg zu erzielen. Die kindliche Wirbelsäule reagiert dagegen verhältnismäßig schnell. Voraussetzung einer erfolgreichen Therapie ist die Geradestellung der Beckenstatik, die in den meisten Fällen als ausschlaggebende Ursache angesehen werden kann.

5.34 Sprunggelenksdistorsion

Eine Verstauchung oder Distorsion entsteht, wenn die Gelenkstrukturen gegeneinander verschoben werden. Diese Verschiebung geschieht durch Gewalteinwirkung, die die Gelenkflächen über das normale Maß hinaus voneinander trennen. Die Trennung ist aber nur vorübergehend. Wenn die Gewalteinwirkung beendet ist, kehren die Gelenkstrukturen in ihren Ausgangszustand zurück.

Dennoch können durch die kurzzeitige und vorübergehende Trennung und Verschiebung erhebliche Verletzungen an der Gelenkkapsel und am Bandapparat entstehen. Unabhängig von der Schwere der Verletzung sind häufig die anfänglichen Symptome dieselben, allerdings können auch sie unterschiedlich stark ausfallen:

- Schmerzen
- Gelenkschwellung
- Bluterguss
- unnormale Gelenkstellung
- Einschränkung der Gelenkbeweglichkeit

Schwere Verstauchungen können mit einem Bänderriss einhergehen.

Beim Sport treten Verstauchungen des Sprunggelenks häufig beim Fußball und Basketball und in Lauf- und Sprungdisziplinen auf unebenem Boden auf, wenn der Fuß umknickt. Kniegelenksverstauchungen kommen beim Fußball z. B. durch Fouls oder durch unphysiologische Drehbewegungen vor. Daumen- und Fingergelenke beim Volleyball, und bei der Gymnastik, z. B. beim Auffangen von Medizinbällen, und beim Skilaufen werden häufig gestaucht.

Wichtig sind die Sofortmaßnahmen: Sofortige Kühlung vermeidet einen größeren Bluterguss und verkürzt die Genesungszeit. Danach sollte eine Röntgenaufnahme gemacht werden. Nur so kann festgestellt werden, welche Gelenkanteile betroffen sind. Bei leichten Distorsionen ohne weitere Verletzung der Gelenkstrukturen reichen meistens die Sofortmaßnahmen aus. Sind Bänder oder Kapsel verletzt, erfolgte bisher die konventionelle Therapie mit Kompressionsverband und Ruhigstellung.

Durch die Behandlung mit Dolo-Tapes erreicht man eine Aufrechterhaltung bzw. eine Steigerung des Lymphflusses, was dazu führt, dass bei einer rechtzeitigen Behandlung eine Schwellung und ein Hämatom erst gar nicht entstehen, aber auf jeden Fall schnell wieder zurückgehen. Man kann beobachten, dass an den Stellen des Gelenkes, an denen ein Tape geklebt wird, der Bluterguss verschwunden ist, während rechts und links davon der Erguss noch deutlich zu sehen ist.

Durch die erhaltene Beweglichkeit im Gelenk regt man auch hier den Stoffwechsel an, was dem Knochen- und Knorpelauf- und -abbau zugute kommt. Gerade der Wechsel von Druck und Zug im Gelenk fördert die Bildung von Knorpelzellen.

Um dem Gelenk die nötige Stabilität zu geben, ist es wichtig, das Dolo-Tape in mehreren Lagen zu kleben, bis der Patient (z. B. bei der Sprunggelenksdistorsion) beschwerdefrei laufen kann. Das Anlegen eines Distorsions-Tapes heißt nicht, dass das Gelenk nicht geschont werden muss. Gerade in der ersten Zeit ist das Ruhighalten (nicht das Ruhigstellen!) des Gelenkes wichtig.

Der Patient liegt in Rückenlage auf der Behandlungsliege, der Fuß ist in maximaler Dorsalextension. Die Tape-Länge wird von der Mitte des lateralen bis zur Mitte des medialen Unterschenkels gemessen. Hinzu kommt ein Quer-Tape von ca. 20 cm. Das lange Tape wird in der Mitte aufgerissen, mit vollem Zug auf die Ferse aufgesetzt und weiter bis über beide Malleolen mit voller Dehnung geklebt. Beide Enden werden ohne Zug ausgestrichen.

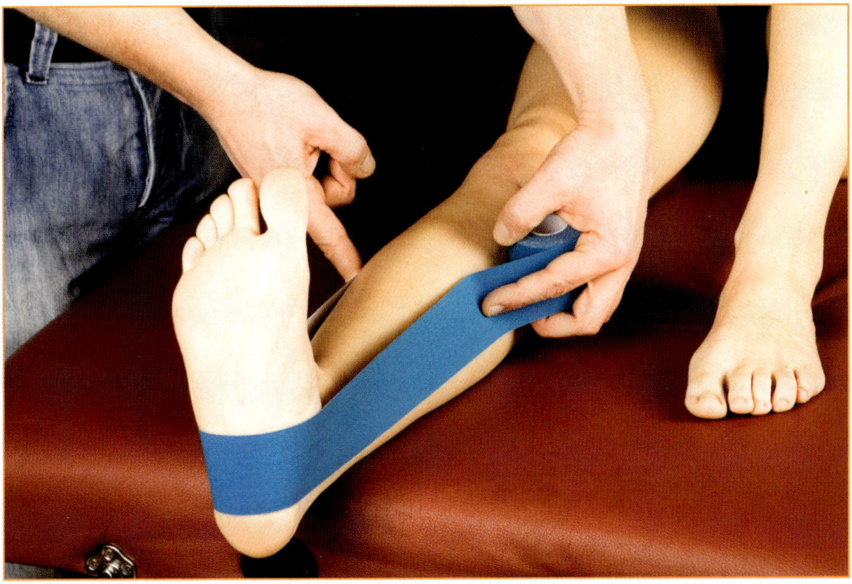

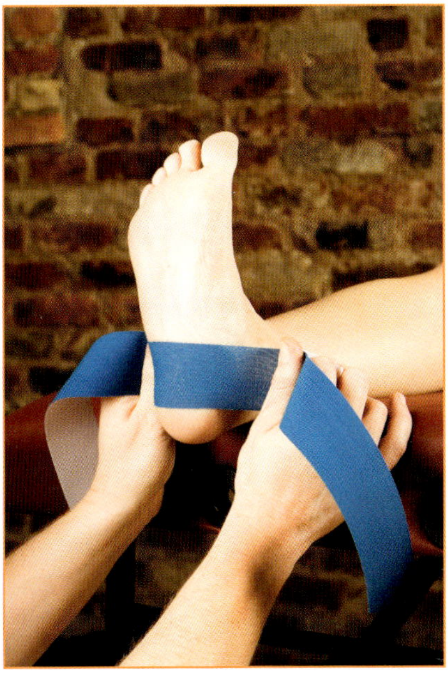

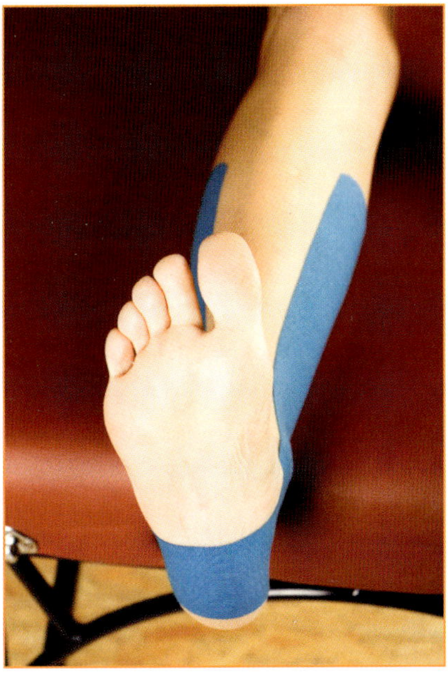

Das Quer-Tape wird an der schmerzhaften Seite mit vollem Zug auf den betroffenen Knöchel geklebt und zirkulär zum anderen Knöchel ohne Zug ausgestrichen.

Um das Gelenk stärker zu stabilisieren, können weitere Quer-Tapes cranial und caudal des ersten gesetzt werden. Zusätzliche Quer-Tapes können über die erste Lage geklebt werden, so lange bis der Patient eine ausreichende Stützung angibt, aber nicht mehr als drei Lagen übereinander.

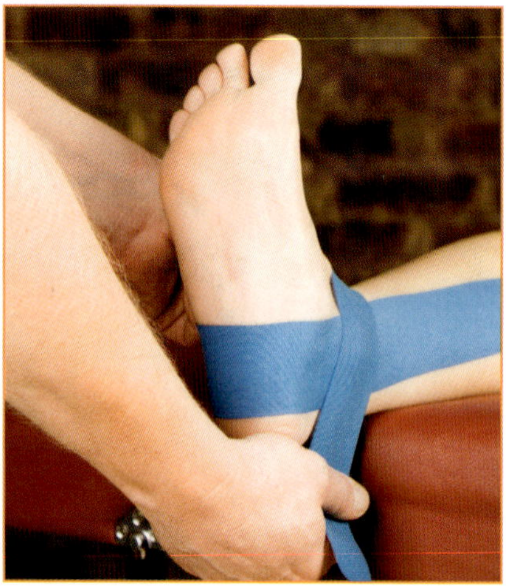

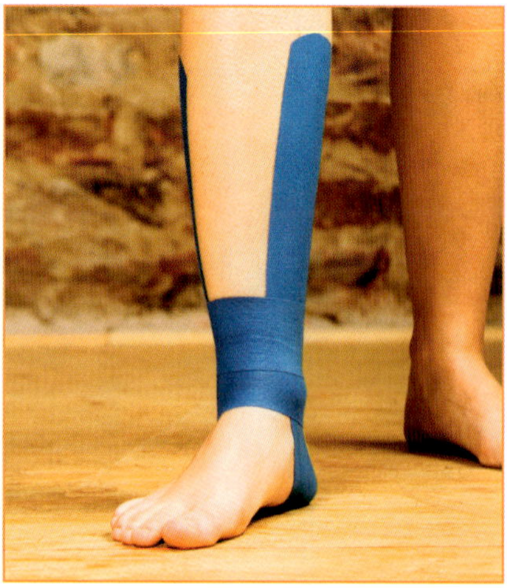

5.35 Stiff-Man-Syndrom

Das Stiff-Man-Syndrom ist eine komplexe Autoimmunerkrankung des zentralen Nervensystems (ZNS) und der endokrinen Drüsen.

Es ist durch motorische, vegetative, psychische, orthopädische und endokrinologische Symptome gekennzeichnet.

Motorisch:

- Rigidität
- Spasmen
- Gangstörung mit „steifbeinigem" Gangmuster
- paroxysmale Stürze bei erhaltenem Bewusstsein
- gesteigerte Eigenreflexe

Vegetativ:

- extremes Schwitzen
- Tachykardie
- Mydriasis
- Hypertonie
- Tachypnoe

Psychisch:

- Angstattacken
- gesteigerte Schreckreaktionen auf banale Außenreize (z. B. Telefonklingel)

Orthopädisch:

- fixierte Hyperlordose
- Ankylosen
- Subluxationen
- Spontanfrakturen

Endokrinologisch:
- Diabetes mellitus Typ 1
- Immunhyperthyreose
- Autoimmunthyreoiditis

Rigidität und Spasmen treten meist symmetrisch auf und bevorzugen die Rumpf- und rumpfnahe Muskulatur der unteren Körperhälfte.

Die Steifigkeit der Muskulatur lässt sich hervorragend mit Dolo-Tapes therapieren. Wiederum steht eine Behandlung der Körperstatik im Vordergrund, bevor lokale Tapes gesetzt werden.

Bei der lokalen Behandlung ist es entscheidend, welche Muskelzüge genau bei dem Patienten betroffen sind – exakt diese werden auch geklebt. In der Regel sind die Muskeln der Beine betroffen und deshalb sind die am häufigsten benötigten Tapes:

- Becken- und Wirbelsäulen-Tapes (siehe Kapitel 4.1.1 und 4.1.5)
- Triceps-surae-Tape (siehe Kapitel 4.2.16)
- Quadriceps-femoris-Tape (siehe Kapitel 4.2.11)
- Ischiocrural-Tape (siehe Kapitel 4.2.7)
- Ischiadicus-Nerv-Tape (siehe Kapitel 4.2.6)
- Gluteus-Tape (siehe Kapitel 4.2.3)
- Piriformis-Tape (siehe Kapitel 4.2.9)

Aber auch alle anderen Muskeln, die von Rigidität und Spasmen sowie von positiven Triggerpunkten behaftet sind, können getaped werden.

Der Patient erhält durch diese Behandlung eine Schmerzlinderung, ein sichereres Gangbild und damit eine verbesserte Lebensqualität.

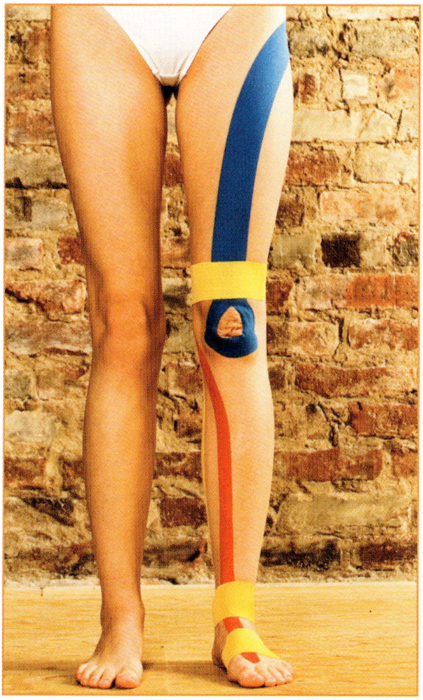

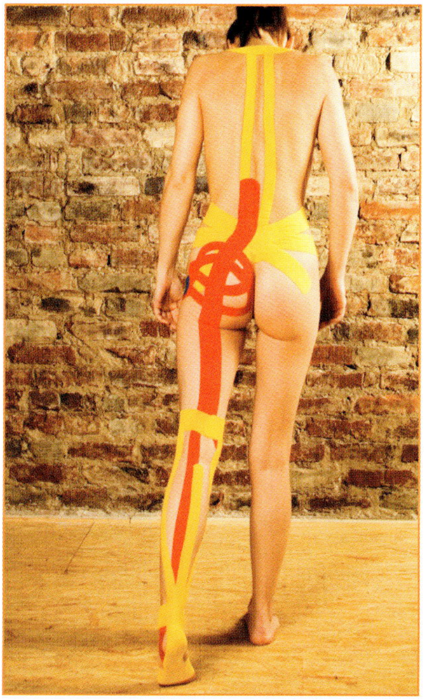

5.36 Tietze-Syndrom

Das Tietze-Syndrom ist eine seltene idiopathische Chondropathie der Rippenknorpel am Ansatz des Sternums, die mit Schmerzen und Schwellung im Bereich des ventralen Thorax einhergeht.

Jeder der sieben Rippenknorpelansätze am Brustbein kann betroffen sein. In 90 % der Fälle verursachen mehrere Ansätze Beschwerden. Am häufigsten befällt das Tietze-Syndrom den 2.-5. Rippenknorpel. Die auftretenden Beschwerden sind spontaner Brustschmerz und Schwellung der oberen Rippenknorpel.

Der Schmerz kann schrittweise oder plötzlich eintreten und ggf. in Arme und Schulter ausstrahlen. Er wird durch Bewegungen des Brustkorbs oder tiefe Inspiration verstärkt. In der Anamnese finden sich häufig Traumen oder ungewöhnliche Belastungen (Umzug, Renovierungsarbeiten).

Diagnostisch wegweisend ist die Druckschmerzhaftigkeit der Rippenknorpel. Dazu palpiert der Untersucher die Rippenknorpel mit einem Finger unter diskreter Druckausübung. Der Druckschmerz ist in der Regel von der 2. bis zur 7. Rippe am ausgeprägtesten.

CAVE! **Es kann ein Herzinfarkt vorliegen.**

Die Symptomatik kann von einer Wirbelverschiebung oder einer Skoliose der Brustwirbelsäule herrühren. Hierbei kommt es zu einer Verschiebung der Rippen an den Knorpelhaften des Brustbeines. In diesem Fall reicht eine lokale Behandlung an der ventralen Seite nicht aus. Die Fehlstellungen der Wirbelsäule müssen in jedem Fall vorrangig therapiert werden.

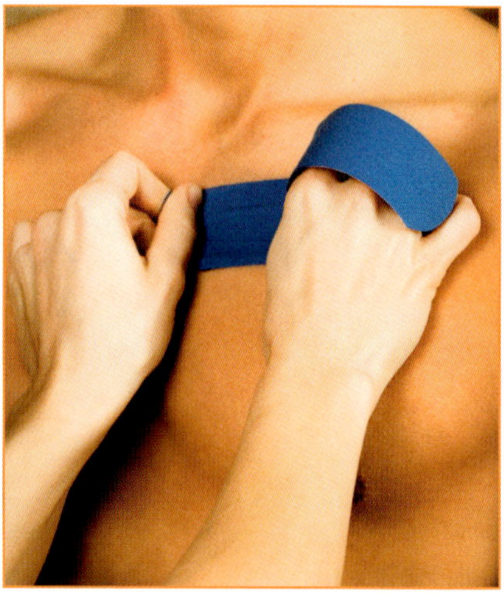

Wenn dann noch Schmerzen an den Rippenansätzen vorhanden sind, kann ein Tape auf die schmerzhafte Stelle aufgebracht werden. Je nach Ausdehnung des Schmerzareals werden ein bis drei ca. 20 cm lange Tapes geschnitten. Die Tapes werden mit vollem Zug auf die schmerzhafte Rippenhafte aufgesetzt und ohne Zug im Verlauf der Rippe zur Laterallinie des Körpers ausgestrichen.

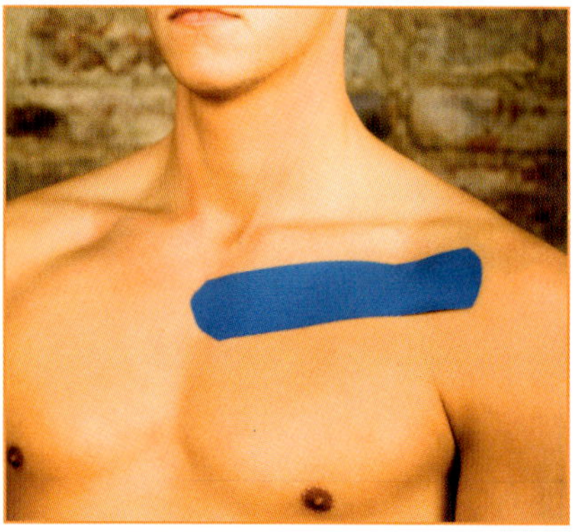

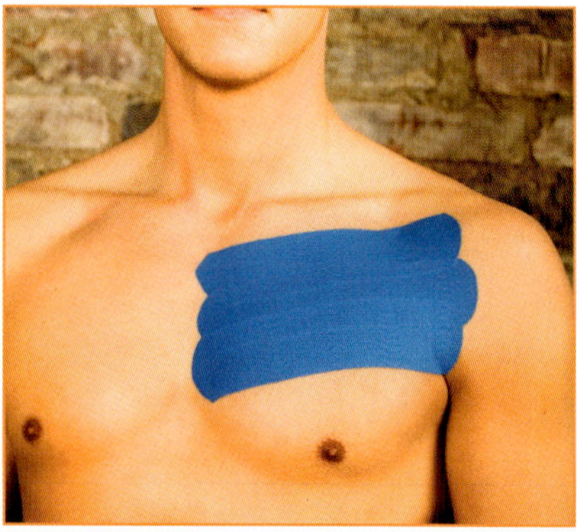

5.37 Tinnitus

Als Ursachen des Tinnitus kommen Hörbeeinträchtigungen, Lärmschäden, Morbus Menière und andere organische Erkrankungen in Betracht. Auch der Hörsturz ist oft von einem Tinnitus begleitet. Probleme mit der Halswirbelsäule oder im Zahn-Kiefer-Bereich können auslösende oder verstärkende Ursachen sein. Neben medizinischen Ursachen vermuten die Hälfte aller Betroffenen Lärm und Stress als Auslöser.

Soweit es sich um einen muskulär bedingten Tinnitus handelt, hat man gute Chancen, den Patienten von seinen Ohrgeräuschen zu befreien. Alle anderen organisch bedingten Ursachen lassen sich mit dem Dolo-Tape nicht behandeln. Auch stressbedingter Tinnitus lässt sich mit Tapes gut behandeln, weil Stress meistens eine Muskelverspannung nach sich zieht.

Beim Tinnitus gilt das bereits ausgeführte Schema der Migränebehandlung (s. Kapitel 5.18). Alle Muskeln im Schulter-/Nackenbereich tragen dazu bei, dass es bei einer Verhärtung und Verkürzung zu Kompressionen auf Gefäße und Nerven kommt. Ebenso ist eine gerade Statik äußerst wichtig.

Es werden hauptsächlich folgende Tapes für die Behandlung eines Tinnitus verwendet:

- Becken-Tape (siehe Kapitel 4.1.1)
- Wirbelsäulen-Tape (siehe Kapitel 4.1.5)
- Scaleni-Tape (siehe Kapitel 4.3.16)
- Levator-scapulae-Tape (siehe Kapitel 4.3.9)
- Sternocleidomastoideus-Tape (siehe Kapitel 4.3.19)

Diese Tapes werden an beiden Seiten geklebt, wobei jeder einzelne Muskel an jeder Seite auf die korrekte Farbe ausgetestet werden muss. Es sollte sich innerhalb von zwei Tage eine Besserung der Ohrgeräusche einstellen. Falls keine Besserung eintritt, handelt es sich vermutlich nicht um einen muskulär bedingten Tinnitus.

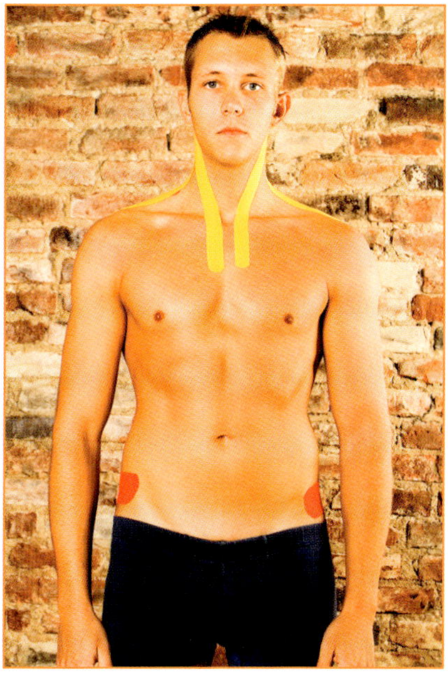

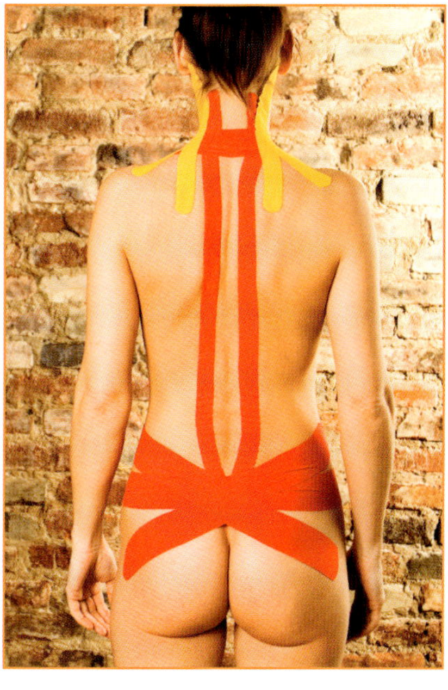

5.38 Trigeminusneuralgie

Die Trigeminusneuralgie ist ein Gesichtsschmerz im Versorgungsbereich des N. trigeminus. Sie ist zumeist idiopathisch, kann aber auch symptomatisch, z. B. im Rahmen einer Multiplen Sklerose oder bei Hirnstammtumoren, auftreten.

Trigeminusneuralgien können spontan entstehen oder durch bestimmte Ereignisse „getriggert" werden. Als Auslöser kommen unter anderem Kälte- oder Wärmereize sowie Berührungen infrage. Als mögliche Ursache wird eine Irritation der Wurzel des N. trigeminus im Kleinhirnbrückenwinkel angenommen. Sie soll durch eine Störung der mikrovaskulären Versorgung des Nervs im Übergangsbereich zwischen zentralem und peripherem Myelin verursacht werden.

Die Patienten berichten über einseitige, plötzlich auftretende, heftigst einschießende Schmerzen, die wenige Sekunden anhalten. Sie treten meist im Versorgungsgebiet des II. oder III. Trigeminusastes auf, somit sind hauptsächlich der Ober- und Unterkiefer sowie der Bereich des Mundes betroffen. Die Schmerzen erreichen auf einer Schmerzskala von 1-10 (VAS) in der Selbsteinschätzung durch den Patienten fast immer den höchsten Wert. Schmerzreflektorisch kommt es dabei oft zu Verkrampfungen der Gesichtsmuskulatur (Tic douloureux), ferner treten Hautrötung und Augentränen auf.

Man kann eine Trigeminusneuralgie mit dem Dolo-Tape naturgemäß nicht heilen. Aber man kann dem Patienten einen Großteil seiner Schmerzen nehmen. Hierzu kommt das Trigeminus-Nerv-Tape (siehe Kapitel 4.4.4) zum Einsatz.

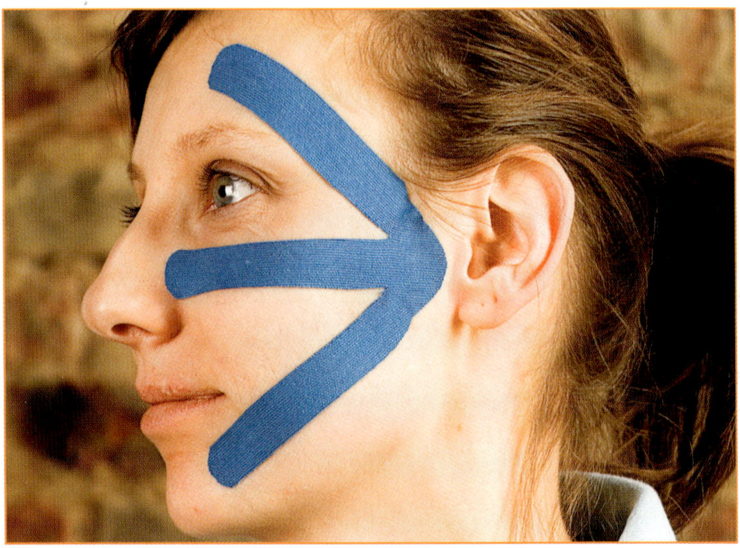

Der Patient kann sich diese Tapes selbst aufkleben und über Nacht tragen, da viele Patienten nicht mit den Tapes im Gesicht gesehen werden wollen. Die Wahl der richtigen Farbe ist von großer Bedeutung.

5.39 Verbrennungen mit Kontrakturen

Verletzungen der Haut, die zum Verlust von Gewebe führen, wie beispielsweise Verbrennungen, können eine feste und zusammengezogene Narbe erzeugen. Diese wird als Kontraktur bezeichnet. Zur operativen Behandlung wird eine Entfernung der Kontraktur mit Deckung des Defekts durch eine Hautlappenplastik oder ein Transplantat durchgeführt.

Durch die starre Oberfläche des Hautgewebes kommt es zu einer Bewegungseinschränkung der nahe gelegenen Gelenke und Muskelzüge. Die hieraus resultierende Atrophie des Muskels und die aufgrund der Minderbewegung einsetzende Steifigkeit des Gelenkes können einen dauerhaften Schaden hervorrufen.

Um diese Art des Narbengewebes zu behandeln, ist das Dolo-Tape eine willkommene Ergänzung, die eine Transplantation oft überflüssig macht. Dies ist allerdings sehr stark abhängig vom Ausmaß der Kontraktur. Durch das Aufbringen des Tapes erlangt man eine deutliche Verbesserung der Stoffwechselleistung und des Lymphflusses des vernarbten Gewebes, was zum einen einen schnelleren Abfluss der Lymphflüssigkeit bedeutet und zum anderen, dass das Gewebe geschmeidiger wird und somit auch die Bewegungseinschränkungen nachlassen.

Zur Behandlung wird das vorher farblich ausgetestete Tape ohne Zug auf die betreffenden Hautstellen aufgetragen. Es ist natürlich strengstens untersagt, auf frische, unverheilte Narben zu tapen, um die Haut durch den Klebstoff nicht weiter zu schädigen. Hierzu muss die Deckhaut verheilt sein. Besonders die Behandlung älterer Verbrennungsnarben zeigt eine schnelle Veränderung der Gewebsstrukturen.

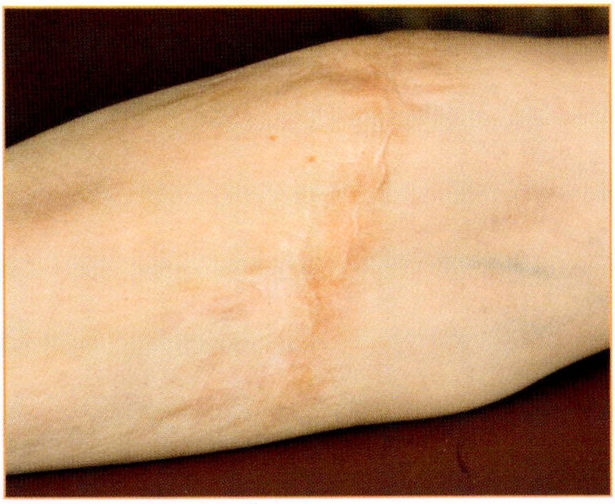

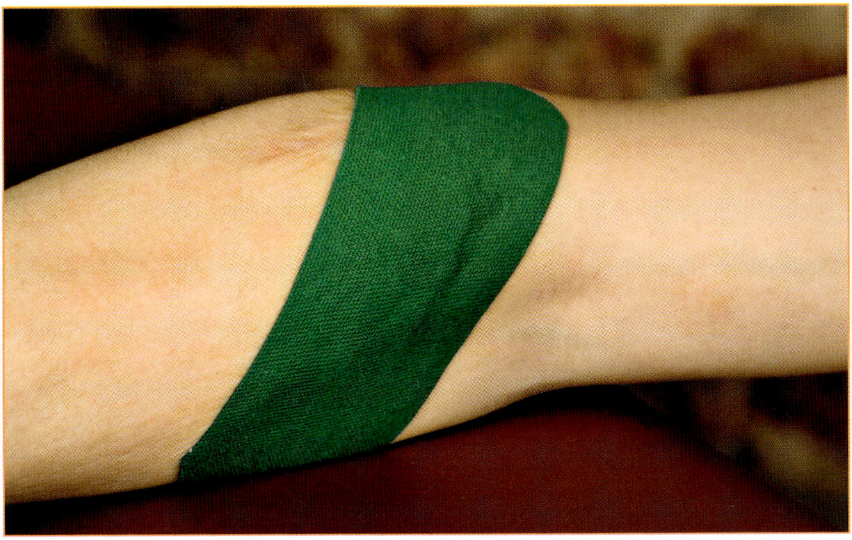

5.40 Zähneknirschen (Bruxismus)

Vor allem Stresssituationen wie psychische Anspannung, seelische Belastung oder beruflicher Druck sind daran schuld, wenn Menschen beginnen, nachts mit ihrem Gebiss zu arbeiten. Sie knirschen und mahlen mit ihren Zähnen, beißen sie heftig aufeinander oder pressen die Zunge gegen Zähne und Gaumen. Häufig machen sie dies, ohne selbst etwas davon zu bemerken, und wachen morgens wie gerädert auf. Sie fühlen sich unwohl, ihre Kaumuskeln schmerzen, die Zähne sind druckempfindlich, Nacken und Schultern sind verspannt, im Extremfall kann der Mund nur noch unter Schmerzen geöffnet werden, und die Schmerzen strahlen in den Nacken, aber auch zu den Schläfen und Ohren hin aus.

Starke Zähneknirscher setzen ihr Gebiss und ihr Kausystem einem enormen Druck aus. Frauen erreichen zwischen den Zahnreihen einen Druck von bis zu 300 Kilo, Männer sogar 400 Kilo. Die Folgen von anhaltender nächtlicher Zahnarbeit erkennt ein Zahnarzt neben einer Abrasion der Kauflächen auch an auffallend starken Muskeln am Kiefer und an den Schläfen sowie an muskulären Störungen im Bereich von Kopf, Hals, Nacken und Schultern.

Jene, die mit den Backenzähnen knirschen und mahlen, sind auf der Suche nach innerem Halt, ein bisschen verunsichert, und sie zermalmen sinnbildlich ihre Anspannung und Probleme auf den Backenzähnen. Es sind eher introvertierte Menschen, die sich ihre Aggressionen und Ängste nicht anmerken lassen möchten und gewissermaßen im Schlaf abarbeiten und ausleben. Der ruhige Typ ist der Zahnpresser.

Zähneknirschen und -pressen kann aber auch banale mechanische Ursachen haben: Eine zu hohe Füllung oder eine schlecht angepasste Krone irritiert das Zusammenspiel von Kaumuskulatur und Kiefergelenk, und der Betreffende versucht unbewusst im Schlaf, diese Hindernisse zu beseitigen. Es ist sehr selten, dass ein Patient nur wegen einer zu hohen Füllung knirscht. Fast immer gehört dazu auch eine seelische Komponente, eben der Stress.

Konventionell wird Patienten, denen man aufs Zähneknirschen gekommen ist, meist nur zur Schonung der Zähne eine Bissplatte (Knirscherschiene) verordnet, die sie nachts tragen müssen, die allerdings das Knirschen selbst nicht verhindert.

Auch bei diesen Beschwerden kann nur eine Heilung erfolgen, indem die Ursache behoben wird. Es ist auffallend, dass bei den meisten Knirschern eine Beteiligung der Muskeln eine Rolle spielt. Es wird angenommen, dass sich Verspannungen der Schulter-/Nackenmuskulatur aufgrund des Knirschens ergeben. Man kann sich jedoch auch die Frage stellen, ob sich nicht aufgrund einer muskulären Verspannung das Zähneknirschen einstellt.

Der lokalen Behandlung geht auch hier wieder das Richten der Statik voraus. Zur Behandlung des Zähneknirschens werden folgende Tapes verwendet:

- HWS-Tape (siehe Kapitel 4.1.4)
- Levator-scapulae-Tape (siehe Kapitel 4.3.9)
- Scaleni-Tape (siehe Kapitel 4.3.16)
- Sternocleidomastoideus-Tape (siehe Kapitel 4.3.19)
- Masseter-Tape (siehe Kapitel 4.4.2) oder Zahnschmerz-Tape (siehe Kapitel 4.4.5)

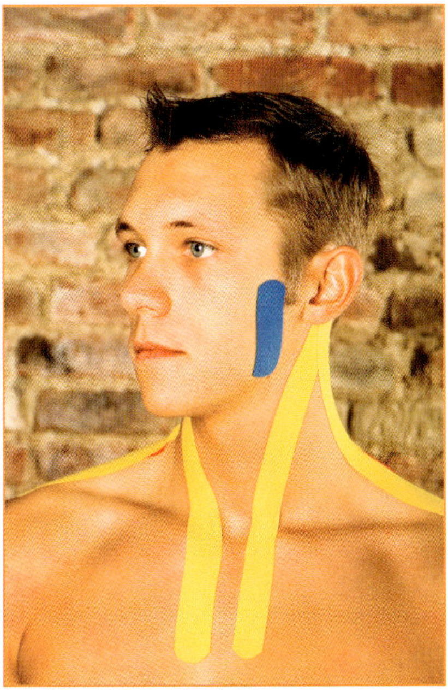

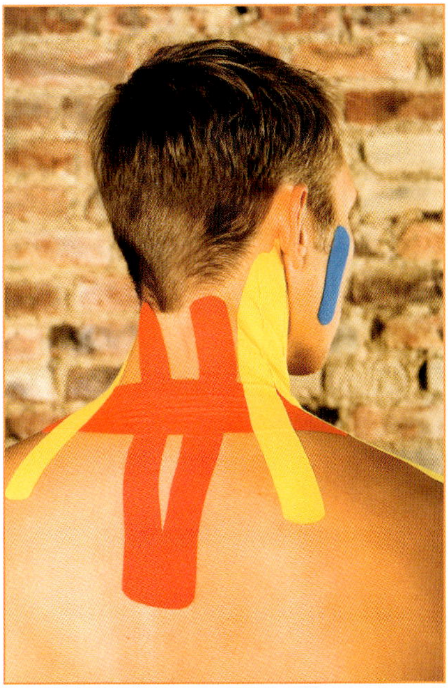

Es empfiehlt sich, das Masseter-Tape nur während der Nacht zu tragen. Alle anderen Tapes werden so lange geklebt, bis die Muskulatur entspannt ist. Nebenher sollten Maßnahmen zur Klärung von Problemen und Stress eingeleitet werden, denn auch die Schulter-/Nackenmuskulatur ist nicht ohne Grund verspannt.

6. Kapitel: Abrechnungsmöglichkeiten

Dolo-Taping wird genauso wie das Meditaping und das Kinesio-Taping nicht von den gesetzlichen Krankenkassen erstattet. Auch bei vielen Beihilfestellen wird es als nicht wissenschaftlich anerkannt eingestuft und somit nicht erstattet.

Die privaten Krankenversicherungen erstatten in der Regel die Behandlungen mit den Tapes in vollem Maße. Ebenso können die Tape-Materialien zum Gestehungspreis mit abgerechnet werden.

Für die unterschiedlichen Berufsgruppen, die das Dolo-Taping anwenden, gibt es unterschiedliche Abrechnungsmodalitäten. Im Folgenden seien beispielhaft drei Berufsgruppen genannt:

Physiotherapeuten und Krankengymnasten

Da diese Berufsgruppe hauptsächlich auf Anweisung (Verordnung) des Arztes arbeitet, ist es schwer, diese Behandlung offiziell abzurechnen. Somit kann es sich bei der Durchführung nur um eine private Zusatzleistung handeln, die im Bereich der Prävention angewendet werden kann. Ansonsten wird die Behandlung mit Dolo-Taping im Rahmen der allgemeinen Krankengymnastik durchgeführt und die Materialien dem Patienten zum Gestehungspreis in Rechnung gestellt.

Heilpraktiker

Heilpraktiker besitzen ein Gebührenverzeichniss (GebüH), das Ziffern für die Abrechnung des Dolo-Tapings zur Verfügung stellt.

- GebüH-Ziffer 33.2: elastische Stütz-, Tape- oder Pflasterverbände, pro Tape
- GebüH-Ziffer 34.2: gezielter Eingriff an der Wirbelsäule
- GebüH-Ziffer 01.0: Untersuchung
- GebüH-Ziffer 05.0: Beratung

Hinzu kommt das verbrauchte Tape-Material, das zum Gestehungspreis abgerechnet werden kann.

Ärzte

Der Abrechnung der Ärzte liegt die Gebührenordnung für Ärzte zugrunde, nach der abgerechnet werden muss. Das Tape-Material kann zum Gestehungspreis abgerechnet werden.

- GOÄ-Ziffer 007: Körperliche Untersuchung, ein Organsystem
- GOÄ-Ziffer 008: Körperliche Untersuchung, Ganzkörperstatus
- GOÄ-Ziffer 034: Erörterung
- GOÄ-Ziffer 206: Tape-Verband, kleines Gelenk
- GOÄ-Ziffer 207: Tape-Verband, großes Gelenk
- GOÄ-Ziffer 269: Akupunktur
- GOÄ-Ziffer 507: Krankengymnastik, Teilbehandlung
- GOÄ-Ziffer 520: Teilmassage
- GOÄ-Ziffer 521: Großmassage
- GOÄ-Ziffer 800: neurologischer Status (nicht neben Ziffer 008)

Es lassen sich je nach Ausführung der Therapie auch andere Ziffern in Anrechnung bringen. Die genannten stellen lediglich einen Auszug dar.

Egal in welcher Berufsgruppe gearbeitet wird: Es ist immer wichtig, den Patienten vor der Behandlung auf die Höhe der Behandlungskosten aufmerksam zu machen, selbst wenn er nicht danach fragt. Viele Patienten müssen die Kosten selbst tragen und haben ein Recht darauf, diese vor Beginn der Behandlung zu erfahren. Dies erspart dem Therapeuten Beschwerden nach der Rechnungsstellung.

7. Kapitel: Literaturverzeichnis

J. G. Travell, D. G. Simons: Handbuch der Muskeltriggerpunkte. Urban & Fischer Verlag, München 2002

Frank H. Netter: Atlas der Anatomie des Menschen. Thieme Verlag, Stuttgart 2000

P. Deadman, M. Al-Khafaji, K. Baker: Großes Handbuch der Akupunktur. Verlag für Ganzheitliche Medizin, Bad Kötzting 2002

R. Macdonald: Taping Techniques. Butterworth-Heinemann Verlag, Oxford 2004

Kenzo Kase: Clinical Therapeutic Application Kinesio Taping Manual. Kinesio Today, New York 2002

Pschyrembel: Klinisches Wörterbuch, Walter de Gruyter Verlag, Berlin 1994

G. Herold: Innere Medizin, Eigenverlag, Köln 2005

H. U. Hecker, K. Liebchen: Aku-Taping. Haug-Verlag, Stuttgart 2004

D. Sielmann, H. Christiansen: Medi-Taping. Haug-Verlag, Stuttgart 2005

H. Lippert: Anatomie. Urban & Schwarzenberg Verlag, München 1995

Kurt Tittel: Beschreibende und funktionelle Anatomie des Menschen. Urban & Fischer Verlag, Jena 2003

K. L. Schmidt, H. Drexel, K.-A. Jochheim: Lehrbuch der Physikalischen Medizin und Rehabilitation. Gustav Fischer Verlag, Stuttgart 1995

B. Kolster, G. Ebelt-Paprotny: Leitfaden Physiotherapie. Gustav Fischer Verlag, München 1999

S. Silbernagl, A. Despopoulos: Taschenbuch der Physiologie. Thieme Verlag, Stuttgart 1991

M. Jungermann, N. Gumpert: Die optimale Therapie des Impingementsyndroms. O.P.I.S, Taunusstein 2006

H. Koch, H. Steinhauser: Die Therapie Dorn. Foitzick Verlag, München 2001

Norbert Lutter: Skripte der Dorn-Breuß-Therapie. 1996-2004

M. Földi: Lehrbuch der Lymphologie. Urban & Fischer Verlag, München 2002

Gebührenverzeichnis für Heilpraktiker, Deutsche Heilpraktikerverbände

Gebührenordnung für Ärzte, Verband der Privaten Krankenversicherung e. V.

Index

D

E

F

G

H

I

K

L

M

W

Z

Bezugsquellen

Die Firma „**Dolo-Tape oHG**" ist mit der Entwicklung und dem Vertrieb der **Dolo-Tapes** befasst.

Unter der Leitung von Frau Elfi Reichardt und Herrn Norbert Lutter sind die Dolo-Tapes unter Mitwirkung des renommierten Medizinprodukte-Herstellers McKsure, Ltd. entwickelt worden und sind auf gute Hautverträglichkeit abgestimmt und getestet. Die Tapes sind zu 100 % frei von Latexanteilen, hochelastisch und atmungsaktiv.

Die Bezeichnungen „**Dolo-Tape**" und „**Dolo-Taping**" sind über das Deutsche Patent- und Markenamt (DPMA) rechtlich geschützte Namen und dürfen nur mit ausdrücklicher Genehmigung der Firma „**Dolo-Tape oHG**" zu Werbungs-, Vertriebs- und Schulungszwecken verwendet werden.

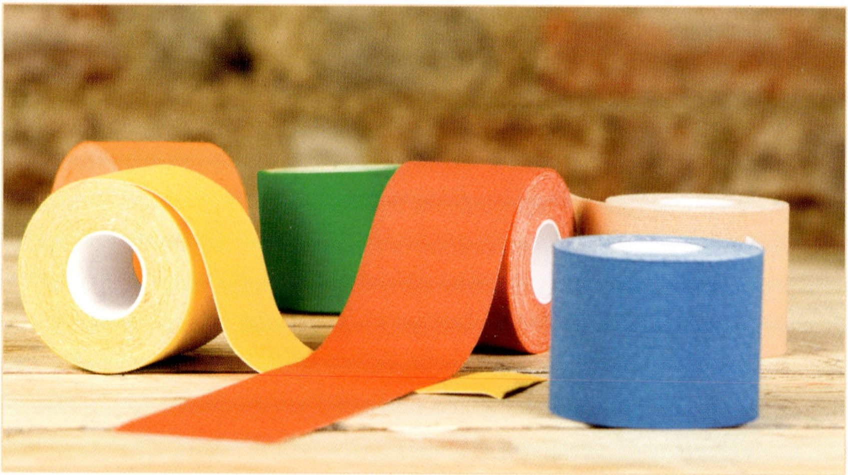

Die „**Dolo-Tapes**" sind in den Farben Rot, Gelb, Orange, Blau, Grün und Beige (hautfarben) über folgende Bezugsadresse erhältlich:

Dolo-Tape oHG
Ostgraben 24
48324 Sendenhorst
Telefon: 0 25 26 / 93 99 223
Telefax: 0 25 26 / 93 99 212
Internet: www.dolo-tape.de
Email: bestellung@dolo-tape.de

Bezugsquellen

Weiterbildung

Für die Ausbildung von Physiotherapeuten, Heilpraktikern, Ärzten, Ergotherapeuten, Masseuren und Hebammen werden Aus-, Fort- und Weiterbildungen zur Therapie „**Dolo-Taping**" über die **Dorn-Breuß Schule** als Fortbildungsinstitut in verschiedenen deutschen Städten angeboten.

Informationen erhalten Sie bei:

Dorn-Breuß Schule Norbert Lutter
Ostgraben 24
48324 Sendenhorst
Telefon: 0 25 26 / 93 75 731
Telefax: 0 25 26 / 93 75 732
Internet: www.die-dorn-schule.de
Email: hallo@die-dorn-schule.de

Für Ihre Notizen

Für Ihre Notizen

Für Ihre Notizen

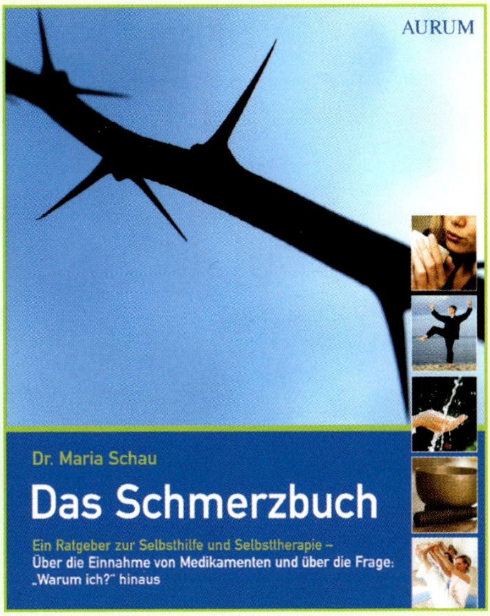

Mutmacher

Schmerzen lähmen, frustrieren, machen wütend, schüren Ängste und rauben Kräfte. Dieses Buch macht Mut, sich der Botschaft des Schmerzes zu stellen und ihm damit seine Macht zu nehmen.

13 Millionen Menschen leiden in Deutschland unter chronischen Schmerzen. Die medizinische Schmerztherapie greift oft zu kurz, um langfristige Linderung zu bringen. Allein mit dem Schmerz und dem Gedanken daran entsteht Hilflosigkeit und Einsamkeit.

In diesem Buch finden Betroffene Hilfe zur Selbsthilfe, um den Kreislauf der Schmerzen zu unterbrechen, den Ursachen auf die Spur zu kommen und so dem Schmerz die Macht zu nehmen. Selbsthilfe macht selbstbewusst, macht mutig, wenn's auch mal Rückschläge gibt.

Das Schmerzbuch – Ein Ratgeber zur Selbsthilfe
Dr. Maria Schau

112 Seiten, Broschur
ISBN 978-3-89901-119-7
Preis: 14,80 €
AURUM

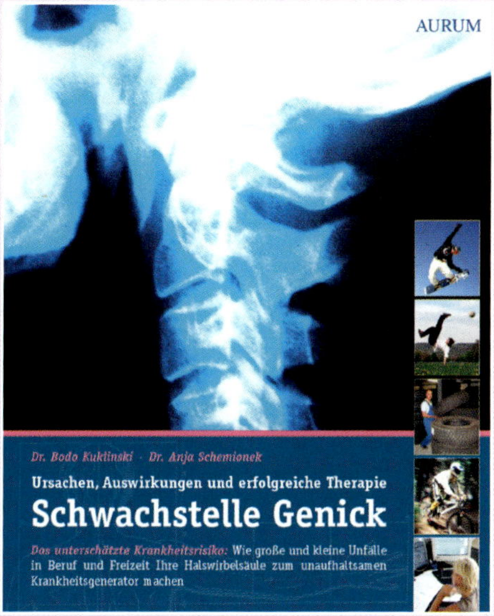

Schwachstelle Genick –

Eine Gefahr, die uns im Nacken sitzt

Hatten Sie einen Fahrradunfall oder reiten Sie? Sind sie beim Sport böse gefoult worden oder haben einen Ball an den Kopf bekommen? Haben Sie auch einen »Knacks« im Nacken? Bloß nicht den Kopf viel bewegen, da wird Ihnen immer schwindelig? Dann sind Sie vielleicht auch »so ein Fall« mit instabilem Genick! Vermutlich können Sie ein Lied davon singen, was bei Ihnen gesundheitlich alles nicht so ganz stimmt. Denn der instabile Nacken ist ein »Krankheitsgenerator«: Migräne, Rheuma, Allergien und Schlimmeres können die Folge sein.
Wie das passiert und wie Sie sich davor schützen können lesen Sie in diesem Buch: Mit der Drei-Säulen-Therapie kann der »Generator« gestoppt und Ihre Gesundheit erhalten werden!

Schwachstelle Genick
Dr. Bodo Kuklinski, Dr. Anja Schemionek

112 Seiten, Broschur
ISBN 978-3-89901-075-6
Preis: 14,80 Euro
AURUM

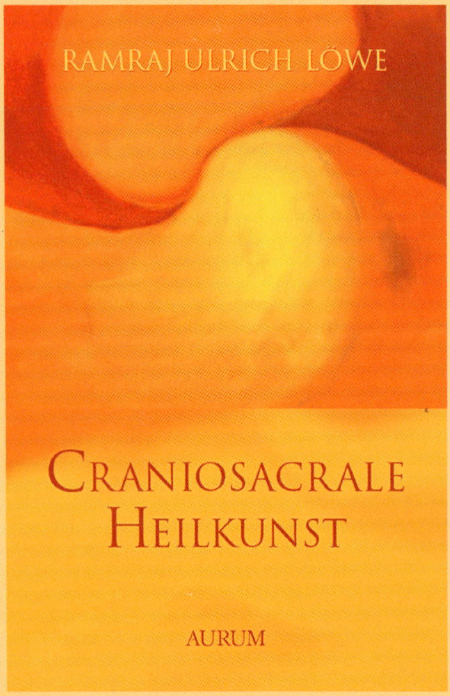

Craniosacrale Heilkunst

Ein umfassendes Grundlagenwerk, für alle Craniosacral-Lernenden und -Praktizierenden, aber ebenso für Therapeuten anderer Therapie- und Heilverfahren.
Auch Laien, die sich für Craniosacral-Arbeit oder Heilkunst im Allgemeinen interessieren finden hier den Schlüssel zu Heilung und Selbstheilung. Fallbeispiele und Sitzungsprotokollen veranschaulichen, wie die zuvor detailliert dargelegten Vorgehensweisen ineinander greifen und zusammenwirken.

Klare, anatomisch strukturelle Körperarbeit wird ebenso beschrieben wie die intuitive Energiearbeit, bis hin zur therapeutischen Prozessarbeit.

Craniosacrale Heilkunst
Ramraj Ulrich Löwe
416 Seiten, Hardcover,
zahlreiche Abbildungen
ISBN 978-3-89901-048-0
Preis: 49,00 Euro
AURUM